奶制品调味剂及婴幼儿食品养分数据参考指南

◎ 郑姗姗 南雪梅 熊本海 主编译

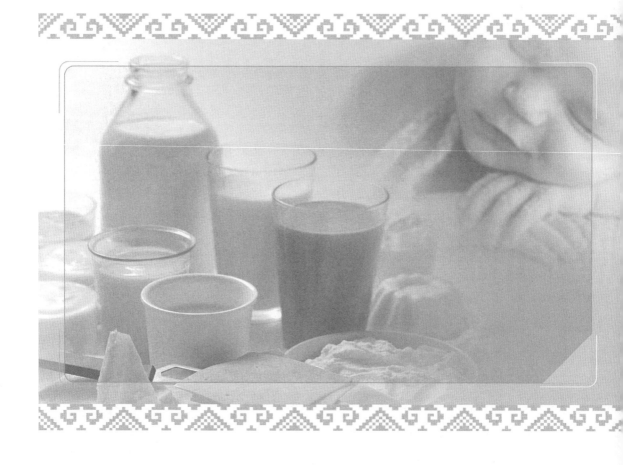

中国农业科学技术出版社

图书在版编目（CIP）数据

奶制品、调味剂及婴幼儿食品养分数据参考指南／郑姗姗，南雪梅，熊本海主编译.—北京：中国农业科学技术出版社，2017.8

ISBN 978-7-5116-3219-7

Ⅰ.①奶… Ⅱ.①郑…②南…③熊… Ⅲ.①乳制品-食品营养-指南②调味剂-食品营养-指南③婴幼儿-食品营养-指南 Ⅳ.①R151.3-62②TS264-62③R153.2-62

中国版本图书馆 CIP 数据核字（2017）第 197615 号

责任编辑　　鱼汲胜　褚　怡
责任校对　　马广洋

出 版 者	中国农业科学技术出版社 北京市中关村南大街 12 号　邮编：100081
电　　话	（010）82106650（编辑室）　（010）82109702（发行部） （010）82109709（读者服务部）
传　　真	（010）82106631
网　　址	http：//www.castp.cn
经 销 者	各地新华书店
印 刷 者	北京富泰印刷有限责任公司
开　　本	787 mm×1 092 mm　1/16
印　　张	24.5
字　　数	550 千字
版　　次	2017 年 8 月第 1 版　2017 年 8 月第 1 次印刷
定　　价	89.00 元

版权所有·翻印必究

中国农业科学院北京畜牧兽医研究所/北京市奶牛创新团队

《奶制品、调味剂及婴幼儿食品养分数据参考指南》
编　委　会

主　编　译　　郑姗姗（女）　　南雪梅（女）　　熊本海
副主编译　　潘晓花（女）　　高华杰（女）　　杨　亮
　　　　　　　　陈胡萍（女）
编译人员（按姓氏笔画排序）
　　　　　　　　王　坤　　　　　方洛云　　　　　吕健强
　　　　　　　　朱　珠（女）　　毕　晔（女）　　刘　建
　　　　　　　　孙福昱　　　　　杜春梅（女）　　罗清尧
　　　　　　　　唐志文　　　　　薛夫光

序

食品营养成分数据集是预防医学领域科学研究、流行病学调查、科普宣传等必不可少的参考和工具，亦是农业、食品工业等部门进行食物生产和加工、对外贸易和改进国民食品结构的重要依据。近年来，随着农业和食品工业的发展，农作物的种植方式、畜禽的养殖方式，以及食品的加工方式都发生了巨大的改变，人类对食品成分的关注度不断提高，认识更加全面深入，对食品成分的研究也由已知的常规营养成分扩展到活性成分及功效成分，如黄酮类化合物、植物甾醇、皂苷类化合物等。这些改变对营养学的发展产生了重大影响。为此，编译者参考《美国农业部国家营养数据库》的部分数据，整理出这本《奶制品、调味剂及婴幼儿食品养分数据参考指南》，以期丰富和扩展我国食品成分数据库，推动和促进我国食物营养学的研究。

本书主要收录了奶制品、调味剂及婴幼儿食品三大类食物的营养数据，包含的主要养分指标有四部分：第一部分为常规营养成分，如水分、能量、灰分等；第二部分为微量元素，如钙、铁、镁等；第三部分是维生素，包括维生素C、B族维生素等；第四部分是脂肪酸类及食品的质量和计量方式等。这些数据来源于已发表的科学文献，未发表的食品工业、其他政府机构以及由美国农业部农业研究局支持的合约分析数据。这些合约分析数据主要来自美国国家癌症研究所、其他国立卫生研究院、疾病控制和预防中心以及美国食药局。

据中国农业部2017年2月对外发布《2017年1月农产品供需形势分析月报（鲜活农产品）》报告显示，2016年全年中国乳品进口量195.56万吨，同比增长21.4%。其中，鲜奶、酸奶进口量涨幅明显，鲜奶进口63.41万吨，同比增38.0%，酸奶进口2.10万吨，同比增104.3%。另外，乳清粉、奶油、乳酪、奶粉进口均增10%以上。新西兰奶粉最受中国青睐，2016年中国从新西兰进口奶粉50.36万吨，占中国奶粉总进口量的83.3%。作为世界上最大的奶制品的进口国及消费国，配合整理出奶制品的营养成分数据，为贸易商在进口环节把控乳制品的质量，以及为消费者科学购买和消费奶制品提供依据是有参考价值的。

此外，我国正式发布的现行的《中国食物成分表》是2009年12月由北京大学医学出版社出版的，为2002年第一版的修订版。随着农业和食品业的不断发展变化，食物种类还在不断增加扩充，对应的营养成分也需要不断更新和补充。因此，本书提供了最新的3类食品的养分数据指南，为营养教育、膳食调查和流行病学研究、营养干预实验和医学教学等提供依据和帮助。后续还将继续整理并出版更多种类食品的养分数据指南，希望广大读者和研究者提出宝贵意见并持续关注。

编译者于2017年6月

目 录

1 奶制品、调味剂及婴幼儿食品常规养分 …………………………………… (1)
2 奶制品、调味剂及婴幼儿食品微量元素 …………………………………… (59)
3 奶制品、调味剂及婴幼儿食品维生素（1） ………………………………… (133)
4 奶制品、调味剂及婴幼儿食品维生素（2） ………………………………… (215)
5 奶制品、调味剂及婴幼儿食品脂肪酸及计量 ……………………………… (301)
6 缩写对照表 …………………………………………………………………… (379)

1 奶制品、调味剂及婴幼儿食品常规养分

1 奶制品、调味剂及婴幼儿食品常规养分

序号	食品描述	英文描述	水分(g)	能量(kcal)	蛋白(g)	总脂类(g)	灰分(g)	碳水化合物(g)	总膳食纤维(g)	总糖(g)
1	黄油，带盐	BUTTER, WITH SALT	15.87	717	0.85	81.11	2.11	0.06	0	0.06
2	黄油，搅打型，带盐	BUTTER, WHIPPED, W/SALT	16.72	718	0.49	78.3	1.62	2.87	0	0.06
3	黄油，无水	BUTTER OIL, ANHYDROUS	0.24	876	0.28	99.48	0	0	0	0
4	蓝奶酪	CHEESE, BLUE	42.41	353	21.4	28.74	5.11	2.34	0	0.5
5	砖型干酪	CHEESE, BRICK	41.11	371	23.24	29.68	3.18	2.79	0	0.51
6	法国布里奶酪	CHEESE, BRIE	48.42	334	20.75	27.68	2.7	0.45	0	0.45
7	卡门培尔干酪	CHEESE, CAMEMBERT	51.8	300	19.8	24.26	3.68	0.46	0	0.46
8	藏茴香奶酪	CHEESE, CARAWAY	39.28	376	25.18	29.2	3.28	3.06	0	
9	车达奶酪	CHEESE, CHEDDAR	37.02	404	22.87	33.31	3.71	3.09	0	0.48
10	柴郡奶酪	CHEESE, CHESHIRE	37.65	387	23.37	30.6	3.6	4.78	0	
11	科尔比干酪	CHEESE, COLBY	38.2	394	23.76	32.11	3.36	2.57	0	0.52
12	农家奶酪，奶油奶酪，大或小的凝乳块	CHEESE, COTTAGE, CRMD, LRG OR SML CURD	79.79	98	11.12	4.3	1.41	3.38	0	2.67
13	农家奶酪，奶油奶酪，带水果	CHEESE, COTTAGE, CRMD, W/FRUIT	79.64	97	10.69	3.85	1.2	4.61	0.2	2.38
14	农家奶酪，无脂，无奶油，干制的，大或小的凝乳块	CHEESE, COTTAGE, NONFAT, UN-CRMD, DRY, LRG OR SML CURD	81.01	72	10.34	0.29	1.71	6.66	0	1.85
15	农家奶酪，低脂，2%乳脂	CHEESE, COTTAGE, LOWFAT, 2% MILKFAT	81.24	81	10.45	2.27	1.27	4.76	0	4
16	农家奶酪，低脂，1%乳脂	CHEESE, COTTAGE, LOWFAT, 1% MILKFAT	82.48	72	12.39	1.02	1.39	2.72	0	2.72
17	奶油乳酪	CHEESE, CREAM	52.62	350	6.15	34.44	1.27	5.52	0	3.76

（续表）

序号	食品描述	英文描述	水分(g)	能量(kcal)	蛋白(g)	总脂类(g)	灰分(g)	碳水化合物(g)	总膳食纤维(g)	总糖(g)
18	艾丹姆干酪	CHEESE, EDAM	41.56	357	24.99	27.8	4.22	1.43	0	1.43
19	菲达奶酪	CHEESE, FETA	55.22	264	14.21	21.28	5.2	4.09	0	4.09
20	芳提娜干酪	CHEESE, FONTINA	37.92	389	25.6	31.14	3.79	1.55	0	1.55
21	盖特干酪/挪威羊奶干酪	CHEESE, GJETOST	13.44	466	9.65	29.51	4.75	42.65	0	
22	高达奶酪	CHEESE, GOUDA	41.46	356	24.94	27.44	3.94	2.22	0	2.22
23	格律耶尔奶酪	CHEESE, GRUYERE	33.19	413	29.81	32.34	4.3	0.36	0	0.36
24	林堡干酪	CHEESE, LIMBURGER	48.42	327	20.05	27.25	3.79	0.49	0	0.49
25	蒙特利干酪	CHEESE, MONTEREY	41.01	373	24.48	30.28	3.55	0.68	0	0.5
26	马苏里拉奶酪，全脂牛奶	CHEESE, MOZZARELLA, WHL MILK	50.01	300	22.17	22.35	3.28	2.19	0	1.03
27	马苏里拉奶酪，全脂牛奶低水分	CHEESE, MOZZARELLA, WHL MILK, LO MOIST	48.38	318	21.6	24.64	2.91	2.47	0	1.01
28	马苏里拉奶酪，脱脂牛奶	CHEESE, MOZZARELLA, PART SKIM MILK	53.78	254	24.26	15.92	3.27	2.77	0	1.13
29	马苏里拉脱脂奶酪，低水分	CHEESE, MOZZARELLA, LO MOIST, PART-SKIM	47.07	295	23.75	19.78	3.83	5.58	0	1.9
30	明斯特干酪	CHEESE, MUENSTER	41.77	368	23.41	30.04	3.66	1.12	0	1.12
31	纽沙特尔干酪	CHEESE, NEUFCHATEL	63.11	253	9.15	22.78	1.37	3.59	0	3.19
32	帕尔玛奶酪，磨碎的	CHEESE, PARMESAN, GRATED	22.65	420	28.42	27.84	7.18	13.91	0	0.07
33	帕尔玛奶酪，硬质	CHEESE, PARMESAN, HARD	29.16	392	35.75	25.83	6.04	3.22	0	0.8
34	波特撒鲁特奶酪	CHEESE, PORT DE SALUT	45.45	352	23.78	28.2	2	0.57	0	0.57

1 奶制品、调味剂及婴幼儿食品常规养分

（续表）

序号	食品描述	英文描述	水分 (g)	能量 (kcal)	蛋白 (g)	总脂类 (g)	灰分 (g)	碳水化合物 (g)	总膳食纤维 (g)	总糖 (g)
35	波萝伏洛干酪	CHEESE, PROVOLONE	40.95	351	25.58	26.62	4.71	2.14	0	0.56
36	里科塔/乳清奶酪，全脂牛奶	CHEESE, RICOTTA, WHOLE MILK	71.7	174	11.26	12.98	1.02	3.04	0	0.27
37	里科塔/乳清奶酪，脱脂牛奶	CHEESE, RICOTTA, PART SKIM MILK	74.41	138	11.39	7.91	1.15	5.14	0	0.31
38	罗马诺干酪	CHEESE, ROMANO	30.91	387	31.8	26.94	6.72	3.63	0	0.73
39	洛克福特奶酪	CHEESE, ROQUEFORT	39.38	369	21.54	30.64	6.44	2	0	
40	瑞士干酪	CHEESE, SWISS	37.63	393	26.96	30.99	2.97	1.44	0	0
41	泰尔西特干酪	CHEESE, TILSIT	42.86	340	24.41	25.98	4.87	1.88	0	
42	巴氏杀菌过程奶酪，美国奶酪，强化维生素D	CHEESE, PAST PROCESS, AMERICAN, FORT W/ VITAMIN D	39.61	366	18.13	30.71	6.78	4.78	0	2.26
43	巴氏杀菌过程奶酪，甜椒奶酪	CHEESE, PAST PROCESS, PIMENTO	39.08	375	22.13	31.2	5.84	1.73	0.1	0.62
44	巴氏杀菌过程奶酪，瑞士奶酪	CHEESE, PAST PROCESS, SWISS	42.31	334	24.73	25.01	5.85	2.1	0	1.23
45	奶酪食品，冷装，美国奶酪	CHEESE FD, COLD PK, AMERICAN	43.12	331	19.66	24.46	4.44	8.32	0	
46	奶酪食品，巴氏杀菌过程，美国奶酪，维生素D强化	CHEESE FD, PAST PROCESS, AMERICAN, VITAMIN D FORT	44	330	16.86	25.63	4.96	8.56	0	5.59
47	奶酪食品，巴氏杀菌过程，瑞士奶酪	CHEESE FD, PAST PROCESS, SWISS	43.67	323	21.92	24.14	5.77	4.5	0	
48	涂抹干酪/软干酪，巴氏杀菌过程，美国奶酪	CHEESE SPRD, PAST PROCESS, AMERICAN	47.65	290	16.41	21.23	5.98	8.73	0	7.32

(续表)

序号	食品描述	英文描述	水分(g)	能量(kcal)	蛋白(g)	总脂类(g)	灰分(g)	碳水化合物(g)	总膳食纤维(g)	总糖(g)
49	奶油，液态，半脂奶油	CREAM, FLUID, HALF AND HALF	81.24	123	3.13	10.39	0.51	4.73	0	4.13
50	奶油，液态，淡奶油（咖啡奶油或餐桌稀奶油）	CREAM, FLUID, LT (COFFEE CRM OR TABLE CRM)	74.51	191	2.96	19.1	0.61	2.82	0	3.67
51	奶油，液态，轻打发奶油	CREAM, FLUID, LT WHIPPING	63.5	292	2.17	30.91	0.46	2.96	0	2.96
52	奶油，液态，重打发奶油	CREAM, FLUID, HVY WHIPPING	57.81	340	2.84	36.08	0.53	2.74	0	2.92
53	打发奶油，奶油装饰材料，气溶胶包装	CREAM, WHIPPED, CRM TOPPING, PRESSURIZED	61.33	257	3.2	22.22	0.76	12.49	0	8
54	酸奶油，低脂肪，发酵的	CREAM, SOUR, RED FAT, CULTURED	80.14	135	2.94	12	0.66	4.26	0	0.16
55	发酵酸奶油	CREAM, SOUR, CULTURED	73.07	198	2.44	19.35	0.51	4.63	0	3.41
56	蛋奶酒	EGGNOG	82.54	88	4.55	4.19	0.67	8.05	0	8.05
57	酸沙拉酱，非乳脂，发酵的，填充奶油型	SOUR DRSNG, NON-BUTTERFAT, CULTURED, FILLED CREAM-TYPE	74.79	178	3.25	16.57	0.71	4.68	0	4.68
58	添加氢化植物油混合的液乳	MILK, FILLED, FLUID, W/BLEND OF HYDR VEG OILS	87.67	63	3.33	3.46	0.8	4.74	0	
59	添加月桂酸油的液乳	MILK, FILLED, FLUID, W/LAURIC ACID OIL	87.73	63	3.33	3.4	0.8	4.74	0	4.74
60	美国奶酪，不含脂肪	CHEESE, AMERICAN, NONFAT OR FAT FREE	65.47	126	21.05	0	2.95	10.53	0	5.26
61	液态植物奶油，带有氢化植物油和大豆蛋白	CREAM SUB, LIQ, W/HYDR VEG OIL & SOY PROT	77.27	136	1	9.97	0.38	11.38	0	11.38
62	液态植物奶油，带有月桂酸油和酪蛋白酸钠	CREAM SUB, LIQ, W/LAURIC ACID OIL & NA CASEINATE	77.27	136	1	9.97	0.38	11.38	0	

1 奶制品、调味剂及婴幼儿食品常规养分

（续表）

序号	食品描述	英文描述	水分(g)	能量(kcal)	蛋白(g)	总脂类(g)	灰分(g)	碳水化合物(g)	总膳食纤维(g)	总糖(g)
63	奶油替代品，粉状	CREAM SUBSTITUTE, POWDERED	2.98	529	2.48	32.92	2.34	59.29	0	7.77
64	奶油装饰配料，粉状	DESSERT TOPPING, POWDERED	1.47	577	4.9	39.92	1.17	52.54	0	52.54
65	奶油装饰配料，粉状，1.5盎司用1/2杯牛奶准备	DESSERT TOPPING, PDR, 1.5 OZ PREP W/ 1/2 CUP MILK	65.74	194	3.61	12.72	0.8	17.13	0	17.13
66	奶油装饰配料，气溶胶包装	DESSERT TOPPING, PRESSURIZED	60.37	264	0.98	22.3	0.28	16.07	0	16.07
67	奶油装饰配料，半固体，冷冻	DESSERT TOPPING, SEMI SOLID, FRZ	50.21	318	1.25	25.31	0.18	23.05	0	23.05
68	酸奶油，仿制，发酵	SOUR CRM, IMITN, CULTURED	71.15	208	2.4	19.52	0.3	6.63	0	6.63
69	液乳替代品，带有月桂酸油	MILK SUBSTITUTES, FLUID, W/ LAURIC ACID OIL	88.18	61	1.75	3.41	0.5	6.16	0	
70	全脂牛奶，3.25%乳脂，添加维生素 D	MILK, WHL, 3.25% MILKFAT, W/ ADDED VITAMIN D	88.13	61	3.15	3.25	0.67	4.8	0	5.05
71	液乳再制品，3.7%乳脂	MILK, PRODUCER, FLUID, 3.7% MILKFAT	87.69	64	3.28	3.66	0.72	4.65	0	
72	液乳，低脂肪，2%乳脂，添加维生素 A 和维生素 D	MILK, RED FAT, FLUID, 2% MILKFAT, W/ ADDED VIT A & VITAMIN D	89.21	50	3.3	1.98	0.71	4.8	0	5.06
73	液乳，低脂肪，2%乳脂，添加非乳脂固体，维生素 A 和维生素 D	MILK, RED FAT, FLUID, 2% MILKFAT, W/ ADDED NFMS, VIT A & VIT D	88.86	51	3.48	1.92	0.77	4.97	0	
74	液乳，低脂肪，2%乳脂，蛋白质，添加维生素 A 和维生素 D	MILK, RED FAT, FLUID, 2% MILKFAT, PROT , W/ ADDED VIT A & D	87.71	56	3.95	1.98	0.87	5.49	0	5.26

（续表）

序号	食品描述	英文描述	水分(g)	能量(kcal)	蛋白(g)	总脂类(g)	灰分(g)	碳水化合物(g)	总膳食纤维(g)	总糖(g)
75	液乳，低脂，1%乳脂，添加维生素A和维生素D	MILK, LOWFAT, FLUID, 1% MILKFAT, W/ ADDED VIT A & VITAMIN D	89.92	42	3.37	0.97	0.75	4.99	0	5.2
76	液乳，低脂，1%乳脂，添加非乳脂固体，维生素A和维生素D	MILK, LOWFAT, FLUID, 1% MILKFAT, W/ ADD NONFAT MILK SOL, VIT A/D	89.81	43	3.48	0.97	0.77	4.97	0	
77	液乳，低脂，1%乳脂，蛋白质强化，添加维生素A和维生素D	MILK, LOWFAT, FLUID, 1% MILKFAT, PROT FORT, W/ ADDED VIT A & D	88.74	48	3.93	1.17	0.86	5.52	0	
78	液乳，无脂，添加维生素A和维生素D（无脂或脱脂）	MILK, NONFAT, FLUID, W/ ADDED VIT A & VIT D (FAT FREE OR SKIM)	90.84	34	3.37	0.08	0.75	4.96	0	5.09
79	液乳，无脂，添加非乳脂固体，维生素A和维生素D	MILK, NONFAT, FLUID, W/ ADDED NONFAT MILK SOL, VIT A & VIT D	90.38	37	3.57	0.25	0.78	5.02	0	5.02
80	液乳，无脂，强化蛋白质，添加维生素A和维生素D（无脂或脱脂）	MILK, NONFAT, FLUID, PROT FORT, W/ ADD VIT A & D (FAT FREE/SKIM)	89.36	41	3.96	0.25	0.87	5.56	0	
81	液乳，脱脂乳，发酵，低钠	MILK, BTTRMLK, FLUID, CULTURED, LOWFAT	90.13	40	3.31	0.88	0.89	4.79	0	4.79
82	液乳，低钠	MILK, LO NA, FLUID	88.2	61	3.1	3.46	0.78	4.46	0	4.46
83	奶粉，全脂，添加维生素D	MILK, DRY, WHL, W/ ADDED VITAMIN D	2.47	496	26.32	26.71	6.08	38.42	0	38.42
84	奶粉，无脂，普通牛奶，不添加维生素A和维生素D	MILK, DRY, NONFAT, REG, WO/ ADDED VIT A & VITAMIN D	3.16	362	36.16	0.77	7.93	51.98	0	51.98
85	奶粉，无脂，速溶的，添加维生素A和维生素D	MILK, DRY, NONFAT, INST, W/ ADDED VIT A & VITAMIN D	3.96	358	35.1	0.72	8.03	52.19	0	52.19

1 奶制品、调味剂及婴幼儿食品常规养分

（续表）

序号	食品描述	英文描述	水分(g)	能量(kcal)	蛋白(g)	总脂类(g)	灰分(g)	碳水化合物(g)	总膳食纤维(g)	总糖(g)
86	奶粉，无脂肪，低钙	MILK, DRY, NONFAT, CA RED	4.9	354	35.5	0.2	7.6	51.8	0	
87	脱脂乳，奶粉	MILK, BUTTERMILK, DRIED	2.97	387	34.3	5.78	7.95	49	0	49
88	罐装奶，炼乳，加糖的	MILK, CND, COND, SWTND	27.16	321	7.91	8.7	1.83	54.4	0	54.4
89	牛奶，罐装，浓缩的，添加维生素 D，不添加维生素 A	MILK, CND, EVAP, W/ ADDED VITAMIN D & WO/ ADDED VIT A	74.04	134	6.81	7.56	1.55	10.04	0	10.04
90	牛奶，罐装，浓缩的，无脂，添加维生素 A 和维生素 D	MILK, CND, EVAP, NONFAT, W/ ADDED VIT A & VITAMIN D	79.4	78	7.55	0.2	1.5	11.35	0	11.35
91	巧克力牛奶，液态，商品奶，全脂，添加维生素 A 和维生素 D	MILK, CHOC, FLUID, COMM, WHL, W/ ADDED VIT A & VITAMIN D	82.3	83	3.17	3.39	0.8	10.34	0.8	9.54
92	巧克力牛奶，液态，商品奶，低脂肪	MILK, CHOC, FLUID, COMM, RED FAT	82.17	76	2.99	1.9	0.81	12.13	0.7	9.55
93	巧克力牛奶，低脂，添加维生素 A 和维生素 D	MILK, CHOC, LOWFAT, W/ ADDED VIT A & VITAMIN D	84.91	62	3.46	1	0.78	9.86	0.1	9.94
94	巧克力饮料牛奶，热可可，自制	MILK, CHOC BEV, HOT COCOA, HOMEMADE	82.45	77	3.52	2.34	0.65	10.74	1	9.66
95	山羊奶，液态，添加维生素 D	MILK, GOAT, FLUID, W/ ADDED VITAMIN D	87.03	69	3.56	4.14	0.82	4.45	0	4.45
96	人乳，成熟乳，液态	MILK, HUMAN, MATURE, FLUID	87.5	70	1.03	4.38	0.2	6.89	0	6.89
97	印度水牛奶，液态	MILK, INDIAN BUFFALO, FLUID	83.39	97	3.75	6.89	0.79	5.18	0	
98	绵羊奶，液态	MILK, SHEEP, FLUID	80.7	108	5.98	7	0.96	5.36	0	
99	奶昔，厚巧克力	MILK SHAKES, THICK CHOC	72.2	119	3.05	2.7	0.9	21.15	0.3	20.85

9

(续表)

序号	食品描述	英文描述	水分(g)	能量(kcal)	蛋白(g)	总脂肪类(g)	灰分(g)	碳水化合物(g)	总膳食纤维(g)	总糖(g)
100	奶昔,厚香草	MILK SHAKES, THICK VANILLA	74.45	112	3.86	3.03	0.91	17.75	0	17.75
101	酸乳清,液态	WHEY, ACID, FLUID	93.42	24	0.76	0.09	0.61	5.12	0	5.12
102	酸乳清,干制	WHEY, ACID, DRIED	3.51	339	11.73	0.54	10.77	73.45	0	73.45
103	甜乳清,液态	WHEY, SWEET, FLUID	93.12	27	0.85	0.36	0.53	5.14	0	5.14
104	甜乳清,干制	WHEY, SWEET, DRIED	3.19	353	12.93	1.07	8.35	74.46	0	74.46
105	原味酸奶,全脂牛奶,8克蛋白质每8盎司	YOGURT, PLN, WHL MILK, 8 GRAMS PROT PER 8 OZ	87.9	61	3.47	3.25	0.72	4.66	0	4.66
106	原味酸奶,低脂,12克蛋白质每8盎司	YOGURT, PLN, LOFAT, 12 GRAMS PROT PER 8 OZ	85.07	63	5.25	1.55	1.09	7.04	0	7.04
107	原味酸奶,脱脂,13克蛋白质每8盎司	YOGURT, PLN, SKIM MILK, 13 GRAMS PROT PER 8 OZ	85.23	56	5.73	0.18	1.18	7.68	0	7.68
108	香草酸奶,低脂,11克蛋白质每8盎司	YOGURT, VANILLA, LOFAT, 11 GRAMS PROT PER 8 OZ	79	85	4.93	1.25	1.02	13.8	0	13.8
109	水果酸奶,低脂,9克蛋白质每8盎司	YOGURT, FRUIT, LOFAT, 9 GRAMS PROT PER 8 OZ	75.3	99	3.98	1.15	0.93	18.64	0	18.64
110	水果酸奶,低脂,10克蛋白质每8盎司	YOGURT, FRUIT, LOFAT, 10 GRAMS PROT PER 8 OZ	74.48	102	4.37	1.08	1.02	19.05	0	19.05
111	水果酸奶,低脂,11克蛋白质每8盎司	YOGURT, FRUIT, LOFAT, 11 GRAMS PROT PER 8 OZ	74.1	105	4.86	1.41	1.03	18.6	0	
112	整蛋,生的,新鲜的	EGG, WHL, RAW, FRSH	76.15	143	12.56	9.51	1.06	0.72	0	0.37
113	蛋白,生的,新鲜的	EGG, WHITE, RAW, FRESH	87.57	52	10.9	0.17	0.63	0.73	0	0.71
114	蛋黄,生的,新鲜的	EGG, YOLK, RAW, FRSH	52.31	322	15.86	26.54	1.71	3.59	0	0.56

1 奶制品、调味剂及婴幼儿食品常规养分

（续表）

序号	食品描述	英文描述	水分 (g)	能量 (kcal)	蛋白 (g)	总脂类 (g)	灰分 (g)	碳水化合物 (g)	总膳食纤维 (g)	总糖 (g)
115	蛋黄，未加工的，冷冻的，巴氏杀菌	EGG, YOLK, RAW, FRZ, PAST	56.44	296	15.53	25.6	1.62	0.81	0	0.16
116	蛋黄，生的，冷冻，糖的，巴氏杀菌	EGG, YOLK, RAW, FRZ, SUGARED, PAST	51.23	307	13.87	22.82	1.13	10.95	0	10.3
117	整蛋，熟的，煎蛋	EGG, WHL, CKD, FRIED	69.47	196	13.61	14.84	1.26	0.83	0	0.4
118	整蛋，熟的，煮得较熟的水煮蛋	EGG, WHL, CKD, HARD-BOILED	74.62	155	12.58	10.61	1.08	1.12	0	1.12
119	整蛋，熟的，煎蛋	EGG, WHOLE, COOKED, OMELET	76.13	154	10.57	11.66	1.01	0.64	0	0.31
120	整蛋，熟的，水煮的	EGG, WHL, CKD, POACHED	75.85	143	12.51	9.47	1.46	0.71	0	0.37
121	整蛋，熟的，炒的	EGG, WHL, CKD, SCRMBLD	76.4	149	9.99	10.98	1.01	1.61	0	1.39
122	整蛋，干制的	EGG, WHL, DRIED	2.78	592	48.05	43.9	4.13	1.13	0	0.56
123	整蛋，干制的，均质的，低葡萄糖	EGG, WHL, DRIED, STABILIZED, GLUCOSE RED	1.87	615	48.17	43.95	3.63	2.38	0	
124	蛋白，干制的，片状的，均质的，低葡萄糖	EGG, WHITE, DRIED, FLAKES, STABILIZED, GLUCOSE RED	14.62	351	76.92	0.04	4.25	4.17	0	0
125	蛋白，干制的，粉状的，均质的，低葡萄糖	EGG, WHITE, DRIED, PDR, STABILIZED, GLUCOSE RED	8.54	376	82.4	0.04	4.55	4.47	0	0
126	蛋黄，干制的	EGG, YOLK, DRIED	3.08	669	33.63	59.13	3.51	0.66	0	0.23
127	鸭蛋，整蛋，新鲜的，生的	EGG, DUCK, WHOLE, FRESH, RAW	70.83	185	12.81	13.77	1.14	1.45	0	0.93
128	鹅蛋，整蛋，新鲜的，生的	EGG, GOOSE, WHOLE, FRESH, RAW	70.43	185	13.87	13.27	1.08	1.35	0	0.94

(续表)

序号	食品描述	英文描述	水分(g)	能量(kcal)	蛋白(g)	总脂类(g)	灰分(g)	碳水化合物(g)	总膳食纤维(g)	总糖(g)
129	鹌鹑蛋,整蛋,新鲜的,生的	EGG, QUAIL, WHOLE, FRESH, RAW	74.35	158	13.05	11.09	1.1	0.41	0	0.4
130	火鸡蛋,整蛋,新鲜的,生的	EGG, TURKEY, WHL, FRSH, RAW	72.5	171	13.68	11.88	0.79	1.15	0	
131	蛋替代品,粉末状的	EGG SUBSTITUTE, POWDER	3.86	444	55.5	13	5.84	21.8	0	21.8
132	无盐黄油	BUTTER, WITHOUT SALT	17.94	717	0.85	81.11	0.09	0.06	0	0.06
133	帕尔玛/帕玛森奶酪,碎的	CHEESE, PARMESAN, SHREDDED	25	415	37.86	27.34	6.39	3.41	0	0.9
134	无脂牛奶,液态,不添加维生素A和维生素D(无脂或脱脂)	MILK, NONFAT, FLUID, WO/ ADDED VIT A & VIT D (FAT FREE OR SKIM)	90.84	34	3.37	0.08	0.75	4.96	0	5.09
135	牛奶,低脂肪,液态,2%乳脂。添加非乳脂固体,未添加维生素A	MILK, RED FAT, FLUID, 2% MILKFAT, W/ NONFAT MILK SOL, WO/ VIT A	87.71	56	3.95	1.98	0.87	5.49	0	
136	罐装牛奶,浓缩的,添加维生素A	MILK, CND, EVAP, W/ VIT A	74.04	134	6.81	7.56	1.55	10.04	0	
137	奶粉,无脂,普通牛奶,添加维生素A和维生素D	MILK, DRY, NONFAT, REG, W/ ADDED VIT A & VITAMIN D	3.16	362	36.16	0.77	7.93	51.98	0	51.98
138	奶粉,无脂,速溶的,未添加维生素A和维生素D	MILK, DRY, NONFAT, INST, WO/ ADDED VIT A & VITAMIN D	3.96	358	35.1	0.72	8.03	52.19	0	52.19
139	山羊奶酪,硬质	CHEESE, GOAT, HARD TYPE	29.01	452	30.52	35.59	3.72	2.17	0	2.17
140	山羊奶酪,半软	CHEESE, GOAT, SEMISOFT TYPE	45.52	364	21.58	29.84	2.94	0.12	0	0.12
141	山羊奶酪,软质	CHEESE, GOAT, SOFT TYPE	60.75	264	18.52	21.08	1.58	0	0	0

1 奶制品、调味剂及婴幼儿食品常规养分

（续表）

序号	食品描述	英文描述	水分(g)	能量(kcal)	蛋白(g)	总脂类(g)	灰分(g)	碳水化合物(g)	总膳食纤维(g)	总糖(g)
142	蛋黄，生的，冷冻，咸的，巴氏杀菌	EGG, YOLK, RAW, FRZ, SALTED, PAST	50.87	275	14.07	22.93	10.37	1.77	0	0.07
143	马苏里拉奶酪替代品	CHEESE SUB, MOZZARELLA	47.36	248	11.47	12.22	5.27	23.67	0	23.67
144	起司酱，做法来自食谱	CHEESE SAU, PREP FROM RECIPE	66.86	197	10.33	14.92	2.41	5.48	0.1	0.19
145	墨西哥奶酪，陈年奶酪	CHEESE, MEXICAN, QUESO ANEJO	38.06	373	21.44	29.98	5.89	4.63	0	4.63
146	墨西哥奶酪，烤奶酪	CHEESE, MEXICAN, QUESO ASADERO	42.16	356	22.6	28.26	4.11	2.87	0	2.87
147	墨西哥奶酪，奇瓦瓦奶酪	CHEESE, MEXICAN, QUESO CHIHUAHUA	39.13	374	21.56	29.68	4.06	5.56	0	5.56
148	低脂奶酪，切达奶酪或科尔比奶酪	CHEESE, LOFAT, CHEDDAR OR COLBY	63.1	173	24.35	7	3.64	1.91	0	0.52
149	低钠奶酪，切达奶酪或科尔比奶酪	CHEESE, LOW-SODIUM, CHEDDAR OR COLBY	38.98	398	24.35	32.62	2.13	1.91	0	0.49
150	整蛋，未加工的，冷冻的，巴氏杀菌的	EGG, WHL, RAW, FRZ, PAST	75.81	147	12.33	9.95	0.91	1.01	0	0.25
151	蛋白，未加工的，冷冻的，巴氏杀菌的	EGG, WHITE, RAW, FRZ, PAST	88.17	48	10.2	0	0.6	1.04	0	0.25
152	蛋白，干制的	EGG, WHITE, DRIED	5.8	382	81.1	0	5.3	7.8	0	5.4
153	牛奶，低脂肪，液态，2%乳脂，不添加维生素A和维生素D	MILK, RED FAT, FLUID, 2% MILKFAT, WO/ ADDED VIT A & VIT D	89.21	50	3.3	1.98	0.71	4.8	0	5.06
154	液乳，1%脂肪，不添加维生素A和维生素D	MILK, FLUID, 1% FAT, WO/ ADDED VIT A & VIT D	89.92	42	3.37	0.97	0.75	4.99	0	5.2
155	酸奶油，低脂肪	SOUR CREAM, REDUCED FAT	71	181	7	14.1	0.9	7	0	0.3

13

(续表)

序号	食品描述	英文描述	水分(g)	能量(kcal)	蛋白(g)	总脂类(g)	灰分(g)	碳水化合物(g)	总膳食纤维(g)	总糖(g)
156	酸奶油，淡奶油	SOUR CREAM, LIGHT	78.1	136	3.5	10.6	0.7	7.1	0	0.22
157	酸奶油，无脂肪	SOUR CREAM, FAT FREE	80.6	74	3.1	0	0.7	15.6	0	0.39
158	美国农业部商品，切达奶酪，低脂肪	USDA COMMODITY, CHS, CHEDDAR, RED FAT	48.2	282	27.2	18.3	4.3	2	0	0.58
159	酸奶，香草或柠檬风味，无脂牛奶，加糖的，低热量甜味剂	YOGURT, VAN OR LEM FLAV, NONFAT MILK, SWTND W/LOW-CALORIE SWTNR	87.43	43	3.86	0.18	1	7.5	0	7.5
160	帕尔玛/帕玛森奶酪装饰配料，无脂肪	PARMESAN CHS TOPPING, FAT FREE	8.6	370	40	5	6.4	40	0	1.5
161	奶油奶酪，无脂肪	CHEESE, CREAM, FAT FREE	71.87	105	15.69	1	3.77	7.66	1.2	5.48
162	巧克力酸奶，无脂牛奶	YOGURT, CHOC, NONFAT MILK	71.57	112	3.53	0	1.37	23.53	0.3	14.97
163	卡夫原味巴氏杀菌过程芝士酱	KRAFT CHEEZ WHIZ PAST PROCESS CHS SAU	51.5	276	12	21	5.8	9.2	0.2	6.7
164	卡夫原味芝士酱巴氏杀菌过程芝士产品	KRAFT CHEEZ WHIZ LT PAST PROCESS CHS PRODUCT	51.5	215	16.3	9.5	6.4	16.2	0.2	8.2
165	卡夫独立片装芝士，美国无脂肪巴氏杀菌过程奶酪产品	KRAFT FREE SINGLES AMERICAN NONFAT PAST PROCESS CHS PRODUCT	58	148	22.7	1	6.1	11.7	0.2	6.7
166	卡夫巴氏杀菌过程维他软芝士奶酪	KRAFT VELVEETA PAST PROCESS CHS SPRD	45.8	303	16.3	22	6	9.8	0	8.1
167	卡夫维他低脂巴氏杀菌过程轻奶酪产品	KRAFT VELVEETA LT RED FAT PAST PROCESS CHS PRODUCT	51.3	222	19.6	10.6	6.6	11.8	0	8.5
168	卡夫BREAKSTONE'S 低脂酸奶油	KRAFT BREAKSTONE´S RED FAT SOUR CRM	76.2	152	4.5	12	0.8	6.5	0.1	6.4

1 奶制品、调味剂及婴幼儿食品常规养分

(续表)

序号	食品描述	英文描述	水分(g)	能量(kcal)	蛋白(g)	总脂类(g)	灰分(g)	碳水化合物(g)	总膳食纤维(g)	总糖(g)
169	卡夫 BREAKSTONE'S 无脂无脂酸奶油	KRAFT BREAKSTONE'S FREE FAT FREE SOUR CRM	77.7	91	4.7	1.3	1.2	15.1	0	7.2
170	半脂奶油,无脂肪	CREAM, HALF & HALF, FAT FREE	86	59	2.6	1.4	1	9	0	5
171	生奶油,无脂肪,喷射奶油	REDDI WIP, FAT FREE, WHIPPED TOPPING	66.44	149	3	5	0.56	25	0.4	16
172	牛奶,巧克力味,液态,商业奶,低脂,加钙	MILK, CHOC, FLUID, COMM, RED FAT, W/ ADDED CA	82.17	78	2.99	1.9	0.81	12.13	0.7	9.55
173	酸奶,水果味,低脂,添加低热量甜味剂	YOGURT, FRUIT, LOFAT, W/LO CAL SWEETENER	74.1	105	4.86	1.41	1.03	18.6	0	2.9
174	帕玛森奶酪,干燥磨碎,低脂	CHEESE, PARMESAN, DRY GRATED, RED FAT	50.6	265	20	20	8.03	1.37	0	0
175	奶油替代品,调味,液态	CREAM SUB, FLAV, LIQ	50.06	251	0.69	13.5	0.55	35.07	1.1	33.04
176	奶油替代品,调味,粉状	CREAM SUB, FLAV, PDR	1.52	482	0.68	21.47	0.79	75.42	1.2	58.01
177	菠萝伏咯奶酪,低脂	CHEESE, PROVOLONE, RED FAT	50.6	274	24.7	17.6	3.6	3.5	0	0.55
178	墨西哥奶酪,混合奶酪,低脂	CHEESE, MEXICAN, BLEND, RED FAT	48.2	282	24.69	19.4	4.3	3.41	0	0.56
179	蛋混合物,美国农业部商品	EGG MIX, USDA CMDTY	2.78	555	35.6	34.5	3.15	23.97	0	2.46
180	全脂牛奶,3.25%乳脂,未添加维生素A和维生素D	MILK, WHL, 3.25% MILKFAT, WO/ ADDED VIT A & VITAMIN D	88.13	61	3.15	3.27	0.67	4.78	0	5.05
181	奶粉,全脂,未添加维生素D	MILK, DRY, WHL, WO/ ADDED VITAMIN D	2.47	496	26.32	26.71	6.08	38.42	0	38.42

(续表)

序号	食品描述	英文描述	水分(g)	能量(kcal)	蛋白(g)	总脂类(g)	灰分(g)	碳水化合物(g)	总膳食纤维(g)	总糖(g)
182	牛奶，罐装，浓缩的，未添加维生素A和维生素D	MILK, CND, EVAP, WO/ ADDED VIT A & VITAMIN D	74.04	135	6.81	7.56	1.55	10.04	0	10.04
183	奶酪产品，巴氏杀菌过程，美国奶酪，低脂，添加维生素D强化	CHEESE PRODUCT, PAST PROCESS, AMERICAN, RED FAT, FORT W/ VIT D	51.8	240	17.6	14.1	5.9	10.6	0	8.02
184	酸奶，水果味，低脂，9克蛋白质每8盎司，添加强化维生素D	YOGURT, FRUIT, LOFAT, 9 GRAMS PROT PER 8 OZ, FORT W/ VITAMIN D	75.3	99	3.98	1.15	0.93	18.64	0	18.64
185	酸奶，水果味，低脂，10克蛋白质每8盎司，添加强化维生素D	YOGURT, FRUIT, LOFAT, 10 GRAMS PROT PER 8 OZ, FORT W/ VITAMIN D	74.48	102	4.37	1.08	1.02	19.05	0	19.05
186	酸奶，多种水果，低脂，添加强化维生素D	YOGURT, FRUIT VAR, NONFAT, FORT W/ VITAMIN D	75.4	95	4.4	0.2	1	19	0	19
187	酸奶，水果味，低脂，添加低热量甜味剂，添加强化维生素D	YOGURT, FRUIT, LOWFAT, W/ LO CAL SWTNR, FORT W/ VITAMIN D	74.1	105	4.86	1.41	1.03	18.6	0	2.9
188	酸奶，香草味，低脂，11克蛋白质每8盎司，添加强化维生素D	YOGURT, VANILLA, LOFAT, 11 GRAMS PROT PER 8 OZ, FORT W/ VIT D	79	85	4.93	1.25	1.02	13.8	0	13.8
189	酸奶，香草柠檬风味，低脂牛奶，添加低量甜味剂，添加强化维生素D	YOGURT, VAN/LEM FLAV, NONFAT MILK, W/ LO-CAL SWTNR, FORT W/VIT D	87.43	43	3.86	0.18	1	7.5	0	7.5
190	酸奶，巧克力味，无脂牛奶，添加强化维生素D	YOGURT, CHOC, NONFAT MILK, FORT W/ VITAMIN D	71.57	112	3.53	0	1.37	23.53	1.2	14.97
191	蛋白质补充剂，以牛奶为主料的，肌肉牛奶，粉状	PROTEIN SUPP, MILK BSD, MUSCLE MILK, PDR	15	411	45.71	17.14	3.65	18.5	7.1	5.71

1 奶制品、调味剂及婴幼儿食品常规养分

(续表)

序号	食品描述	英文描述	水分(g)	能量(kcal)	蛋白(g)	总脂类(g)	灰分(g)	碳水化合物(g)	总膳食纤维(g)	总糖(g)
192	蛋白质补充剂,以牛奶为主料的,轻型肌肉牛奶,粉状	PROTEIN SUPP, MILK BSD, MUSCLE MILK LT, PDR	12	396	50	12	4	22	2	4
193	牛奶焦糖酱	DULCE DE LECHE	28.71	315	6.84	7.35	1.74	55.35	0	49.74
194	蛋替代品,液态或冷冻,无脂	EGG SUB, LIQ OR FRZ, FAT FREE	87	48	10	0	1.3	2	0	2
195	奶酪,干制白色,干奶酪	CHEESE, DRY WHITE, QUESO SECO	42.17	325	24.51	24.35	6.93	2.04	0	0.55
196	奶酪,新鲜的,新鲜奶酪	CHEESE, FRSH, QUESO FRESCO	51.42	299	18.09	23.82	3.68	2.98	0	2.32
197	奶酪,白色,白奶酪	CHEESE, WHITE, QUESO BLANCO	48.7	310	20.38	24.31	4.07	2.53	0	1.76
198	酸奶,液态,全脂牛奶	MILK, BTTRMLK, FLUID, WHL	87.91	62	3.21	3.31	0.68	4.88	0	4.88
199	酸奶,香草风味,低脂牛奶,加糖的,添加低热量甜味剂	YOGURT, VANILLA FLAVOR, LOWFAT MILK, SWTND W/ LO CAL SWTNR	79	86	4.93	1.25	1.02	13.8	0	5.43
200	酸奶,冷冻,不含巧克力风味,脱脂牛奶,含低热量甜味剂	YOGURT, FRZ, FLAVORS NOT CHOC, NONFAT MILK, W/ LOW - CALORIE SWTNR	73.5	104	4.4	0.8	1.6	19.7	2	12.61
201	冰淇淋,霜淇淋,巧克力	ICE CRM, SOFT SERVE, CHOC	59.8	222	4.1	13	0.9	22.2	0.7	21.16
202	冰淇淋,棒或者棍状,覆盖巧克力	ICE CRM, BAR OR STK, CHOC COVERED	46.3	331	4.1	24.1	1	24.5	0.8	18.3
203	冰淇淋三明治	ICE CRM SNDWCH	48.9	237	4.29	8.57	1.1	37.14	0	18.57

（续表）

序号	食品描述	英文描述	水分 (g)	能量 (kcal)	蛋白 (g)	总脂类 (g)	灰分 (g)	碳水化合物 (g)	总膳食纤维 (g)	总糖 (g)
204	冰淇淋曲奇三明治	ICE CRM COOKIE SNDWCH	48.7	240	3.7	7.4	0.55	39.6	1.2	21.3
205	冰淇淋球，覆盖巧克力，含坚果，不含巧克力风味	ICE CRM CONE, CHOC COVERED, W/ NUTS, FLAVORS OTHER THAN CHOC	37.43	354	5.21	21.88	1.11	34.38	1	25
206	冰淇淋三明治，含轻脂的冰淇淋，香草	ICE CRM SNDWCH, MADE W/ LT ICE CRM, VANILLA	52.63	186	4.29	3.04	0.39	39.64	0	17.86
207	冰淇淋三明治，香草，轻脂，无糖	ICE CRM SNDWCH, VANILLA, LT, NO SUGAR ADDED	48.13	200	5.71	2.86	0.39	42.86	7.1	6.58
208	全脂冰淇淋，无糖，不含巧克力风味	FAT FREE ICE CRM, NO SUGAR ADDED, FLAVORS OTHER THAN CHOC	65.52	129	4.41	0	1.2	27.94	7.4	8.82
209	棒状牛奶甜点，冷冻，用低脂牛奶制作	MILK DSSRT BAR, FRZ, MADE FROM LOWFAT MILK	61.43	147	4.41	1.47	0.69	33.09	6.6	22.06
210	人的营养补充剂，含糖尿病人，液态	NUTRITIONAL SUPP FOR PEOPLE W/ DIABETES, LIQ	79.74	88	4.4	3.08	0.9	11.88	2.2	2.64
211	奶酪，墨西哥式混合	CHEESE, MEXICAN BLEND	42.48	358	23.54	28.51	3.72	1.75	0	1.23
212	奶酪产品，巴氏杀菌处理美国，强化维生素 D	CHEESE PRODUCT, PAST PROCESS, AMERICAN, VITAMIN D FORT	45.07	307	16.09	23.06	6.94	8.85	0	6.24
213	奶酪，巴氏杀菌处理，美国，不含维生素 D 添加	CHEESE, PAST PROCESS, AMERICAN, WO/ ADDED VITAMIN D	39.61	371	18.13	31.79	6.78	3.7	0	2.26
214	奶酪食品，巴氏杀菌处理，美国，不含维生素 D 添加	CHEESE FD, PAST PROCESS, A-MERICAN, WO/ ADDED VITAMIN D	44	330	16.86	25.63	4.96	8.56	0	5.59
215	生的全蛋，冷冻，腌制的，巴氏杀菌处理	EGG, WHL, RAW, FRZ, SALTED, PAST	67.83	138	10.97	10.07	10.3	0.83	0	0.07

1 奶制品、调味剂及婴幼儿食品常规养分

（续表）

序号	食品描述	英文描述	水分(g)	能量(kcal)	蛋白(g)	总脂类(g)	灰分(g)	碳水化合物(g)	总膳食纤维(g)	总糖(g)
216	蛋黄，希腊，原味，无脂	YOGURT, GREEK, PLN, NONFAT	85.1	59	10.19	0.39	0.72	3.6	0	3.24
217	蛋清粉，干的，均质，脱糖	EGG, WHITE, DRIED, STABILIZED, GLUCOSE RED	5.48	357	84.08	0.32	5.61	4.51	0	0
218	涂抹干酪，美国或产的）切德干酪做基础，低脂	CHEESE SPRD, AMERICAN OR CHEDDAR CHS BASE, RED FAT	61.82	176	13.41	8.88	5.18	10.71	0	7.06
219	奶酪，切德干酪，低脂	CHEESE, CHEDDAR, RED FAT	44.29	309	27.35	20.41	3.89	4.06	0	0.26
220	冰淇淋，淡奶油，巧克力	ICE CRM, LT, SOFT SERVE, CHOC	68.92	141	3.36	3.69	0.88	23.15	0	19.46
221	冰淇淋棒，棍状或块状，含脆皮涂层	ICE CRM BAR, STK OR NUGGET, W/ CRUNCH COATING	35.48	358	2.11	25.26	0.41	37.12	1.1	21.05
222	奶酪，切德干酪，无脂	CHEESE, CHEDDAR, NONFAT OR FAT FREE	57	157	32.14	0	3.64	7.14	0	0
223	奶酪，瑞士，无脂	CHEESE, SWISS, NONFAT OR FAT FREE	63.6	127	28.4	0	4.5	3.4	0	1.33
224	奶酪，墨西哥，科蒂哈	CHEESE, MEXICAN, QUESO COTIJA	38	366	20	30	8.03	3.97	0	0
225	奶酪，切德干酪，浓香，切片	CHEESE, CHEDDAR, SHARP, SLICED	36.15	410	24.25	33.82	3.66	2.13	0	0.27
226	奶酪，意大利莫泽雷勒干酪，低水分，部分脱脂，切碎的	CHEESE, MOZZARELLA, LO MOIST, PART-SKIM, SHREDDED	44.81	304	23.63	19.72	3.78	8.06	0	2.24
227	酸奶，希腊，无脂，香草，乔巴尼	YOGURT, GREEK, NONFAT, VANILLA, CHOBANI	82.03	71	9.07	0.22	0.59	8.09	0.3	7.61

(续表)

序号	食品描述	英文描述	水分(g)	能量(kcal)	蛋白(g)	总脂类(g)	灰分(g)	碳水化合物(g)	总膳食纤维(g)	总糖(g)
228	酸奶，希腊，草莓，达能欧依蔻斯	YOGURT, GREEK, STRAWBERRY, DANNON OIKOS	76.6	106	8.25	2.92	0.56	11.67	1	11
229	酸奶，希腊，无脂，香草，达能欧依蔻斯	YOGURT, GREEK, NONFAT, VANILLA, DANNON OIKOS	78.5	85	8.12	0.14	0.52	12.72	0.5	11.4
230	酸奶，希腊，无脂，草莓，达能欧依蔻斯	YOGURT, GREEK, NONFAT, STRAWBERRY, DANNON OIKOS	78.63	84	8.03	0.22	0.59	12.53	0.4	11.63
231	酸奶，希腊，无脂，乔巴尼	YOGURT, GREEK, NONFAT, STRAWBERRY, CHOBANI	79.62	80	8.03	0.12	0.6	11.62	0.7	10.86
232	酸奶，希腊，草莓，低脂	YOGURT, GREEK, STRAWBERRY, LOWFAT	76.81	103	8.17	2.57	0.56	11.89	1	11.23
233	酸奶，希腊，草莓，无脂	YOGURT, GREEK, STRAWBERRY, NONFAT	79.13	82	8.05	0.15	0.59	12.07	0.6	11.27
234	酸奶，希腊，香草，无脂	YOGURT, GREEK, VANILLA, NONFAT	80.26	78	8.64	0.18	0.55	10.37	0.5	9.54
235	酸奶，希腊，原味，低脂	YOGURT, GREEK, PLN, LOWFAT	83.56	73	9.95	1.92	0.63	3.94	0	3.56
236	酸牛乳酒，低脂，原味，莱弗威	KEFIR, LOWFAT, PLN, LIFEWAY	90.07	41	3.79	0.93	0.72	4.48	0	4.61
237	酸牛乳酒，低脂，草莓，莱弗威	KEFIR, LOWFAT, STRAWBERRY, LIFEWAY	84.82	62	3.39	0.9	0.68	10.2	0	9.21
238	牛奶，罐装，浓缩，不含维生素A	MILK, CND, EVAP, WO/ VIT A	74.04	107	6.67	2	1.55	15.74	0	6.67
239	牛奶，巧克力，脱脂，含维生素A和D	MILK, CHOC, FAT FREE, W/ ADDED VIT A & VITAMIN D	82.34	67	3.39	0	0.81	13.46	0	9.32
240	酸奶，希腊，原味，全脂	YOGURT, GREEK, PLN, WHL MILK	81.3	97	9	5	0.72	3.98	0	4

(续表)

序号	食品描述	英文描述	水分(g)	能量(kcal)	蛋白(g)	总脂类(g)	灰分(g)	碳水化合物(g)	总膳食纤维(g)	总糖(g)
241	酸奶，希腊，水果，全脂	YOGURT, GREEK, FRUIT, WHL MILK	76.81	106	7.33	3	0.56	12.29	0	12
242	酸奶，香草，无脂	YOGURT, VANILLA, NON-FAT	79	78	2.94	0	1.02	17.04	0	5.88
243	酸奶，希腊，香草，低脂	YOGURT, GREEK, VANILLA, LOWFAT	78.76	95	8.64	2.5	0.55	9.54	0	9.54
244	酸奶，冷冻，不含巧克力风味，低脂	YOGURT, FRZ, FLAVORS OTHER THAN CHOC, LOWFAT	68.08	139	8	2.5	0.42	21	0	21
245	冰淇淋棒，覆盖巧克力和坚果	ICE CRM BAR, COVERED W/ CHOC & NUTS	55.14	303	5.62	25.84	1.52	11.89	1.1	10.8
246	冰淇淋圣代锥	ICE CRM SUNDAE CONE	53.31	254	3	14	0.8	28.89	1	21.26
247	轻脂冰淇淋，奶昔	LIGHT ICE CRM, CREAMSICLE	61.77	165	1.54	3.08	0.87	32.75	0	18.46
248	奶油，半奶油，低脂	CREAM, HALF & HALF, LOWFAT	87.83	72	3.33	5	0.51	3.33	0	3.33
249	牛奶，巧克力，低脂，少糖	MILK, CHOC, LOWFAT, RED SUGAR	87.09	54	3.43	1.04	0.76	7.68	0	7.29
250	冰淇淋，低脂，无糖，添加花生和巧克力酱	ICE CRM, LOWFAT, NO SUGAR ADDED, CONE, ADDED PNUTS & CHOC SAU	43.85	265	5.33	9.33	1.48	40.01	9.3	10.67
251	多香果，磨碎的	ALLSPICE, GROUND	8.46	263	6.09	8.69	4.65	72.12	21.6	
252	茴香子	ANISE SEED	9.54	337	17.6	15.9	6.95	50.02	14.6	
253	香料，罗勒，干的	SPICES, BASIL, DRIED	10.35	233	22.98	4.07	14.85	47.75	37.7	1.71
254	香料，月桂树叶	SPICES, BAY LEAF	5.44	313	7.61	8.36	3.62	74.97	26.3	
255	葛缕子籽	CARAWAY SEED	9.87	333	19.77	14.59	5.87	49.9	38	0.64

(续表)

序号	食品描述	英文描述	水分(g)	能量(kcal)	蛋白(g)	总脂类(g)	灰分(g)	碳水化合物(g)	总膳食纤维(g)	总糖(g)
256	香料，小豆蔻	SPICES, CARDAMOM	8.28	311	10.76	6.7	5.78	68.47	28	
257	西芹籽	CELERY SEED	6.04	392	18.07	25.27	9.27	41.35	11.8	0.67
258	细叶芹，干的	CHERVIL, DRIED	7.2	237	23.2	3.9	16.6	49.1	11.3	
259	红辣椒粉	CHILI POWDER	10.75	282	13.46	14.28	11.81	49.7	34.8	7.19
260	桂皮，磨碎的	CINNAMON, GROUND	10.58	247	3.99	1.24	3.6	80.59	53.1	2.17
261	丁香，磨碎的	CLOVES, GROUND	9.87	274	5.97	13	5.63	65.53	33.9	2.38
262	芫荽叶，干的	CORIANDER LEAF, DRIED	7.3	279	21.93	4.78	14.08	52.1	10.4	7.27
263	芫荽子	CORIANDER SEED	8.86	298	12.37	17.77	6.02	54.99	41.9	
264	枯茗籽	CUMIN SEED	8.06	375	17.81	22.27	7.62	44.24	10.5	2.25
265	咖喱粉	CURRY POWDER	8.8	325	14.29	14.01	7.07	55.83	53.2	2.76
266	莳萝籽	DILL SEED	7.7	305	15.98	14.54	6.62	55.17	21.1	
267	莳萝籽，干的	DILL WEED, DRIED	7.3	253	19.96	4.36	12.56	55.82	13.6	
268	小茴香	FENNEL SEED	8.81	345	15.8	14.87	8.22	52.29	39.8	
269	胡芦巴籽	FENUGREEK SEED	8.84	323	23	6.41	3.4	58.35	24.6	
270	大蒜粉	GARLIC POWDER	6.45	331	16.55	0.73	3.54	72.73	9	2.43
271	姜，磨碎的	GINGER, GROUND	9.94	335	8.98	4.24	5.22	71.62	14.1	3.39
272	肉豆蔻衣，磨碎的	MACE, GROUND	8.17	475	6.71	32.38	2.23	50.5	20.2	
273	马乔莲，干的	MARJORAM, DRIED	7.64	271	12.66	7.04	12.1	60.56	40.3	4.09
274	香料，芥末籽，磨碎的	SPICES, MUSTARD SD, GROUND	5.27	508	26.08	36.24	4.33	28.09	12.2	6.79

1 奶制品、调味剂及婴幼儿食品常规养分

(续表)

序号	食品描述	英文描述	水分(g)	能量(kcal)	蛋白(g)	总脂类(g)	灰分(g)	碳水化合物(g)	总膳食纤维(g)	总糖(g)
275	肉豆蔻，磨碎的	NUTMEG, GROUND	6.23	525	5.84	36.31	2.34	49.29	20.8	2.99
276	洋葱粉	ONION POWDER	5.39	341	10.41	1.04	4.04	79.12	15.2	6.63
277	香料，牛至，干的	SPICES, OREGANO, DRIED	9.93	265	9	4.28	7.87	68.92	42.5	4.09
278	红辣椒	PAPRIKA	11.24	282	14.14	12.89	7.74	53.99	34.9	10.34
279	西芹，干的	PARSLEY, DRIED	5.89	292	26.63	5.48	11.36	50.64	26.7	7.27
280	黑胡椒	PEPPER, BLACK	12.46	251	10.39	3.26	4.49	63.95	25.3	0.64
281	红辣椒或红椒粉	PEPPER, RED OR CAYENNE	8.05	318	12.01	17.27	6.04	56.63	27.2	10.34
282	白胡椒	PEPPER, WHITE	11.42	296	10.4	2.12	1.59	68.61	26.2	
283	罂粟籽	POPPY SEED	5.95	525	17.99	41.56	6.37	28.13	19.5	2.99
284	禽类香料	POULTRY SEASONING	9.31	307	9.59	7.53	5.92	65.59	11.3	1.8
285	南瓜派香料	PUMPKIN PIE SPICE	8.46	342	5.76	12.6	3.9	69.28	14.8	7.76
286	迷迭香，干的	ROSEMARY, DRIED	9.31	331	4.88	15.22	6.53	64.06	42.6	
287	番红花	SAFFRON	11.9	310	11.43	5.85	5.45	65.37	3.9	
288	鼠尾草，磨碎的	SAGE, GROUND	7.96	315	10.63	12.75	7.95	60.73	40.3	1.71
289	香薄荷，磨碎的	SAVORY, GROUND	9	272	6.73	5.91	9.63	68.73	45.7	
290	香料，龙蒿，干的	SPICES, TARRAGON, DRIED	7.74	295	22.77	7.24	12.03	50.22	7.4	
291	香料，百里香，干的	SPICES, THYME, DRIED	7.79	276	9.11	7.43	11.74	63.94	37	1.71
292	姜黄，磨碎的	TURMERIC, GROUND	12.85	312	9.68	3.25	7.08	67.14	22.7	3.21
293	罗勒，鲜的	BASIL, FRESH	92.06	23	3.15	0.64	1.49	2.65	1.6	0.3

(续表)

序号	食品描述	英文描述	水分(g)	能量(kcal)	蛋白(g)	总脂类(g)	灰分(g)	碳水化合物(g)	总膳食纤维(g)	总糖(g)
294	莳萝叶,鲜的	DILL WEED, FRSH	85.95	43	3.46	1.12	2.45	7.02	2.1	
295	芥末芥末,黄色	MUSTARD, PREPARED, YELLOW	83.72	60	3.74	3.34	3.37	5.83	4	0.92
296	食盐	SALT, TABLE	0.2	0	0	0	99.8	0	0	0
297	苹果醋	VINEGAR, CIDER	93.81	21	0	0	0.17	0.93	0	0.4
298	百里香,鲜的	THYME, FRSH	65.11	101	5.56	1.68	3.2	24.45	14	
299	香草精	VANILLA EXTRACT	52.58	288	0.06	0.06	0.26	12.65	0	12.65
300	香草精,人造,酒精	VANILLA EXTRACT, IMITN, ALCOHOL	64.46	237	0.05	0	0.22	2.41	0	
301	香草精,人造,无酒精	VANILLA EXTRACT, IMITN, NO ALCOHOL	85.58	56	0.03	0	0.01	14.4	0	14.4
302	醋,蒸馏	VINEGAR, DISTILLED	94.78	18	0	0	0.02	0.04	0	0.04
303	刺山柑,罐装	CAPERS, CANNED	83.85	23	2.36	0.86	8.04	4.89	3.2	0.41
304	山葵,带包装	HORSERADISH, PREPARED	85.08	48	1.18	0.69	1.76	11.29	3.3	7.99
305	迷迭香,鲜的	ROSEMARY, FRESH	67.77	131	3.31	5.86	2.35	20.7	14.1	
306	薄荷,鲜的	PEPPERMINT, FRESH	78.65	70	3.75	0.94	1.76	14.89	8	
307	荷兰薄荷,鲜的	SPEARMINT, FRESH	85.55	44	3.29	0.73	2.03	8.41	6.8	
308	荷兰薄荷,干的	SPEARMINT, DRIED	11.3	285	19.93	6.03	10.7	52.04	29.8	
309	红葡萄酒醋	VINEGAR, RED WINE	94.47	19	0.04	0	0.17	0.27	0	0
310	意大利香醋	VINEGAR, BALSAMIC	76.45	88	0.49	0	0.37	17.03		14.95
311	香辛调味料	PACE, DRY TACO SEAS MIX	5.7	188	0	0	38.01	56.29	18.8	18.76

1 奶制品、调味剂及婴幼儿食品常规养分

（续表）

序号	食品描述	英文描述	水分(g)	能量(kcal)	蛋白(g)	总脂类(g)	灰分(g)	碳水化合物(g)	总膳食纤维(g)	总糖(g)
312	调味料，干的，香辛料，香菜和胭脂树	SEASONING MIX, DRY, SAZON, CORIANDER & ANNATTO	0.2	0	0	0	99.8	0	0	0
313	调味料，干的，玉米面，原味	SEASONING MIX, DRY, TACO, ORIGINAL	5.7	322	4.5	0	31.8	58	13.3	10.83
314	调味料，干的，红辣椒，原味	SEASONING MIX, DRY, CHILI, ORIGINAL	10.75	335	10.82	7.3	14.56	56.56	10.8	8.67
315	克里夫营养棒（儿童）	CLIF Z BAR	7.74	409	5.55	9.72	2.26	74.72	8.3	30.56
316	婴儿食品，果汁软糖，水果什锦，幼儿	BABYFOOD, JUC TREATS, FRUIT MEDLEY, TODD	12.89	347	0	0.02	0.29	86.68	0	57.4
317	婴儿食品，肉，牛肉，糊状	BABYFOOD, MEAT, BF, STR	82.44	81	12.03	2.52	0.57	2.43	0	0
318	婴儿食品，肉，牛肉，一段	BABYFOOD, MEAT, BF, JR	82.44	81	12.03	2.52	0.57	2.43	0	0
319	婴儿食品，肉，小牛肉，糊状	BABYFOOD, MEAT, VEAL, STR	82.37	81	13.12	2.45	0.54	1.51	0	0
320	婴儿食品，肉，猪肉，糊状	BABYFOOD, MEAT, PORK, STR	78.4	124	14	7.1	1.1	0	0	0
321	婴儿食品，肉，火腿，糊状	BABYFOOD, MEAT, HAM, STR	80.5	97	11.3	3.8	0.7	3.7	0	0
322	婴儿食品，肉，火腿，一段	BABYFOOD, MEAT, HAM, JUNIOR	80.5	97	11.3	3.8	0.7	3.7	0	0
323	婴儿食品，肉，羔羊肉，糊状	BABYFOOD, MEAT, LAMB, STR	81.06	87	14.07	3.41	0.6	0.85	0	0
324	婴儿食品，肉，羔羊肉，一段	BABYFOOD, MEAT, LAMB, JUNIOR	79.6	112	15.2	5.2	0.9	0	0	0

序号	食品描述	英文描述	水分(g)	能量(kcal)	蛋白(g)	总脂类(g)	灰分(g)	碳水化合物(g)	总膳食纤维(g)	总糖(g)
325	婴儿食品，肉，鸡肉，糊状	BABYFOOD, MEAT, CHICK, STR	77.5	130	13.7	7.9	0.49	0.1	0	0
326	婴儿食品，肉，鸡肉，一段	BABYFOOD, MEAT, CHICK, JR	76	146	14	9.6	0.49	0	0	0
327	婴儿食品，肉，鸡排，一段	BABYFOOD, MEAT, CHICK STKS, JR	68.3	188	14.6	14.4	1.2	1.5	0.2	1.4
328	婴儿食品，肉，火鸡，糊状	BABYFOOD, MEAT, TURKEY, STR	80.32	111	11.5	6.2	0.58	1.4	0	0
329	婴儿食品，肉，火鸡，一段	BABYFOOD, MEAT, TURKEY, JR	80.32	111	11.5	6.2	0.58	1.4	0	0
330	婴儿食品，肉，火鸡排，一段	BABYFOOD, MEAT, TURKEY STICKS, JR	69.8	188	13.7	14.2	0.9	1.4	0.2	1.4
331	婴儿食品，点心，嘉宝GRADUATE 水果条，真正的水果棒	BABYFOOD, SNACK, GERBER GRADUATE FRUIT STRIPS, REAL FRUIT BARS	19.09	330	0.82	2.24	1.24	76.61	2	68.65
332	婴儿食品，肉，猪排，一段	BABYFOOD, MEAT, MEAT STKS, JR	69.5	184	13.4	14.6	1.4	1.1	0.2	0.8
333	婴儿食品，嘉宝，二段，苹果，胡萝卜和南瓜，有机	BABYFOOD, GERBER, 2ND FOODS, APPLE, CARROT & SQUASH, ORGANIC	83.83	64	1.1	0	0.26	14.82	1.2	9.09
334	婴儿食品，手指饼干，嘉宝，泡芙，苹果和肉桂	BABYFOOD, FINGER SNACKS, GERBER, GRADUATES, PUFFS, APPLE & CINN	3.62	389	6.19	2.3	2.11	85.79	3.8	17.84
335	婴儿食品，水，瓶装，嘉宝，不含氟化物	BABYFOOD, H2O, BTLD, GERBER, WO/ ADDED FLUORIDE.	99.9	0	0	0	0	0	0	0
336	婴儿食品，嘉宝，三段食品，苹果，芒果和猕猴桃	BABYFOOD, GERBER, 3RD FOODS, APPLE, MANGO & KIWI	86.34	53	0.47	0	0.32	12.88	2	10.18

1 奶制品、调味剂及婴幼儿食品常规养分

(续表)

序号	食品描述	英文描述	水分(g)	能量(kcal)	蛋白(g)	总脂类(g)	灰分(g)	碳水化合物(g)	总膳食纤维(g)	总糖(g)
337	婴儿食品，热带水果混合	BABYFOOD, TROPICAL FRUIT MEDLEY	87.14	51	0.31	0.14	0.19	12.22	1.3	9.78
338	婴儿食品，正餐，蔬菜牛肉饺子，糊状	BABYFOOD, DINNER, VEG & DUMPLINGS & BF, STR	88.9	48	2	0.9	0.5	7.7		0
339	婴儿食品，正餐，蔬菜牛肉饺子，一段	BABYFOOD, DINNER, VEG & DUMPLINGS & BF, JR	88.6	48	2.1	0.8	0.6	8		0
340	婴儿食品，正餐，牛肉千层面，幼童	BABYFOOD, DINNER, BF LASAGNA, TODD	82.3	77	4.2	2.1	1.4	10		0
341	婴儿食品，正餐，通心面和番茄和牛肉，糊状	BABYFOOD, DINNER, MACARONI & TOMATO & BF, STR	86.34	61	2.36	1.47	0.37	9.45	1.2	2.09
342	婴儿食品，正餐，通心面和番茄和牛肉，一段	BABYFOOD, DINNER, MACARONI & TOMATO & BF, JR	86.7	59	2.5	1.1	0.3	9.4	1.1	2.43
343	婴儿食品，馄饨，填充奶酪，含番茄沙司	BABYFOOD, RAVIOLI, CHS FILLED, W/TOMATO SAU	76.5	99	3.6	2.2	1.4	16.3	0.1	0.59
344	婴儿食品，正餐，牛肉面条，糊状	BABYFOOD, DINNER, BF NOODLE, STR	86.84	63	2.44	2.26	0.28	8.18	1.3	1.42
345	婴儿食品，通心面和奶酪，幼儿	BABYFOOD, MACARONI & CHS, TODD	81.7	82	3.5	2.6	1	11.2	0.5	0.79
346	婴儿食品，正餐，牛肉和米饭，幼儿	BABYFOOD, DINNER, BF & RICE, TODD	81.9	82	5	2.9	1.4	8.8		0
347	婴儿食品，正餐，番茄和意面和肉，糊状	BABYFOOD, DINNER, SPAGHETTI & TOMATO & MEAT, JR	84.17	68	2.57	1.37	0.47	11.42	1.1	2.72
348	婴儿食品，正餐，番茄和意面和肉，幼儿	BABYFOOD, DINNER, SPAGHETTI & TOMATO & MEAT, TODD	81.6	75	5.3	1	1.3	10.8		
349	婴儿食品，正餐，炖牛肉，幼儿	BABYFOOD, DINNER, BF STEW, TODD	86.9	51	5.1	1.2	1.4	5.5	1.1	1.39

(续表)

序号	食品描述	英文描述	水分(g)	能量(kcal)	蛋白(g)	总脂类(g)	灰分(g)	碳水化合物(g)	总膳食纤维(g)	总糖(g)
350	婴儿食品，正餐，蔬菜和牛肉，糊状	BABYFOOD, DINNER, VEG & BF, STR	84.94	77	2.21	3.6	0.41	8.84	1.3	2.34
351	婴儿食品，正餐，蔬菜和牛肉，一段	BABYFOOD, DINNER, VEG & BF, JR	84.94	77	2.21	3.6	0.41	8.84	1.3	2.34
352	婴儿食品，正餐，牛肉，含蔬菜	BABYFOOD, DINNER, BF W/VEG	84.3	96	2.03	6.93	0.38	6.36	1.8	2.16
353	婴儿食品，正餐，蔬菜和培根，糊状	BABYFOOD, DINNER, VEG & BACON, STR	85.75	69	1.92	2.95	0.4	8.81	1.7	1.77
354	婴儿食品，正餐，蔬菜和火腿，糊状	BABYFOOD, DINNER, VEG & HAM, STR	87.47	59	2.19	2.14	0.41	7.8	1.6	1.37
355	婴儿食品，正餐，蔬菜和火腿，一段	BABYFOOD, DINNER, VEG & HAM, JR	87	60	2.02	1.89	0.45	8.64	1	0.99
356	婴儿食品，正餐，蔬菜和羔羊肉，糊状	BABYFOOD, DINNER, VEG & LAMB, STR	88.6	52	2	2	0.5	6.9	1.1	0.94
357	婴儿食品，正餐，蔬菜和羔羊肉，一段	BABYFOOD, DINNER, VEG & LAMB, JR	88.6	51	2.1	1.7	0.5	7.1	1.1	0.94
358	婴儿食品，正餐，鸡肉面条，糊状	BABYFOOD, DINNER, CHICK NOODLE, STR	85.64	66	2.69	2.06	0.53	9.08	2.1	2.5
359	婴儿食品，正餐，鸡肉面条，一段	BABYFOOD, DINNER, CHICK NOODLE, JR	87.25	55	2.37	1.18	0.41	8.79	0.9	1.07
360	婴儿食品，正餐，鸡肉汤，糊状	BABYFOOD, DINNER, CHICK SOUP, STR	89.1	50	1.6	1.7	0.4	7.2	1.1	1.72
361	婴儿食品，正餐，炖鸡肉，幼儿	BABYFOOD DINNER CHICK STEW TODD	83.3	78	5.2	3.7	1.4	6.4	0.6	1.68
362	婴儿食品，正餐，蔬菜鸡肉，糊状	BABYFOOD, DINNER, VEG CHICK, STR	86.9	59	2.47	1.73	0.49	8.42	2.1	1.58

1 奶制品、调味剂及婴幼儿食品常规养分

（续表）

序号	食品描述	英文描述	水分(g)	能量(kcal)	蛋白(g)	总脂类(g)	灰分(g)	碳水化合物(g)	总膳食纤维(g)	总糖(g)
363	婴儿食品，正餐，蔬菜，面条和鸡肉，糊状	BABYFOOD, DINNER, VEG, NOODLES & CHICK, STR	87.2	63	2	2.5	0.4	7.9	1.1	
364	婴儿食品，正餐，蔬菜，面条和鸡肉，一段	BABYFOOD, DINNER, VEG, NOODLES & CHICK, JR	86.2	64	1.7	2.2	0.7	9.1	1.1	
365	婴儿食品，正餐，意式面食，含蔬菜	BABYFOOD, DINNER, PASTA W/VEG	87.3	60	1.7	2.1	0.41	8.4	1.5	1.2
366	婴儿食品，正餐，蔬菜，面条和火鸡肉，糊状	BABYFOOD, DINNER, VEG, NOODLES & TURKEY, STR	90.3	44	1.2	1.2	0.4	6.8	1.1	
367	婴儿食品，正餐，蔬菜，面条和火鸡肉，一段	BABYFOOD, DINNER, VEG, NOODLES & TURKEY, JR	88.7	52	1.8	1.5	0.4	7.6	1.1	
368	婴儿食品，正餐，火鸡肉和米饭，糊状	BABYFOOD, DINNER, TURKEY & RICE, STR	88.22	52	2.27	1.24	0.33	7.94	0.9	1.66
369	婴儿食品，正餐，火鸡肉和米饭，一段	BABYFOOD, DINNER, TURKEY & RICE, JR	86.64	56	2.37	0.92	0.5	9.57	1	1.25
370	婴儿食品，正餐，蔬菜和火鸡肉，糊状	BABYFOOD, DINNER, VEG & TURKEY, STR	88.82	48	2.32	0.9	0.35	7.62	1.5	1.54
371	婴儿食品，正餐，蔬菜和火鸡肉，一段	BABYFOOD, DINNER, VEG & TURKEY, JR	88.5	53	1.72	1.74	0.49	7.55	0.9	1.36
372	婴儿食品，正餐，通心面和奶酪，糊状	BABYFOOD, DINNER, MACARONI & CHS, STR	85.25	67	3.14	2.11	0.55	8.95	0.7	1.27
373	婴儿食品，正餐，通心面和奶酪，一段	BABYFOOD, DINNER, MACARONI & CHS, JR	86.5	61	2.6	2	0.7	8.2	0.3	1.32
374	婴儿食品，蔬菜，青豆，糊状	BABYFOOD, VEG, GRN BNS, STR	91.85	27	1.2	0.17	0.49	6.29	2.2	1.88
375	婴儿食品，蔬菜，青豆，一段	BABYFOOD, VEG, GRN BNS, JR	92.5	24	1.2	0.1	0.4	5.8	1.9	1.08

（续表）

序号	食品描述	英文描述	水分(g)	能量(kcal)	蛋白(g)	总脂类(g)	灰分(g)	碳水化合物(g)	总膳食纤维(g)	总糖(g)
376	婴儿食品，青豆，小块，幼儿	BABYFOOD, GRN BNS, DICES, TODD	92.6	29	1.2	0.2	0.4	5.7	1.3	1.06
377	婴儿食品，蔬菜，青豆和土豆	BABYFOOD, VEG, GRN BNS & POTATOES	86.2	62	2.2	1.9	0.7	9	1.4	2.35
378	婴儿食品，甜菜，糊状	BABYFOOD, VEG, BEETS, STR	90.1	34	1.3	0.1	0.9	7.7	1.9	6.09
379	婴儿食品，蔬菜，胡萝卜，糊状	BABYFOOD, VEG, CARROTS, STR	92.3	26	0.8	0.1	0.8	6	1.7	3.64
380	婴儿食品，蔬菜，胡萝卜，一段	BABYFOOD, VEG, CARROTS, JR	91	32	0.8	0.2	0.7	7.2	1.7	3.16
381	婴儿食品，蔬菜，笋瓜，糊状	BABYFOOD, VEG, SQUASH, STR	92.66	28	0.81	0.2	0.6	5.73	0.9	3.37
382	婴儿食品，蔬菜，笋瓜，一段	BABYFOOD, VEG, SQUASH, JR	92.66	24	0.81	0.2	0.6	5.73	0.9	3.24
383	婴儿食品，蔬菜，甜土豆，糊状	BABYFOOD, VEG, SWT POTATOES, STR	84.8	57	1.1	0.1	0.8	13.2	1.5	4.05
384	婴儿食品，蔬菜，甜土豆，一段	BABYFOOD, VEG, SWT POTATOES, JR	84.1	60	1.1	0.1	0.7	14	1.5	4.24
385	婴儿食品，土豆，幼儿	BABYFOOD, POTATOES, TODDLER	86.8	52	1	0.1	0.37	11.73	0.9	0.91
386	婴儿食品，蔬菜，南瓜笋瓜和玉米	BABYFOOD, VEG, BUTTERNUT SQUASH & CORN	87.3	50	2	0.6	0.84	9.26	2	2.93
387	婴儿食品，苹果，小块，幼儿	BABYFOOD, APPLE, DICES, TODD	87.5	51	0.2	0.1	0.13	12.1	0.9	10.83
388	婴儿食品，水果，苹果沙司，糊状	BABYFOOD, FRUIT, APPLSAUC, STR	88.6	41	0.2	0.2	0.2	10.8	1.7	9.87

1 奶制品、调味剂及婴幼儿食品常规养分

（续表）

序号	食品描述	英文描述	水分 (g)	能量 (kcal)	蛋白 (g)	总脂肪类 (g)	灰分 (g)	碳水化合物 (g)	总膳食纤维 (g)	总糖 (g)
389	婴儿食品，水果，苹果沙司，一段	BABYFOOD, FRUIT, APPLSAUC, JR	89.5	37	0	0	0.2	10.3	1.7	8.48
390	婴儿食品，水果，杏含木薯粉，糊状	BABYFOOD, FRUIT, APRICOT W/TAPIOCA, STR	83.1	60	0.3	0	0.3	16.3	1.5	1.41
391	婴儿食品，蔬菜，玉米混合，糊状	BABYFOOD, VEG, CORN, CRMD, STR	83.6	57	1.4	0.4	0.5	14.1	2.1	1.23
392	婴儿食品，蔬菜，玉米混合，一段	BABYFOOD, VEG, CORN, CRMD, JR	81.4	65	1.4	0.4	0.55	16.25	2.1	1.48
393	婴儿食品，蔬菜，豌豆，糊状	BABYFOOD, VEG, PEAS, STR	87.52	50	3.27	0.43	0.42	8.36	2	2.01
394	婴儿食品，蔬菜，豌豆，小块，幼童	BABYFOOD, VEG, PEAS, DICES, TODD	84.6	64	3.9	0.8	0.35	10.3	3.9	4.13
395	婴儿食品，蔬菜，菠菜混合，糊状	BABYFOOD, VEG, SPINACH, CRMD, STR	89.6	37	2.5	1.3	1	5.7	1.8	2.33
396	婴儿食品，水果，杏含木薯粉，一段	BABYFOOD, FRUIT, APRICOT W/ TAPIOCA, JR	82.1	63	0.3	0	0.4	17.3	1.5	1.4
397	婴儿食品，水果，香蕉含木薯粉，糊状	BABYFOOD, FRUIT, BANANAS W/ TAPIOCA, STR	84	56	0.4	0.1	0.3	15.3	1.6	0.38
398	婴儿食品，水果，桃，糊状	BABYFOOD, FRUIT, PEACHES, STR	83.65	65	0.94	0.33	0.59	14.48	1.3	11.5
399	婴儿食品，水果，桃，一段	BABYFOOD, FRUIT, PEACHES, JR	83.65	65	0.94	0.33	0.59	14.48	1.3	11.5
400	婴儿食品，水果，梨，糊状食品	BABYFOOD, FRUIT, PEARS, STR	88.4	42	0.3	0.2	0.3	10.8	2.8	6.98
401	婴儿食品，水果，梨，初级食品	BABYFOOD, FRUIT, PEARS, JR	87.8	44	0.3	0.1	0.2	11.6	2.8	7.34

31

(续表)

序号	食品描述	英文描述	水分(g)	能量(kcal)	蛋白(g)	总脂类(g)	灰分(g)	碳水化合物(g)	总膳食纤维(g)	总糖(g)
402	婴儿食品，水果，梅子，添加西米，未添加维生素C，糊状食品	BABYFOOD, FRUIT, PLUMS TAPIOCA, WO/VIT C, STR	80	71	0.1	0	0.24	19.7	1.2	13.34
403	婴儿食品，水果，梅子，添加西米，未添加维生素C，初级食品	BABYFOOD, FRUIT, PLUMS TAPIOCA, WO/VIT C, JR	79.2	74	0.1	0	0.2	20.5	1.2	13.64
404	婴儿食品，水果，梅子干，添加西米，未添加维生素C，糊状食品	BABYFOOD, FRUIT, PRUNES TAPIOCA, WO/VIT C, STR	80.3	69	0.6	0.1	0.5	18.5	2.7	10.97
405	婴儿食品，水果，梅子干，添加西米，未添加维生素C，糊状食品	BABYFOOD, FRUIT, PRUNES TAPIOCA, WO/VIT C, JR	80.1	70	0.6	0.1	0.78	18.7	2.7	10.97
406	婴儿食品，梅子干，未添加维生素C，糊状食品	BABYFOOD, PRUNES, WO/VIT C, STR	74.3	100	1	0.2	0.98	23.52	2.7	14.28
407	婴儿食品，水果甜点，芒果，添加西米	BABYFOOD, FRUIT DSSRT, MANGO W/ TAPIOCA	80	70	0.3	0.2	0.33	19	1.1	13
408	婴儿食品，梨，切块，幼儿	BABYFOOD, PEARS, DICES, TODD	85.6	57	0.3	0.1	0.2	13.6	1.2	8.66
409	婴儿食品，水果，苹果泥＆杏，糊状食品	BABYFOOD, FRUIT, APPLSAUC & APRICOTS, STR	87.7	44	0.2	0.2	0.26	11.64	1.8	9.25
410	婴儿食品，水果，苹果泥＆杏，初级食品	BABYFOOD, FRUIT, APPLSAUC & APRICOTS, JR	86.9	47	0.2	0.2	0.24	12.4	1.8	8.72

1 奶制品、调味剂及婴幼儿食品常规养分

（续表）

序号	食品描述	英文描述	水分(g)	能量(kcal)	蛋白(g)	总脂类(g)	灰分(g)	碳水化合物(g)	总膳食纤维(g)	总糖(g)
411	婴儿食品，水果，苹果泥 & 樱桃，糊状食品	BABYFOOD, FRUIT, APPLSAUC & CHERRIES, STR	85.63	51	0	0	0.25	14.1	1.1	10.81
412	婴儿食品，水果，苹果泥 & 樱桃，初级食品	BABYFOOD, FRUIT, APPLSAUC & CHERRIES, JR	85.6	51	0	0	0.3	14.1	1.1	10.61
413	婴儿食品，水果，苹果泥 & 香蕉，初级食品	BABYFOOD, FRUIT, APPLSAUC W/BANANA, JR	83.14	66	0.37	0.1	0.26	16.16	1.6	4.35
414	婴儿食品，水果，苹果泥 & 菠萝，糊状食品	BABYFOOD, FRUIT, APPLSAUC & PNAPPL, STR	89.5	37	0.1	0.1	0.2	10.1	1.5	
415	婴儿食品，水果，苹果泥 & 菠萝，初级食品	BABYFOOD, FRUIT, APPLSAUC & PNAPPL, JR	89.1	39	0.1	0.1	0.2	10.5	1.5	
416	婴儿食品，水果，苹果泥 & 树莓，糊状食品	BABYFOOD, FRUIT, APPLE & RASPBERRY, STR	83.8	58	0.2	0.2	0.2	15.6	2.1	12.96
417	婴儿食品，水果，苹果泥 & 树莓，初级食品	BABYFOOD, FRUIT, APPLE & RASPBERRY, JR	84	58	0.2	0.2	0.2	15.4	2.1	12.96
418	婴儿食品，水果 & 蔬菜，苹果 & 地瓜	BABYFOOD, FRUIT & VEG, APPLE & SWT POTATO	84	64	0.3	0.22	0.3	15.3	1.4	11.6
419	婴儿食品，水果，香蕉 & 菠萝，添加西米，初级食品	BABYFOOD, FRUIT, BANANAS & PNAPPL W/TAPIOCA, JR	81.1	68	0.2	0.1	0.2	18.4	1.6	8.41

(续表)

序号	食品描述	英文描述	水分(g)	能量(kcal)	蛋白(g)	总脂类(g)	灰分(g)	碳水化合物(g)	总膳食纤维(g)	总糖(g)
420	婴儿食品，水果，香蕉&菠萝，添加西米，糊状食品	BABYFOOD, FRUIT, BANANAS & PNAPPL W/TAPIOCA, STR	81.7	65	0.2	0	0.53	17.8	1.6	10.73
421	婴儿食品，水果，梨&菠萝，糊状食品	BABYFOOD, FRUIT, PEARS & PNAPPL, STR	88.5	41	0.3	0.1	0.3	10.9	2.6	7.79
422	婴儿食品，水果，梨&菠萝，初级食品	BABYFOOD, FRUIT, PEARS & PNAPPL, JR	87.8	44	0.3	0.2	0.3	11.4	2.6	7.36
423	婴儿食品，水果，番石榴&番木瓜，添加西米，糊状食品	BABYFOOD, FRUIT, GUAVA & PAPAYA W/TAPIOCA, STR	82.5	63	0.2	0.1	0.2	17		
424	婴儿食品，桃子，块状，幼儿	BABYFOOD, PEACHES, DICES, TODD	87.4	51	0.5	0.2	0.2	11.8	0.8	9.49
425	婴儿食品，水果，番木瓜&苹果泥，糊状食品	BABYFOOD, FRUIT, PAPAYA & APPLSAUC W/TAPIOCA, STR	80.6	70	0.2	0.1	0.2	18.9	1.4	
426	婴儿食品，水果，香蕉，添加水果&梨，糊状食品	BABYFOOD, FRUIT, BANANAS W/ APPLS & PEARS, STR	79	83	0.9	0.22	0.57	19.31	1.4	12.76
427	婴儿食品，水果，苹果&蓝莓，糊状食品	BABYFOOD, FRUIT, APPLE & BLUEBERRY, STR	83.1	61	0.2	0.2	0.2	16.3	1.8	13.93
428	婴儿食品，水果，苹果&蓝莓，初级食品	BABYFOOD, FRUIT, APPLE & BLUEBERRY, JR	82.8	62	0.2	0.2	0.19	16.6	1.8	8.83
429	婴儿食品，果汁，苹果	BABYFOOD, JUICE, APPLE	88	47	0	0.1	0.2	11.7	0.1	10.7

1 奶制品、调味剂及婴幼儿食品常规养分

（续表）

序号	食品描述	英文描述	水分（g）	能量（kcal）	蛋白（g）	总脂类（g）	灰分（g）	碳水化合物（g）	总膳食纤维（g）	总糖（g）
430	婴儿食品，苹果-香蕉果汁	BABYFOOD, APPLE-BANANA JUC	87.1	51	0.2	0.1	0.26	12.3	0.2	11
431	婴儿食品，果汁，苹果&桃子	BABYFOOD, JUC, APPLE & PEACH	89	43	0.2	0.1	0.3	10.5	0.1	9.59
432	婴儿食品，苹果-蔓越莓果汁	BABYFOOD, APPLE-CRANBERRY JUC	88.3	46	0	0.02	0.19	11.49	0	6.88
433	婴儿食品，果汁，苹果&梅子	BABYFOOD, JUC, APPLE & PLUM	87.3	49	0.1	0	0.3	12.3	0.1	11.54
434	婴儿食品，果汁，苹果&李子干	BABYFOOD, JUC, APPLE & PRUNE	81.3	72	0.2	0.1	0.3	18.1	0.1	10.58
435	婴儿食品，果汁，橙子	BABYFOOD, JUICE, ORANGE	88.5	45	0.6	0.3	0.4	10.2	0.1	8.26
436	婴儿食品，果汁，橙子&苹果	BABYFOOD, JUC, ORANGE & APPLE	88.9	43	0.4	0.2	0.4	10.1		
437	婴儿食品，果汁，橙子&苹果&香蕉	BABYFOOD, JUC, ORANGE & APPLE & BANANA	87.6	47	0.4	0.1	0.4	11.5	0.1	10.03
438	婴儿食品，果汁，橙子&杏	BABYFOOD, JUC, ORANGE & APRICOT	87.8	46	0.8	0.1	0.4	10.9	0.1	
439	婴儿食品，果汁，橙子&香蕉	BABYFOOD, JUC, ORANGE & BANANA	86.9	50	0.7	0.1	0.4	11.9		
440	婴儿食品，果汁，橙子&菠萝	BABYFOOD, JUC, ORANGE & PNAPPL	87.3	48	0.5	0.1	0.4	11.7	0.1	
441	婴儿食品，果汁，李子干&橙子	BABYFOOD, JUC, PRUNE & ORANGE	81.9	70	0.6	0.3	0.4	16.8		
442	婴儿食品，果汁，混合水果	BABYFOOD, JUC, MXD FRUIT	87.9	47	0.1	0.1	0.2	11.7	0.1	8.46

(续表)

序号	食品描述	英文描述	水分(g)	能量(kcal)	蛋白(g)	总脂类(g)	灰分(g)	碳水化合物(g)	总膳食纤维(g)	总糖(g)
443	婴儿食品，谷类，大麦，强化干燥	BABYFOOD, CRL, BARLEY, DRY FORT	6.8	376	13.2	6.6	4	69.4	6.6	13.2
444	婴儿食品，谷类，全麦，添加苹果，强化干燥	BABYFOOD, CRL, WHL WHEAT, W/ APPLS, DRY FORT	1.7	402	6.6	4.8	3.7	83.2	6.7	26.66
445	婴儿食品，谷类，混合，干制强化	BABYFOOD, CRL, MXD, DRY FORT	6.7	399	6.66	6.66	1.77	78.21	6.7	26.66
446	婴儿食品，谷类，混合，添加香蕉，干制	BABYFOOD, CRL, MXD, W/ BANANAS, DRY	4.5	391	10.7	4.6	3.1	77.1	7.8	6.68
447	婴儿食品，谷类，混合，添加苹果泥&香蕉，糊状	BABYFOOD, CRL, MXD, W/ APPLSAUC & BANANAS, STR	80	82	0.71	0.51	0.4	18.38	1	11.1
448	婴儿食品，谷类，混合，添加苹果泥&香蕉，初级食品	BABYFOOD, CRL, MXD, W/ APPLSAUC & BANANAS, JR, FORT	79.6	84	0.71	0.51	0.4	18.79	1	11.1
449	婴儿食品，谷类，燕麦片，干制强化	BABYFOOD, CRL, OATMEAL, DRY FORT	4.56	394	10.99	6.36	4.6	73.48	7.3	11.67
450	婴儿食品，谷类，燕麦片，干制	BABYFOOD, CRL, OATMEAL, W/ BANANAS, DRY	4.7	399	6.67	6.67	3.9	78.07	5.2	26.66
451	婴儿食品，谷类，燕麦片，添加苹果泥&香蕉，糊状	BABYFOOD, CRL, OATMEAL, W/ APPLSAUC & BANANAS, STR	82.2	75	0.89	0.89	0.4	15.62	0.9	8.85
452	婴儿食品，谷类，燕麦片，添加苹果泥&香蕉，初级食品，强化	BABYFOOD, CRL, OATMEAL, W/ APPLSAUC & BANANAS, JR, FORT	81.8	76	0.89	0.89	0.4	16.03	0.9	8.85

（续表）

1 奶制品、调味剂及婴幼儿食品常规养分

序号	食品描述	英文描述	水分(g)	能量(kcal)	蛋白(g)	总脂类(g)	灰分(g)	碳水化合物(g)	总膳食纤维(g)	总糖(g)
453	婴儿食品，谷类，燕麦片，添加蜂蜜，干制	BABYFOOD, CRL, OATMEAL, W/ HONEY, DRY	5.8	391	13.5	7	4.4	69.3		
454	婴儿食品，谷类，大米，干制，强化	BABYFOOD, CRL, RICE, DRY, FORT	5.13	390	6.65	2.19	2.89	83.14	1.3	4.85
455	婴儿食品，谷类，大米，添加苹果泥&香蕉，糊状食品	BABYFOOD, CRL, RICE, W/ AP-PLSAUC & BANANAS, STR	81	80	1.2	0.4	0.3	17.1	1	2.24
456	婴儿食品，谷类，添加蛋黄，糊状食品	BABYFOOD, CRL, W/EGG YOLKS, STR	88.8	51	1.9	1.8	0.5	7	0.9	
457	婴儿食品，谷类。添加蛋黄，糊状食品	BABYFOOD, CRL, W/EGG YOLKS, JR	88.7	52	1.9	1.8	0.4	7.1	0.9	
458	婴儿食品，谷类，添加整蛋，糊状食品	BABYFOOD, CRL, W/EGGS, STR	87.2	58	2.2	1.5	0.6	8		
459	婴儿食品，谷类，蛋黄&培根，初级食品	BABYFOOD, CRL, EGG YOLKS & BACON, JR	85.9	79	2.5	5	0.4	6.2	0.9	
460	婴儿食品，谷类，燕麦片，添加水果，干制，速溶，婴儿食品，强化	BABYFOOD, OATMEAL CRL W/ FRUIT, DRY, INST, TODD FORT	5.4	402	10.5	7.05	2.95	74.1	7.8	11.09
461	婴儿食品，小饼干，婴儿食品，强化	BABYFOOD, COOKIE, BABY, FRUIT	5.7	435	6.8	12.6	1.2	73.7	3.4	24.2
462	婴儿食品，薄饼干，蔬菜	BABYFOOD, CRACKERS, VEG	2	477	8.4	19.6	3.15	66.85	4	13

序号	食品描述	英文描述	水分(g)	能量(kcal)	蛋白(g)	总脂类(g)	灰分(g)	碳水化合物(g)	总膳食纤维(g)	总糖(g)
463	婴儿食品，谷类，高蛋白质，添加苹果＆橙子，干制	BABYFOOD, CRL, HI PROT, W/ APPL & ORANGE, DRY	5.3	374	25.4	6.5	5.2	57.6	7.1	
464	婴儿食品，谷类，添加香蕉，大米。干制	BABYFOOD, CRL, RICE, W/ BANANAS, DRY	4.7	404	8.7	4.2	2.5	79.9	1	16.7
465	婴儿食品，小饼干	BABYFOOD, COOKIES	5.9	433	11.8	13.2	2	67.1		24.2
466	婴儿食品，小饼干，竹芋粉/葛粉	BABYFOOD, COOKIES, ARROWROT	5.6	424	7.6	10	1.4	75.4	0.2	
467	婴儿食品，椒盐卷饼	BABYFOOD, PRETZELS	4	397	10.8	2	1	82.2	0.2	3.08
468	婴儿食品，磨牙饼干	BABYFOOD, TEETHING BISCUITS	6.4	392	10.7	4.2	2.3	76.4	2.3	12.65
469	烤干面包	ZWIEBACK	4.5	426	10.1	9.7	1.5	74.2	1.4	12.5
470	婴儿食品，甜点，荷兰苹果，糊状食品	BABYFOOD, DSSRT, DUTCH APPLE, STR	79.5	75	0.2	0.4	0.16	19.74	2.5	17.89
471	婴儿食品，甜点，荷兰苹果，初级食品	BABYFOOD, DSSRT, DUTCH APPLE, JR	80.32	79	0.2	0.16	0.14	19.18	1.4	17.89
472	婴儿食品，樱桃馅饼，初级食品	BABYFOOD, DSSRT, CHERRY COBBLER, JR	79.8	78	0.3	0.1	0.19	19.2	1.4	10.39
473	婴儿食品，点心，樱桃香草布丁，糊状食品	BABYFOOD, DSSRT, CHERRY VANILLA PUDD, STR	81.5	68	0.2	0.3	0.2	17.8	0.2	9.15
474	婴儿食品，点心，樱桃香草布丁，初级食品	BABYFOOD, DSSRT, CHERRY VANILLA PUDD, JR	81	69	0.2	0.2	0.2	18.4	0.3	16.98

1 奶制品、调味剂及婴幼儿食品常规养分

（续表）

序号	食品描述	英文描述	水分(g)	能量(kcal)	蛋白(g)	总脂类(g)	灰分(g)	碳水化合物(g)	总膳食纤维(g)	总糖(g)
475	婴儿食品，点心，水果布丁，橙子，糊状食品	BABYFOOD, DSSRT, FRUIT PUDD, ORANGE, STR	79.8	80	1.1	0.9	0.6	17.7	0.6	
476	婴儿食品，点心，桃子馅饼，糊状食品	BABYFOOD, DSSRT, PEACH COBLER, STR	81.8	65	0.3	0	0.24	17.8	0.7	10.62
477	婴儿食品，点心，桃子馅饼，初级食品	BABYFOOD, DSSRT, PEACH COBLER, JR	81.2	67	0.3	0	0.24	18.3	0.7	11.89
478	婴儿食品，点心，桃子冰淇淋，糊状食品	BABYFOOD, DSSRT, PEACH MELBA, STR	82.9	60	0.2	0	0.3	16.5		
479	婴儿食品，点心，桃子冰淇淋，初级食品	BABYFOOD, DSSRT, PEACH MELBA, JR	83	60	0.3	0	0.4	16.4		
480	婴儿食品，点心，水果布丁，菠萝，糊状食品	BABYFOOD, DSSRT, FRUIT PUDD, PNAPPL, STR	77.6	81	1.3	0.3	0.5	20.3	0.7	10.28
481	婴儿食品，点心，水果点心，添加维生素C，糊状食品	BABYFOOD, DSSRT, FRUIT DSSRT, WO/VIT C, STR	83.4	59	0.3	0	0.3	16	0.6	12.6
482	婴儿食品，点心，水果点心，添加维生素C，初级食品	BABYFOOD, DSSRT, FRUIT DSSRT, WO/VIT C, JR	82.2	63	0.3	0	0.3	17.2	0.6	12
483	婴儿食品，点心，热带水果，初级食品	BABYFOOD, DSSRT, TROPICAL FRUIT, JR	83.2	60	0.2	0	0.2	16.4		
484	婴儿食品，点心，鸡蛋布丁，香草，糊状食品	BABYFOOD, DSSRT, CUSTARD PUDD, VANILLA, STR	79.9	85	1.6	2	0.5	16	0	11.5
485	婴儿食品，点心，鸡蛋布丁，香草，初级食品	BABYFOOD, DSSRT, CUSTARD PUDD, VANILLA, JR	79.31	86	1.76	0.98	0.37	17.58	0.2	12.2
486	婴儿食品，果汁，苹果 & 葡萄	BABYFOOD, JUC, APPLE & GRAPE	88.1	46	0.1	0.2	0.26	11.34	0.1	10.9

(续表)

序号	食品描述	英文描述	水分 (g)	能量 (kcal)	蛋白 (g)	总脂类 (g)	灰分 (g)	碳水化合物 (g)	总膳食纤维 (g)	总糖 (g)
487	婴儿食品，果汁，果汁喷趣酒，添加钙	BABYFOOD, JUC, FRUIT PUNCH, W/CA	86.5	52	0.2	0.1	0.52	12.7	0.4	10.6
488	婴儿食品，果汁，苹果 & 樱桃	BABYFOOD, JUC, APPLE & CHERRY	89.5	41	0.1	0.2	0.3	9.9	0.1	8.98
489	婴儿食品，果汁，苹果，添加钙	BABYFOOD, JUC, APPLE, W/CA	88.3	46	0.06	0.1	0.48	11.1	0.4	9
490	婴儿食品，主餐，蔬菜 & 鸡肉，初级食品	BABYFOOD, DINNER, VEG & CHICK, JR	87.76	53	2.04	1.12	0.42	8.66	1.1	1.46
491	婴儿食品，主餐，混合蔬菜，糊状食品	BABYFOOD, DINNER, MXD VEG, STR	88.7	41	1.2	0.1	0.5	9.5		
492	婴儿食品，主餐，混合蔬菜，初级食品	BABYFOOD, DINNER, MXD VEG, JR	90.6	34	1.01	0.11	0.4	7.88	1	3.08
493	婴儿食品，水果，香蕉，添加西米	BABYFOOD, FRUIT, BANANAS W/ TAPIOCA, JR	81.5	67	0.4	0.2	0.2	17.8	1.6	7.1
494	婴儿食品，蔬菜，混合蔬菜，初级食品	BABYFOOD, VEG, MIX VEG JR	89.4	36	1.4	0.4	0.6	8.2	1.5	1.78
495	婴儿食品，蔬菜，田园蔬菜，糊状	BABYFOOD, VEG, GARDEN VEG, STR	90	32	2.3	0.2	0.7	6.8	1.5	2.57
496	婴儿食品，蔬菜，混合蔬菜，糊状食品	BABYFOOD, VEG, MIX VEG STR	89.8	36	1	0.5	0.45	8.25	1.5	1.57
497	婴儿食品，主餐，牛肉面，初级食品	BABYFOOD, DINNER, BF NOODLE, JR	87.8	57	2.5	1.9	0.5	7.3	1.1	1.45
498	婴儿食品，苹果，添加火腿，糊状食品	BABYFOOD, APPLS W/HAM, STR	85.3	62	2.6	0.9	0.3	10.9	1.8	7.98
499	婴儿食品，胡萝卜 & 牛肉，糊状食品	BABYFOOD, CARROTS & BF, STR	87.3	59	3.4	2.5	0.7	5.7	2.6	2.04

1 奶制品、调味剂及婴幼儿食品常规养分

（续表）

序号	食品描述	英文描述	水分(g)	能量(kcal)	蛋白(g)	总脂类(g)	灰分(g)	碳水化合物(g)	总膳食纤维(g)	总糖(g)
500	婴儿食品，梅子、香蕉&大米，糊状食品	BABYFOOD, PLUMS, BANANAS & RICE, STR	85.6	57	1.1	0.3	0.43	12.7	1.3	9.3
501	婴儿食品，火鸡、大米&蔬菜，幼儿食品	BABYFOOD, TURKEY, RICE & VEG, TODD	86.3	60	3.8	1.6	0.8	7.5	0.8	1.12
502	婴儿食品，主餐，苹果&鸡肉，糊状食品	BABYFOOD, DINNER, APPLS & CHICK, STR	85.4	65	2.16	1.38	0.18	10.88	1.8	6.06
503	婴儿食品，主餐，西兰花&鸡肉，初级食品	BABYFOOD, DINNER, BROCCOLI & CHICK, JR	86.92	62	3.59	2.48	0.67	6.34	1.4	1.43
504	婴儿食品，饮料，嘉宝果汁泥	Babyfood, beverage, GERBER GRADUATE FRUIT SPLASHERS	92.5	31	0	0	0.15	7.4	0	6.12
505	婴儿食品，点心，嘉宝GRADUATES 酸奶小饼干	BABYFOOD, SNACK, GERBER, GRADUATES, YOGURT MELTS	6	380	14.29	4	3.89	71.82	2.3	57.14
506	婴儿食品，主餐，甘薯&鸡肉，幼儿食品	BABYFOOD, DINNER, SWT POTATOES & CHICK, STR	83.7	74	2.51	2.17	0.58	11.04	1.3	2.65
507	婴儿食品，主餐，土豆添加奶酪&火腿，幼儿食品	BABYFOOD, DINNER, POTATOES W/CHS & HAM, TODD	81.5	78	3.5	2	1.03	11.97	1.2	0.8
508	婴儿食品，谷类，大麦，用全脂牛奶准备	BABYFOOD, CRL, BARLEY, PREP W/WHL MILK	82.19	84	3.73	3.26	0.87	9.94	0.6	5.1
509	婴儿食品，谷类，高蛋白质，用全脂牛奶准备	BABYFOOD, CRL, HI PROT, PREP W/WHL MILK	74.5	111	8.7	3.8	1.5	11.6		
510	婴儿食品，谷类，混合，用全脂牛奶准备	BABYFOOD, CRL, MXD, PREP W/WHL MILK	79.21	96	4.14	3.38	0.96	12.3	0.8	4.78
511	婴儿食品，谷类，混合，添加香蕉，用全脂牛奶准备	BABYFOOD, CRL, MXD, W/BANANAS, PREP W/WHL MILK	81.81	86	3.82	3.46	0.92	10	0.4	5.9

(续表)

序号	食品描述	英文描述	水分 (g)	能量 (kcal)	蛋白 (g)	总脂类 (g)	灰分 (g)	碳水化合物 (g)	总膳食纤维 (g)	总糖 (g)
512	婴儿食品，谷类，燕麦片，用全脂牛奶准备	BABYFOOD, CRL, OATMEAL, PREP W/WHL MILK	74.5	116	5	4.1	1.1	15.3	1.1	
513	婴儿食品，谷类，燕麦片，添加香蕉，用全脂牛奶准备	BABYFOOD, CRL, OATMEAL, BANANAS, PREP W/WHL MILK	81.81	86	3.82	3.46	0.92	10	0.4	5.9
514	婴儿食品，谷类，燕麦片，添加蜂蜜，用全脂牛奶准备	BABYFOOD, CRL, OATMEAL, W/HONEY, PREP W/WHL MILK	74.5	115	5	3.9	1.3	15.3		
515	婴儿食品，谷类，大米，用全脂牛奶准备	BABYFOOD, CRL, RICE, PREP W/WHL MILK	81.96	85	3.45	3.38	0.89	10.31	0	4.87
516	婴儿食品，谷类，大米，添加蜂蜜，用全脂牛奶准备	BABYFOOD, CRL, RICE, W/HONEY, PREP W/WHL MILK	74.4	115	3.9	3.3	1.3	17.1		
517	婴儿食品，谷类，混合，添加蜂蜜，用全脂牛奶准备	BABYFOOD, CRL, MXD, W/HONEY, PREP W/WHL MILK	74.2	115	5	3.6	1.2	15.9		
518	婴儿食品，谷类，高蛋白质，添加苹果橙子，用全脂牛奶准备	BABYFOOD, CRL, HI PROT, W/APPLE & ORANGE, PREP W/WHL MILK	74.4	112	6.9	3.9	1.5	13.4		
519	婴儿食品，谷类，大米，添加香蕉，用全脂牛奶准备	BABYFOOD, CRL, RICE, W/BANANAS, PREP W/WHL MILK	81.81	86	3.57	3.32	0.81	10.49	0.1	6.13
520	婴幼儿配方奶粉，雀巢，GOOD START SUPREME，加铁，已稀释液体奶	INF FORMULA, NESTLE, GOOD START SUPREME, W/IRON, RTF	87.5	66	1.45	3.37	0.29	7.39	0	5
521	婴幼儿配方奶粉，雀巢，G START SUPR，加铁，浓缩液体奶，非复原乳	INF FORMULA, NES, G START SUPR, W/IRON, LIQ CONC, NOT RECON	75.8	127	2.79	6.5	0.71	14.2	0	9.7

1 奶制品、调味剂及婴幼儿食品常规养分

(续表)

序号	食品描述	英文描述	水分(g)	能量(kcal)	蛋白(g)	总脂类(g)	灰分(g)	碳水化合物(g)	总膳食纤维(g)	总糖(g)
522	婴幼儿配方奶粉，雀巢，G START SUPR，加铁，浓缩液体奶，奶粉	INF FORMULA, NESTLE, GOOD START SUPREME, W/IRON, PDR	2.5	509	11.3	26.1	2.78	57.32	0	39.3
523	婴幼儿配方奶粉，美赞臣，安婴儿，加铁，已稀释液体奶	INF FORMULA, MEAD JOHNSON, ENFAMIL, W/IRON, RTF	88	63	1.38	3.5	0.32	7.2	0	7.18
524	婴幼儿配方奶粉，美赞臣，安婴儿，加铁，奶粉	INF FORMULA, MEAD JOHNSON, ENFAMIL, W/IRON, PDR	3.3	520	10.8	27	2.7	56.2	0	56
525	婴幼儿配方奶粉，美赞臣，安婴儿，低铁，已稀释液体奶	INF FORMULA, MEAD JOHNSON, ENFAMIL, LO IRON, RTF	88	63	1.38	3.5	0.32	7.18	0	7.18
526	婴幼儿配方奶粉，美赞臣，安婴儿，加铁，奶粉，添加 ARA & DHA	INF FORMULA, MEAD JOHNSON, ENFAMIL, W/IRON, PDR, W/ARA & DHA	3.3	511	10.8	27	2.7	56.2	0	56
527	婴幼儿配方奶粉，美赞臣，安婴儿，低铁，奶粉，非复原奶粉	INF FORMULA, MEAD JOHNSON, ENFAMIL, LO IRON, POWD, NOT RECON	3.3	511	10.8	27	2.7	56.2	0	56
528	婴幼儿配方奶粉，美赞臣，安婴儿，加铁，浓缩液态奶，添加 ARA & DHA	INF FORMULA, MEAD JOHNSON, ENFAMIL, W/IRON, LIQ CONC, W/ARA & DHA	75.34	131	2.76	6.96	0.6	14.34	0	14
529	婴幼儿配方奶粉，美赞臣，安婴儿，深度水解配方，加铁，已稀释液体奶	INF FORMULA, MEAD JOHNSON, ENFAMIL, NUTRAMIGEN, W/IRON, RTF	87.38	66	1.83	3.5	0.48	6.81	0	5.13
530	婴幼儿配方奶粉，美赞臣，安婴儿，深度水解配方，加铁，奶粉，非复原奶粉	INF FORMULA, MEAD JOHNSON, ENFAMIL, NUTRAMIGEN, W/IRON, POW, NOT RECON	2.5	502	14.2	25	2.9	55	0	55

(续表)

序号	食品描述	英文描述	水分 (g)	能量 (kcal)	蛋白 (g)	总脂类 (g)	灰分 (g)	碳水化合物 (g)	总膳食纤维 (g)	总糖 (g)
531	婴幼儿配方奶粉，美赞臣，安婴初生，加铁，已稀释液态奶，添加 ARA & DHA	INF FORMULA, MEAD JOHNSON, ENFAMIL LIPIL, W/IRON, RTF W/ARA & DHA	88.35	64	1.38	3.5	0.32	7.1	0	7.1
532	婴幼儿配方奶粉，美赞臣，安婴儿，深度水解配方，加铁，浓缩液态奶，非复原奶粉	INF FORMULA, MEAD JOHNSON, ENFAMIL, NUTRAMIGEN, W/IRON LIQ CONC, NOT RECON	75.7	127	3.53	6.73	0.92	13.12	0	13.08
533	婴幼儿配方奶粉，美赞臣，安婴儿，牛奶过敏配方，低铁，浓缩液态奶，添加 ARA & DHA	INF FORMULA, ME JOHNSON, ENFAMIL, LIP, LO IRON, LIQ CONC, W/ARA & DHA	75.32	131	2.76	7.16	0.72	14.24	0	14.24
534	儿童配方奶粉，加铁，宝宝健，奶粉，非复	CHILD FORMULA, MEAD JOHNSON, PORTAGEN, W/IRON, POW, NOT RECON	3	483	16.5	22	3.7	54.8	0	54
535	儿童配方奶粉，加铁，宝宝健，冲调	CHILD FORMULA, MEAD JOHNSON, PORTAGEN, W/IRON, PREPRING	82.86	88	3.33	4.48	0.76	8.57	0	7.4
536	婴幼儿配方奶粉，美赞臣，哺力美，奶粉，非复原奶粉	INF FORMULA, MEAD JOHNSON, PREGESTIMIL, W/IRON, PDR, NOT RECON	2	519	14	28	3.2	52.8	0	51
537	婴幼儿配方奶粉，美赞臣，哺力美，加铁，冲调	INF FORMULA, MEAD JOHNSON, PREGESTIMIL, W/IRON, PREPRING	87.5	67	1.82	3.65	0.41	6.63	0	6.63
538	婴幼儿配方奶粉，美赞臣，大豆配方，加铁，已稀释液体奶	INF FORMULA, MEAD JOHNSON, PROSOBEE, W/IRON, RTF	88.35	63	1.64	3.5	0.4	6.11	0	6.11
539	婴幼儿配方奶，加铁，浓缩液体奶，非复原乳	INF FORMULA, MEAD JOHNSON, PROSOBEE, W/IRON, LIQ CNC, NOT REC	75.47	131	3.19	7.13	0.77	13.58	0	13.58

1 奶制品、调味剂及婴幼儿食品常规养分

(续表)

序号	食品描述	英文描述	水分 (g)	能量 (kcal)	蛋白 (g)	总脂类 (g)	灰分 (g)	碳水化合物 (g)	总膳食纤维 (g)	总糖 (g)
540	婴幼儿配方奶粉，美赞臣安婴儿，低铁，已稀释液体奶，添加 ARA & DHA	INF FORMULA, MEAD JOHNSON, ENFAMIL, LIPIL, LO IRON, RTF, W/ARA & DHA	88.35	64	1.38	3.5	0.32	7.18	0	7.18
541	婴幼儿配方奶粉，美赞臣安婴儿，大豆配方奶，加铁，奶粉，非复原奶粉	INF FORMULA, MEAD JOHNSON, ENFAMIL, PROSOBEE, IRON, POW, NOT RECON	3	510	12.5	27	3.2	54.3	0	53
542	婴幼儿配方奶粉，美赞臣安婴儿，无乳糖配方，加铁，奶粉，非复原乳，添加 ARA & DHA	INF FORMULA, MEAD JOHNSON, ENFAMIL, LACTOSE FREE FORMULA, W/IRON, POW, & DHA	2.2	521	10.9	28	2.6	56.3	0	54.77
543	婴幼儿配方奶粉，美赞臣安婴儿，乳糖，加铁，浓缩液态奶，非复原乳，添加 ARA & DHA	INF FORMULA, MEAD JOHNSON, ENFAMIL, LAC, LACTOSE, W/IRON, LIQ CONC, N RE, W/ARA & DHA	75.47	132	2.68	7.11	0.64	14.42	0	13.96
544	婴幼儿配方奶粉，美赞臣安婴儿，已稀释液态奶，添加 ARA & DHA	INF FORMULA, MEAD JOHNSON, ENFAMIL, LIPIL, RTF, W/ARA & DHA	88.35	66	1.38	3.5	0.33	6.44	0	6.44
545	婴幼儿配方奶粉，雅培营养，喜康宝（金盾），水解蛋白配方（60%乳清蛋白：40%酪蛋白），奶粉，非复原奶粉	INF FORMULA, ABBOTT NUTR, SIMILAC, PM 60/40, PDR NOT RECON	2.25	524	11.4	28.71	2.7	54.94	0	52.38
546	婴幼儿配方奶粉，美赞臣安婴儿，深度水解湿疹防腹泻（抗过敏配方），加铁，奶粉，非复原奶粉，添加 ARA & DHA	INF FORMULA, MEAD JOHNSON, ENFAMIL, NUTR LIPIL, W/IRON, POW, NOT RECON, W/ARA & DHA	3.4	494	13.9	26	5.2	51	0	51

(续表)

序号	食品描述	英文描述	水分(g)	能量(kcal)	蛋白(g)	总脂类(g)	灰分(g)	碳水化合物(g)	总膳食纤维(g)	总糖(g)
547	婴幼儿配方奶粉, 雅培营养钙, 喜康宝（金盾）天然钙, 一段, 已稀释液体奶, 添加 ARA & DHA	INF FORMULA, ABBOTT NUTRITION, SIMI, NAT CA, AD, RTF, W/ARA & DHA	85.07	78	2.12	4.24	0.75	8.2	0	8.2
548	婴幼儿配方奶粉, 雅培营养钙, 喜康宝（金盾）加铁, 二段, 已稀释液体奶, 添加 ARA & DHA	INF FORMULA, ABBOTT NUTRITION, SIM, SP CA, ADV 24, W/IRON, RTF, W/ARA & DHA	85.61	71	1.8	3.26	0.6	8.73	0	8.3
549	婴幼儿配方奶粉, 雅培营养宝（金盾）, 大豆配方, 加铁, 已稀释液体奶	INF FORMULA, ABBO NUTR, SIMIL, ISOMI, W/IRON, RTF	87.54	66	1.61	3.59	0.66	6.7	0	6.7
550	婴幼儿配方奶粉, 雅培营养, 喜康宝（金盾）大豆配方, 加铁, 浓缩液体奶	INF FORMULA, ABBOTT NUTR, SIMILAC, ISOMIL, W/IRON, LIQ NC	75.81	128	3.13	6.98	0.88	13.21	0	13.1
551	婴幼儿配方奶粉, 雅培营养, 喜康宝（金盾）, 大豆配方, 加铁, 奶粉, 非复原奶	INF FORMULA, ABBOTT NUTRITION, SIMILA, ISOMI, W/IRON, POW, NOT RECON	2.5	517	12.6	28.09	3.24	53.57	0	52.97
552	婴幼儿配方奶粉, 美赞臣安婴儿, 深度水解配方（抗过敏湿疹防腹泻）, 加铁, 浓缩液态奶, 非复原乳, 添加 ARA & DHA	INF FORMULA, MEAD JOHNSON, ENFAMIL, NUTR, LIPIL, W/IRON, LIQ CONC NOT RE, W/ARA & DHA	75.7	126	3.53	6.73	0.92	13.12	0	9.87

1 奶制品、调味剂及婴幼儿食品常规养分

(续表)

序号	食品描述	英文描述	水分(g)	能量(kcal)	蛋白(g)	总脂类(g)	灰分(g)	碳水化合物(g)	总膳食纤维(g)	总糖(g)
553	婴幼儿配方奶粉,美赞臣安婴儿,深度水解湿疹防腹泻(抗过敏湿疹防腹泻),加铁,已稀释液态奶,添加 ARA & DHA	INF FORMULA, MEAD JOHNSON, ENFAMIL, NUTRA, LIPI, W/IRON, RTF, W/ ARA & DHA	87.38	66	1.83	3.5	0.48	6.81	0	5.13
554	婴幼儿配方奶粉,雅培营养,喜康宝(金盾),深度水解氨基酸配方,加铁,已稀释液释液态奶	INF FORMULA, ABBOTT NUTR, SIMILAC, ALIMENTUM, W/IRON, RTF	87.32	66	1.8	3.63	0.48	6.77	0	4.4
555	婴幼儿配方奶粉,美赞臣安婴儿,早产儿配方,加铁,奶粉,添加 ARA & DHA	INF FORMULA, MEAD JOHNSON, ENFAMIL, ENFA LIP, W/IRON, POW, W/ARA & DHA	2.5	514	12.5	27	1.5	56	0	51
556	婴幼儿配方奶粉,雅培营养,喜康宝(金盾),加铁,已稀释液态奶	INF FORMULA, ABBOTT NUTR, SIMILAC, W/IRON, RTF	87.79	65	1.36	3.55	0.38	6.92	0	6.9
557	婴幼儿配方奶粉,雅培营养,喜康宝(金盾),浓缩液态奶,非复原乳	INF FORMULA, AB NUTR, SIMILAC, W/IRON, LIQ CONC, NOT RECON	76.16	127	2.64	6.89	0.79	13.76	0	13.76
558	婴幼儿配方奶粉,美赞臣安婴儿,大豆配方奶粉,非复原奶粉,添加 ARA & DHA	INF FORMULA, MEAD JOHNSON, ENFAMIL, PR LIPI, W/IRON, PD, NOT RECON, W/ARA & DHA	3.5	510	12.5	27	3.9	53	0	53

(续表)

序号	食品描述	英文描述	水分(g)	能量(kcal)	蛋白(g)	总脂类(g)	灰分(g)	碳水化合物(g)	总膳食纤维(g)	总糖(g)
559	婴幼儿配方奶粉，雅培营养，喜康宝（金盾），加铁，奶粉，非复原奶粉	INF FORMULA, ABBOTT NUTRITION, SIMILAC, W/IRON, PDR, NOT RECON	2.25	522	10.89	28.87	3.26	54.73	0	54.73
560	婴幼儿配方奶粉，美赞臣，安婴儿，浓缩配方奶，大豆，LIPI，非复原乳，添加 ARA & DHA	INFFORMULA, MEAD JOHNSON, ENFAMIL, LIQ CONC, NOTREC, LIPI, ARA & DHA	75.47	131	3.19	7.11	0.77	13.58	0	13.58
561	婴幼儿配方奶粉，雅培营养，喜康宝（金盾），低铁，已稀释液态奶，原乳	INF FORMULA, ABBOTT NUTR, SIMILAC, LO IRON, RTF	87.79	65	1.36	3.55	0.38	6.93	0	6.93
562	婴幼儿配方奶粉，雅培营养，喜康宝（金盾），低铁，浓缩液态奶，非复原乳	INF FORMULA, ABBOTT NUTR, SIMILAC, LO IRON, LIQ CONC, NOT RECO	76.16	127	2.64	6.89	0.79	13.76	0	13.76
563	婴幼儿配方奶，美赞臣，安婴儿，加铁，已稀释液态奶，添加 ARA & DHA	INF FORMULA, MEAD JOHNSON, PROSOBE LIPI, W/IRON, RTF, W/ARA & DHA	88.35	64	1.64	3.5	0.4	6.11	0	6.11
564	婴幼儿配方奶粉，雅培营养，喜康宝（金盾），低铁，奶粉，非复原奶粉	INF FORMULA, ABBOTT NUTR, SIMILAC, LO IRON, PDR, NOT RECON	2.25	522	10.85	28.87	3.25	54.78	0	54.7

（续表）

序号	食品描述	英文描述	水分(g)	能量(kcal)	蛋白(g)	总脂肪类(g)	灰分(g)	碳水化合物(g)	总膳食纤维(g)	总糖(g)
565	婴幼儿配方奶粉，雀巢，添加ARA & DHA，GOOD START豆奶，已稀释液态奶	INF FORMULA, NESTLE, GOOD START SOY, W/DHA & ARA, RTF	87.5	64	1.6	3.28	0.49	7.13	0	5.68
566	儿童配方奶粉，雅培营养，小安素，已稀释液态奶（前摩尔罗斯奶业公司）	CHILD FORMULA, ABBOTT NUTRITION, PEDIASURE, RTF (FORMERLY ROSS)	80.47	99	2.86	4.77	0.75	11.15	0	10.5
567	婴幼儿配方奶粉，美赞臣，3段，大豆配方奶，奶粉，添加ARA & DHA	INF FORMULA, MEAD JOHNSON, NEXT STEP, PROS LIPIL, POW, W/ARA & DHA	3	480	15.6	21	3.3	57.1	0	56
568	婴幼儿配方奶粉，美赞臣，3段，大豆配方奶，已稀释液态奶，添加ARA & DHA	INF FORMULA, MEAD JOHNSON, NEXT STEP, PROSO ENFAMIL, RTF, W/ARA & DHA	86.4	67	2.14	2.91	0.46	8.09	0	7.77
569	婴幼儿配方奶粉，雀巢，添加ARA & DHA，GOOD START豆奶，奶粉	INF FORMULA, NESTLE, GOOD START SOY, W/ARA & DHA, PDR	2.5	503	12.5	25.6	3.8	55.6	0	44.38
570	婴幼儿配方奶粉，美赞臣，安婴儿，不含乳糖，已稀释液态奶	INF FORMULA, MEAD JOHNSON, ENFAMIL, LACTOFREE, RTF	88.35	63	1.38	3.5	0.33	7.18	0	7.18

(续表)

序号	食品描述	英文描述	水分(g)	能量(kcal)	蛋白(g)	总脂类(g)	灰分(g)	碳水化合物(g)	总膳食纤维(g)	总糖(g)
571	婴幼儿配方奶粉，美赞臣安婴儿，不含乳糖，加铁，非复原奶粉	INF FORMULA, MEAD JOHNSON, ENFAMIL, LACTOFREE, W/IRON, POW, NOT RECON	2.2	521	10.85	28	2.6	57	0	57
572	儿童配方奶粉，雅培营养素，小安素，已释奶&膳食纤维，加铁，已释液态奶（前摩尔罗斯奶业公司）	CHI FORMU, ABBOTT NUTRITION, PEDIASU, RTF, W/IRON & FIB (FORMER ROSS)	80.47	99	2.8	4.7	0.75	11.28	0.5	7.6
573	婴幼儿配方奶粉，雀巢，营养液态奶GOOD START 2段液态奶，加铁，已释液态奶	INF FORMULA, NESTLE, GOOD START 2 ESSENTIALS, W/IRON, RTF	86.6	65	1.7	2.7	0.47	8.54	0	6.19
574	婴幼儿配方奶粉，雀巢，营养液态奶GOOD START 2段液态奶，加铁，浓缩液态奶，非复原乳	INF FORMULA, NE, GOO STAR 2 ESSENT, W/IRON, LIQ CONC, NOT RECON	74.2	125	3.25	5.13	0.93	16.5	0	11.9
575	婴幼儿配方奶粉，雀巢，营养GOOD START 2 essentials，加铁，奶粉	INF FORMULA, NESTLE, GOOD START 2 ESSENTIALS, W/IRON, PDR	2.5	471	12.2	19.3	3.77	62.23	0	44.3
576	婴幼儿配方奶粉，雀巢，营养豆奶GOOD START 营养豆奶，加铁，已释液态奶	INF FORMULA, NESTLE, GOOD START ESSENTIALS SOY, W/IRON, RTF	87.5	65	1.63	3.3	0.4	7.17	0	5.69

1 奶制品、调味剂及婴幼儿食品常规养分

(续表)

序号	食品描述	英文描述	水分(g)	能量(kcal)	蛋白(g)	总脂类(g)	灰分(g)	碳水化合物(g)	总膳食纤维(g)	总糖(g)
577	婴幼儿配方奶粉，雀巢GOOD START 营养豆奶，加铁，浓缩液态奶，非复原乳	INF FORMULA, NEST, GOOD START ESSENT SOY, W/IRON, LIQ CON, NOT RECO	75.4	128	3.2	6.5	0.8	14.1	0	11.2
578	婴幼儿配方奶粉，雀巢GOOD START 营养豆奶，加铁，奶粉	INF FORMULA, NESTLE, GOOD START ESSENTIALS SOY, W/IRON, PDR	2.5	502	12.5	25.5	3.8	55.7	0	44.38
579	婴幼儿配方奶粉，美赞臣3段大豆配方奶，非复原奶粉	INF FORMULA, MEAD JOHNSON, NEXT STEP PROSOBEE, POW, NOT RECON	3	480	15.6	21	3.3	57.1	0	56
580	婴幼儿配方奶粉，美赞臣3段大豆配方奶，冲调	INF FORMULA, MEAD JOHNSON, NEXT STEP PROSOBEE, PREPRING	86.41	67	2.14	2.91	0.46	8.08	0	7.77
581	婴儿食品，玉米 & 甘薯，糊状食品	BABYFOOD, CORN & SWT POTA-TOES, STR	82.62	68	1.26	0.28	0.61	15.23	1.8	4
582	婴幼儿配方奶粉，雅培营养，喜康宝（金盾），深度水解低敏配方，喜康宝（金盾），已稀释液态奶，添加 ARA & DHA	INF FORMULA, ABBO NUTR, SIMIL, ALIMENT, ADVAN, RTF, W/ARA & DHA	87.32	67	1.8	3.63	0.48	6.77	0	4.4
583	婴幼儿配方奶粉，PBM 产品，自有品牌，已稀释液态奶，(前惠氏)	INF FORMULA, PBM PRODUC, STO BRA, RTF (FORMERLY WYETH-AYERST)	88.1	63	1.4	3.5	0.61	6.39	0	6.4

(续表)

序号	食品描述	英文描述	水分(g)	能量(kcal)	蛋白(g)	总脂类(g)	灰分(g)	碳水化合物(g)	总膳食纤维(g)	总糖(g)
584	婴幼儿配方奶粉，PBM 产品，自有品牌，浓缩液态奶，非复原乳（前惠氏）	INF FORMULA, PBM PROD, STORE BRAND, LIQ CONC, NOT REC (FORM WYETH-AYERST)	76	130	2.9	7	0.61	13.9	0	13.9
585	婴幼儿配方奶粉，PBM 产品，自有品牌，奶粉	INF FORMULA, PBM PRODUCTS, STORE BRAND, PDR	2	524	12	28	2	56	0	56
586	婴幼儿配方奶粉，PBM 产品，自有品牌，豆奶，已稀释液态奶	INF FORMULA, PBM PRODUCTS, STORE BRAND, SOY, RTF	88	63	1.8	3.5	0.61	6.09	0	6.1
587	婴幼儿配方奶粉，PBM 产品，自有品牌，豆奶，奶粉，浓缩液态奶，非复原乳	INF FORMULA, PBM PRODU, STORE BR, SOY, LIQ CONC, NOT RECON	76	126	3.6	7	1.22	12.18	0	12.18
588	婴幼儿配方奶粉，PBM 产品，自有品牌，豆奶，奶粉	INF FORMULA, PBM PRODUCTS, STORE BRAND, SOY, PDR	2	508	13.6	27.2	5	52.2	0	52.2
589	婴幼儿配方奶粉，美赞臣，安婴宝，已稀释液态奶，添加 ARA & DHA	INF FORMULA, MEAD JOHNSON, ENFAMIL, AR LIPIL, RTF, W/ARA & DHA	87	68	1.71	3.49	0.33	7.53	0	6.44
590	婴幼儿配方奶粉，美赞臣，安婴儿，奶粉，添加 ARA & DHA	INF FORMULA, MEAD JOHNSON, ENFAMIL, AR LIPIL, PDR, W/ARA & DHA	3	509	12.73	25.97	2.46	56.03	0	56.03

1 奶制品、调味剂及婴幼儿食品常规养分

（续表）

序号	食品描述	英文描述	水分 (g)	能量 (kcal)	蛋白 (g)	总脂类 (g)	灰分 (g)	碳水化合物 (g)	总膳食纤维 (g)	总糖 (g)
591	婴幼儿配方奶粉，雅培营养，喜康宝（金盾），早产儿配方，已稀释液态奶，添加ARA & DHA	INF FORMULA, ABBOTT NUTRITION, SIMIL NEOSU, RTF, W/ARA & DHA	87	69	1.92	3.77	0.38	6.94	0	6.9
592	婴幼儿配方奶粉，雅培营养，喜康宝（金盾），早产儿配方，奶粉，添加ARA & DHA	INF FORMULA, ABBOTT, SIMILAC, NEOSURE, PDR, W/ARA & DHA	2.25	520	14.42	28.33	3.26	51.75	0	52.02
593	婴幼儿配方奶粉，雅培营养，喜康宝（金盾），乳糖过敏配方（无乳糖），已稀释液态奶，添加DHA & ARA	INF FORMULA, ABB NUTR, SIMI, SENS（LACT FRE）RTF, W/ARA & DHA	87	68	1.48	3.74	0.75	7.4	0	7.4
594	婴幼儿配方奶粉，雅培营养，喜康宝（金盾），乳糖过敏配方（无乳糖），浓缩液态奶，添加ARA & DHA	INF FORMULA, ABBOTT NUTRITION, SIMIL, SENS,（LACT FR）, LIQ CONC, W/ARA & DHA	75.88	128	2.73	6.95	0.8	13.64	0	13.78
595	婴幼儿配方奶粉，雅培营养，喜康宝（金盾），乳糖过敏配方（无乳糖），奶粉，添加ARA & DHA	INF FORMULA, ABBOTT NUTRITION, SIMIL, SENS,（LACTO FR）, PD, W/ARA & DHA	2.2	520	11.13	28.14	3	55.67	0	55.67
596	婴幼儿配方奶粉，雅培营养，喜康宝（金盾），一段，加铁，已稀释液态奶	INF FORMULA, ABBOTT NUTRITION, SIMILAC, ADVANCE, W/IRON, RTF	87.79	66	1.36	3.7	0.38	6.77	0	6.9

(续表)

序号	食品描述	英文描述	水分 (g)	能量 (kcal)	蛋白 (g)	总脂类 (g)	灰分 (g)	碳水化合物 (g)	总膳食纤维 (g)	总糖 (g)
597	婴幼儿配方奶粉，雅培营养，喜康宝（金盾），加铁，一段，奶粉，非复原奶粉	INF FORMULA, ABBOTT NUTRITION, SIMILAC, ADVANC, W/IRON, PDR, NOT RECON	2.25	522	10.89	28.87	3.26	54.73	0	54.73
598	婴幼儿配方奶粉，雅培营养，喜康宝（金盾），加铁，一段，浓缩液态奶，非复原乳	INF FORMULA, ABBOTT NUTRITION, SIMILAC, ADVAN, W/IRON, LIQ CONC, NOT RECON	76.16	127	2.64	6.89	0.79	13.52	0	13.52
599	婴幼儿配方奶粉，雅培营养，喜康宝（金盾），大豆配方，一段，加铁，浓缩液态奶	INF FORMULA, ABBOTT NUTRITION, SIMIL, ISOMIL, ADVA W/IRON, LIQ CONC	75.81	128	3.13	6.98	0.88	13.21	0	13.1
600	婴幼儿配方奶粉，雅培营养，喜康宝（金盾），大豆配方，一段，加铁，已稀释液态奶	INF FORMULA, ABBOTT NUTRITION, SIMIL, ISOMIL, ADVANCE W/IRON, RTF	87.54	66	1.61	3.59	0.66	6.7	0	6.7
601	婴幼儿配方奶粉，雅培营养，喜康宝（金盾），大豆配方，一段，加铁，奶粉，非复原奶粉	INF FORMULA, ABBOTT NUTRITION, SIMI, ISOMI, ADVAN W/IRON, PD, NOT RECON	2.5	517	12.6	28.09	3.24	53.57	0	52.97
602	婴幼儿配方奶粉，美赞臣，安婴儿，早产儿＆体重过轻配方，已稀释液态奶，添加ARA＆DHA	INF FORMULA, MEAD JOHNSON, ENFAMIL, ENFACARE LIPIL, RTF, W/ARA & DHA	86	71	2	3.8	0.8	7.4	0	7.4

1 奶制品、调味剂及婴幼儿食品常规养分

（续表）

序号	食品描述	英文描述	水分(g)	能量(kcal)	蛋白(g)	总脂肪(g)	灰分(g)	碳水化合物(g)	总膳食纤维(g)	总糖(g)
603	婴儿食品，酸奶，全脂牛奶，添加水果，多种谷物 & 添加强化 DHA	BABYFOOD, YOG, WHL MILK, W/FRUIT, MULTIG CRL & ADD DHA FORT	79.16	98	3.4	3.53	0.69	13.22	0.3	11.46
604	婴幼儿配方奶粉，雅培，深度水解低敏配方一段，加铁，非复原奶粉，添加 DHA & ARA	INF FORMULA, ABBOTT, ALIMENTUM ADVANCE, IRON, POW, NOT RECON, DHA & ARA	1.5	517	13.99	28.19	4.41	51.91	0	34.18
605	婴儿食品，糊状切达芝士土豆 & 西兰花，幼儿食品	BABYFOOD, MSHD CHEDDAR POTATOES & BROCCOLI, TODDLER	88.97	48	1.11	1.47	0.98	7.47	1.2	1.17
606	婴幼儿配方奶粉，雀巢，GOOD START SUPREME, 加铁，添加 DHA & ARA, 已稀释液态奶	INF FORMULA, NESTLE, GOOD START SUPREME, W/IRON, DHA & ARA, RTF	87.5	66	1.45	3.37	0.29	7.39	0	5
607	婴幼儿配方奶粉，雀巢，GOOD START SUPREME, 加铁，添加 DHA & ARA, 浓缩液态奶	INF FORMULA, NESTLE, GOOD START SUPREME, IRON, DHA & ARA, PRP FR LIQ CONC	87.5	66	1.45	3.37	0.29	7.39	0	5
608	婴幼儿配方奶粉，美赞臣安婴儿防胀气奶粉，加铁，冲调	INFFORMULA, MEADJOHNSON, ENFAMIL, GENTLEASE LIPIL, W/IRON, PREPRING	88.4	63	1.52	3.5	0.19	6.39	0	6.44

55

(续表)

序号	食品描述	英文描述	水分(g)	能量(kcal)	蛋白(g)	总脂类(g)	灰分(g)	碳水化合物(g)	总膳食纤维(g)	总糖(g)
609	婴儿食品，强化谷类棒，水果馅料	BABYFOOD, FORT CRL BAR, FRUIT FILLING	14	344	5.43	5.3	6.64	68.63	1.7	42
610	婴儿食品，酸奶，全脂牛奶，添加水果，多种谷物&加铁强化	BABYFOOD, YOGU, WHL MILK W/FRUI, MULTIGRA CRL & ADD IRON FORT	80.21	92	3.05	3.08	0.65	13	0.6	11.46
611	婴幼儿配方奶粉，雀巢，GOOD START 豆奶，添加DHA & ARA，浓缩液态奶	INF FORMULA, NESTLE, GOOD START SOY, W/DHA & ARA, LIQ CONC	74.2	132	3.31	6.67	1.01	14.71	0	11.74
612	幼儿配方，安婴儿，金樽系列，奶粉	TODDL FORM, MEAD JOHNSON, ENFA, PDR	3	501	13	26.9	2	56	0	53
613	幼儿配方，美赞臣，金樽2段，已稀液态奶	TODDLER FORMULA, MEAD JOHNSON, ENFAGROW PREMIUM, RTF	87.5	64	1.78	3.63	0.5	7.18	0	7.18
614	婴幼儿配方奶粉，美赞臣，安婴儿防胀气，奶粉	INF FORMULA, MEAD JOHNSON, ENFAMIL, GENTLEASE, PDR	2.6	514	11.8	27	2.6	56	0	56
615	婴幼儿配方奶粉，美赞臣，安儿宝，防胀气，幼儿奶粉，已稀释液态奶	INF FORMULA, MEAD JOHNSON, ENFAMIL, ENFAGROW, GENTLEA, TOD, RTF	87.78	66	1.71	3.5	0.63	6.9	0	6.9
616	婴幼儿配方奶粉，美赞臣，安儿宝，豆奶，幼儿奶粉，已稀释液态奶	INF FORMULA, MEAD JOHNSON, ENFAMIL, ENFAGROW, SOY, TODD RTF	86.67	65	2.17	2.89	0.63	7.64	0	7.64
617	婴幼儿配方奶粉，美赞臣，安敏健，复基酸配方防过敏，已稀释液态奶	INF FORMULA, MEAD JOHNSON, ENFAMIL, NUTRAMIGEN AA, RTF	87.78	66	1.84	3.48	0.2	6.76	0	6.76

1 奶制品、调味剂及婴幼儿食品常规养分

(续表)

序号	食品描述	英文描述	水分(g)	能量(kcal)	蛋白(g)	总脂类(g)	灰分(g)	碳水化合物(g)	总膳食纤维(g)	总糖(g)
618	婴幼儿配方奶粉,美赞臣,早产婴儿,安婴儿配方,20卡路里,已稀释液态奶	INF FORMULA, MEAD JOHNSON, ENFAMIL, PREMATURE, 20 CAL RTF	87.78	66	1.97	3.34	0.52	7.21	0	7.2
619	婴幼儿配方奶粉,美赞臣,早产婴儿,安婴儿配方,24卡路里,已稀释液态奶	INF FORMULA, MEAD JOHNSON, ENFAMIL, PREMATURE, 24 CALO RTF	87.23	67	1.97	3.34	0.27	7.19	0	7.21
620	婴幼儿配方奶粉,美赞臣,金樽系列,新生儿奶粉,已稀释液态奶	INF FORMULA, MEAD JOHNSON, ENFAMIL, PREMIUM, NEWBORN, RTF	87.78	66	1.38	3.48	0.32	7.39	0	7.39
621	婴幼儿配方奶粉,嘉宝,GOOD START 2段豆奶加铁,已稀释液态奶	INF FORMULA, GERBER, GOOD START 2 SOY, W/IRON, RTF	87.68	65	1.84	3.28	0.3	7.15	0	7.14
622	婴幼儿配方奶粉,嘉宝,GOOD START, 进阶保护配方,已稀释液态奶	INF FORMULA, GERBER, GOOD START, PROTECT PLUS, RTF	87.86	65	1.44	3.36	0.16	7.17	0	7.17
623	婴幼儿配方奶粉,嘉宝,GOOD START 2段,防胀气进阶配方,已稀释液态奶	INF FORMULA, GERBER GOOD START 2, GENTLE PLUS, RTF	87.5	66	1.44	3.34	0.27	7.61	0	7.61
624	婴幼儿配方奶粉,嘉宝,进阶GOOD START 2段,保护配方,已稀释液态奶	INF FORMULA, GERBER GOOD START 2, PROTECT PLUS, RTF	87.86	66	1.44	3.37	0.16	7.39	0	7.34
625	婴幼儿配方奶粉,雅培营养,喜康宝(金盾),GO & GR,已稀释液态奶,添加 ARA & DHA	INF FORMULA, ABBOTT NUTRITION, SIMIL, GO & GR, RTF, W/ARA & DHA	87.21	66	1.97	3.54	0.34	6.69	0	6.69

(续表)

序号	食品描述	英文描述	水分(g)	能量(kcal)	蛋白(g)	总脂类(g)	灰分(g)	碳水化合物(g)	总膳食纤维(g)	总糖(g)
626	婴幼儿配方奶粉，雅培营养，喜康宝（金盾），特殊护理配方，防腹泻，已稀释液态奶	INF FORMULA, ABBOTT NUTRITION, SIMIL, EXPERT CARE, DIARRH RTF	87.78	66	1.76	3.6	0.22	6.67	0.7	6.66
627	婴幼儿配方奶粉，雅培营养，喜康宝（金盾），防吐奶配方，已稀释液态奶，添加 DHA & ARA	INF FORMULA, ABBOTT NUTRITION, SIMIL, FOR SPIT UP, RTF, W/ARA & DHA	87.87	66	1.4	3.54	0.18	7.19	0	7.19
628	婴儿食品，水果，香蕉和草莓，果汁	BABYFD, FRU, BAN AND STRAW, JU	72.23	109	0.71	0.37	0.91	25.78	1.4	19.29
629	婴儿食品，香蕉和混合浆果，糊状	BABYFOO, BAN WI MIX BERR, ST	76.68	92	1.01	0.36	0.65	21.31	1	15
630	婴儿食品，杂粮全谷类，干制强化	BABYFOOD, MULTIGRAIN WHOLE GRAIN CEREAL, DRY FORTIFIED	4.58	407	6.67	6.67	2.03	80.06	6.7	26.67
631	婴儿食品，BABY MUM MUM 米饼	BABYFOOD, BABY MUM MUM RICE BISCUITS	2.42	391	12.5	0.87	0.99	83.21	0	12.5
632	婴幼儿配方奶粉，雅培营养，喜康宝（金盾），防吐奶配方，奶粉	INF FORMULA, ABBOTT NUTRIT, SIMILAC, FOR SPIT UP, POW	3	514	11	27.75	2.9	55	0	55

2 奶制品、调味剂及婴幼儿食品微量元素

2 奶制品、调味剂及婴幼儿食品微量元素

序号	食品描述	英文描述	钙（mg）	铁（mg）	镁（mg）	磷（mg）	钾（mg）	钠（mg）	锌（mg）	铜（mg）	锰（mg）	硒（μg）
1	黄油，带盐	BUTTER, WITH SALT	24	0.02	2	24	24	643	0.09	0	0	1
2	黄油，搅打型，带盐	BUTTER, WHIPPED, W/SALT	23	0.05	1	24	41	583	0.05	0.01	0.001	0
3	黄油，无水	BUTTER OIL, ANHYDROUS	4	0	0	3	5	2	0.01	0.001	0	0
4	蓝奶酪	CHEESE, BLUE	528	0.31	23	387	256	1146	2.66	0.04	0.009	14.5
5	砖型干酪	CHEESE, BRICK	674	0.43	24	451	136	560	2.6	0.024	0.012	14.5
6	法国布里奶酪	CHEESE, BRIE	184	0.5	20	188	152	629	2.38	0.019	0.034	14.5
7	卡门培尔干酪	CHEESE, CAMEMBERT	388	0.33	20	347	187	842	2.38	0.021	0.038	14.5
8	藏茴香奶酪	CHEESE, CARAWAY	673	0.64	22	490	93	690	2.94	0.024	0.021	14.5
9	车达奶酪	CHEESE, CHEDDAR	710	0.14	27	455	76	653	3.64	0.03	0.027	28.5
10	柴郡奶酪	CHEESE, CHESHIRE	643	0.21	21	464	95	700	2.79	0.042	0.012	14.5
11	科尔比干酪	CHEESE, COLBY	685	0.76	26	457	127	604	3.07	0.042	0.012	14.5
12	农家奶酪，奶油奶酪，大或小的凝乳块	CHEESE, COTTAGE, CRMD, LRG OR SML CURD	83	0.07	8	159	104	364	0.4	0.029	0.002	9.7
13	农家奶酪，奶油奶酪，带水果	CHEESE, COTTAGE, CRMD, W/FRUIT	53	0.16	7	113	90	344	0.33	0.04	0.003	7.7
14	农家奶酪，无脂，无奶油，干制的，大或小的凝乳块	CHEESE, COTTAGE, NONFAT, UNCRMD, DRY, LRG OR SML CURD	86	0.15	11	190	137	372	0.47	0.03	0.022	9.4
15	农家奶酪，低脂，2%乳脂	CHEESE, COTTAGE, LOWFAT, 2% MILKFAT	111	0.13	9	150	125	308	0.51	0.033	0.015	11.9

(续表)

序号	食品描述	英文描述	钙(mg)	铁(mg)	镁(mg)	磷(mg)	钾(mg)	钠(mg)	锌(mg)	铜(mg)	锰(mg)	硒(μg)
16	农家奶酪，低脂，1%乳脂	CHEESE, COTTAGE, LOWFAT, 1% MILKFAT	61	0.14	5	134	86	406	0.38	0.028	0.003	9
17	奶油乳酪	CHEESE, CREAM	97	0.11	9	107	132	314	0.5	0.018	0.011	8.6
18	艾丹姆干酪	CHEESE, EDAM	731	0.44	30	536	188	812	3.75	0.036	0.011	14.5
19	菲达奶酪	CHEESE, FETA	493	0.65	19	337	62	917	2.88	0.032	0.028	15
20	芳提娜干酪	CHEESE, FONTINA	550	0.23	14	346	64	800	3.5	0.025	0.014	14.5
21	盖特干酪/挪威羊奶干酪	CHEESE, GJETOST	400	0.52	70	444	1 409	600	1.14	0.08	0.04	14.5
22	高达奶酪	CHEESE, GOUDA	700	0.24	29	546	121	819	3.9	0.036	0.011	14.5
23	格律耶尔奶酪	CHEESE, GRUYERE	1 011	0.17	36	605	81	714	3.9	0.032	0.017	14.5
24	林堡干酪	CHEESE, LIMBURGER	497	0.13	21	393	128	800	2.1	0.021	0.038	14.5
25	蒙特利干酪	CHEESE, MONTEREY	746	0.72	27	444	81	600	3	0.032	0.011	14.5
26	马苏里拉奶酪，全脂牛奶	CHEESE, MOZZARELLA, WHL MILK	505	0.44	20	354	76	627	2.92	0.011	0.03	17
27	马苏里拉奶酪，全脂牛奶，低水分	CHEESE, MOZZARELLA, WHL MILK, LO MOIST	575	0.2	21	412	75	710	2.46	0.022	0.009	16.1
28	马苏里拉奶酪，脱脂牛奶	CHEESE, MOZZARELLA, PART SKIM MILK	782	0.22	23	463	84	619	2.76	0.025	0.01	14.4

2 奶制品、调味剂及婴幼儿食品微量元素

(续表)

序号	食品描述	英文描述	钙(mg)	铁(mg)	镁(mg)	磷(mg)	钾(mg)	钠(mg)	锌(mg)	铜(mg)	锰(mg)	硒(μg)
29	马苏里拉脱脂奶酪,低水分	CHEESE, MOZZARELLA, LO MOIST, PART-SKIM	697	0.22	27	548	188	666	3.62	0.033	0.039	27.6
30	明斯特干酪	CHEESE, MUENSTER	717	0.41	27	468	134	628	2.81	0.031	0.008	14.5
31	纽沙特尔干酪	CHEESE, NEUFCHATEL	117	0.13	10	138	152	334	0.82	0.027	0.011	3
32	帕尔玛奶酪,磨碎的	CHEESE, PARMESAN, GRATED	853	0.49	34	627	180	1804	4.2	0.04	0.071	34.4
33	帕尔玛奶酪,硬质	CHEESE, PARMESAN, HARD	1184	0.82	44	694	92	1376	2.75	0.032	0.02	22.5
34	波特撒鲁特奶酪	CHEESE, PORT DE SALUT	650	0.43	24	360	136	534	2.6	0.022	0.011	14.5
35	菠萝伏洛干酪	CHEESE, PROVOLONE	756	0.52	28	496	138	876	3.23	0.026	0.01	14.5
36	里科塔乳清奶酪,全脂牛奶	CHEESE, RICOTTA, WHOLE MILK	207	0.38	11	158	105	84	1.16	0.021	0.006	14.5
37	里科塔乳清奶酪,脱脂牛奶	CHEESE, RICOTTA, PART SKIM MILK	272	0.44	15	183	125	99	1.34	0.034	0.01	16.7
38	罗马诺干酪	CHEESE, ROMANO	1064	0.77	41	760	86	1433	2.58	0.03	0.02	14.5
39	洛克福特奶酪	CHEESE, ROQUEFORT	662	0.56	30	392	91	1809	2.08	0.034	0.03	14.5
40	瑞士干酪	CHEESE, SWISS	890	0.13	33	574	72	187	4.37	0.047	0.026	30
41	泰尔西特干酪	CHEESE, TILSIT	700	0.23	13	500	65	753	3.5	0.026	0.013	14.5
42	巴氏杀菌过程奶酪,美国奶酪,强化维生素D	CHEESE, PAST PROCESS, AMERICAN, FORT W/ VITAMIN D	1045	0.63	26	641	132	1671	2.49	0.046	0.041	20.2

(续表)

序号	食品描述	英文描述	钙(mg)	铁(mg)	镁(mg)	磷(mg)	钾(mg)	钠(mg)	锌(mg)	铜(mg)	锰(mg)	硒(μg)
43	巴氏杀菌过程奶酪,甜椒奶酪	CHEESE, PAST PROCESS, PIMENTO	614	0.42	22	744	162	915	2.98	0.033	0.016	14.5
44	巴氏杀菌过程奶酪,瑞士奶酪	CHEESE, PAST PROCESS, SWISS	772	0.61	29	762	216	1 370	3.61	0.027	0.014	15.9
45	奶酪食品,冷装,美国奶酪	CHEESE FD, COLD PK, AMERICAN	497	0.84	30	400	363	966	3.01	0.03	0.01	16.2
46	奶酪食品,巴氏杀菌过程,美国奶酪,维生素D强化	CHEESE FD, PAST PROCESS, AMERICAN, VITAMIN D FORT	682	0.26	27	438	255	1284	2.31	0.034	0.025	19.6
47	奶酪食品,巴氏杀菌过程,瑞士奶酪	CHEESE FD, PAST PROCESS, SWISS	723	0.6	28	526	284	1 552	3.55	0.03	0.01	16.1
48	涂抹干酪/软干酪,巴氏杀菌过程,美国奶酪	CHEESE SPRD, PAST PROCESS, AMERICAN	562	0.33	29	875	242	1 625	2.59	0.033	0.02	11.3
49	奶油,液态,半脂奶油	CREAM, FLUID, HALF AND HALF	107	0.05	10	95	132	61	0.39	0.009	0.005	3.2
50	奶油,液态,淡奶油(咖啡奶油或餐桌奶油)	CREAM, FLUID, LT (COFFEE CRM OR TABLE CRM)	91	0.05	9	92	136	72	0.32	0.012	0.005	4.6
51	奶油,液态,轻打发奶油	CREAM, FLUID, LT WHIPPING	69	0.03	7	61	97	34	0.25	0.007	0.001	0.5

2 奶制品、调味剂及婴幼儿食品微量元素

(续表)

序号	食品描述	英文描述	钙(mg)	铁(mg)	镁(mg)	磷(mg)	钾(mg)	钠(mg)	锌(mg)	铜(mg)	锰(mg)	硒(μg)
52	奶油，液态，重打发奶油	CREAM, FLUID, HVY WHIPPING	66	0.1	7	58	95	27	0.24	0.011	0.006	3
53	打发奶油，奶油装饰材料，气溶胶包装	CREAM, WHIPPED, CRM TOPPING, PRESURIZED	101	0.05	11	89	147	8	0.37	0.01	0.001	1.4
54	酸奶油，低脂肪，发酵的	CREAM, SOUR, RED FAT, CULTURED	104	0.07	10	95	129	89	0.5	0.016	0.003	2.1
55	发酵酸奶油	CREAM, SOUR, CULTURED	101	0.07	10	76	125	31	0.33	0.018	0.015	3.7
56	蛋奶酒	EGGNOG	130	0.2	19	109	165	54	0.46	0.013	0.005	4.2
57	酸沙拉酱，非乳脂，发酵的，填充奶油型	SOUR DRSNG, NON-BUTTERFAT, CULTURED, FILLED CREAM-TYPE	113	0.03	10	87	162	48	0.37	0.01	0.002	2.3
58	添加氢化植物油混合的液乳	MILK, FILLED, FLUID, W/BLEND OF HYDR VEG OILS	128	0.05	13	97	139	57	0.36	0.01	0.002	2
59	添加月桂酸油的液乳	MILK, FILLED, FLUID, W/LAURIC ACID OIL	128	0.05	13	97	139	57	0.36	0.01	0.002	2
60	美国奶酪，不含脂肪	CHEESE, AMERICAN, NONFAT OR FAT FREE	789	0	115	316	393	1 316	4.11	0.559		14.6
61	液态奶油，带有氢化植物油和大豆蛋白	CREAM SUB, LIQ, W/HYDR VEG OIL & SOY PROT	9	0.03	0	64	191	67	0.02	0	0	1.1

(续表)

序号	食品描述	英文描述	钙(mg)	铁(mg)	镁(mg)	磷(mg)	钾(mg)	钠(mg)	锌(mg)	铜(mg)	锰(mg)	硒(μg)
62	液态植物油，带有月桂酸油和酪蛋白酸钠	CREAM SUB, LIQ, W/LAURIC ACID OIL & NA CASEINATE	9	0.03	0	64	191	79	0.02	0.025	0.04	1.1
63	奶油替代品，粉状	CREAM SUBSTITUTE, POWDERED	2	0.26	1	288	669	124	0.07	0.018	0.011	0
64	奶油装饰配料，粉状	DESSERT TOPPING, POWDERED	17	0.03	7	74	166	122	0.08	0.118	0.225	0.6
65	奶油装饰配料，粉状，1.5盎司用1/2杯牛奶准备	DESSERT TOPPING, PDR, 1.5 OZ PREP W/ 1/2 CUP MILK	90	0.04	10	86	151	66	0.27	0.012	0.005	4.8
66	奶油装饰配料，气溶胶包装	DESSERT TOPPING, PRESSURIZED	5	0.02	1	18	19	62	0.01	0.024	0.045	1.5
67	奶油装饰配料，半固体，冷冻	DESSERT TOPPING, SEMI SOLID, FRZ	6	0.12	2	8	18	25	0.03	0.03	0.058	2.1
68	酸奶油，仿制，发酵	SOUR CRM, IMITN, CULTURED	3	0.39	6	45	161	102	1.18	0.058	0.11	2.5
69	液乳替代品，带有月桂酸油	MILK SUBSTITUTES, FLUID, W/LAURIC ACID OIL	33	0.39	6	74	114	78	1.18	0.051	0.097	1.9
70	全脂牛奶，3.25%乳脂，添加维生素D	MILK, WHL, 3.25% MILKFAT, W/ ADDED VITAMIN D	113	0.03	10	84	132	43	0.37	0.025	0.004	3.7

(续表)

序号	食品描述	英文描述	钙(mg)	铁(mg)	镁(mg)	磷(mg)	钾(mg)	钠(mg)	锌(mg)	铜(mg)	锰(mg)	硒(μg)
71	液乳再制品，3.7%乳脂	MILK, PRODUCER, FLUID, 3.7% MILKFAT	119	0.05	13	93	151	49	0.38	0.01	0.004	2
72	液乳，低脂肪，2%乳脂，添加维生素 A 和维生素 D	MILK, RED FAT, FLUID, 2% MILKFAT, W/ ADDED VIT A & VITAMIN D	120	0.02	11	92	140	47	0.48	0.006	0.014	2.5
73	液乳，低脂肪，2%乳脂，蛋白质，添加非乳脂固体，维生素 A 和维生素 D	MILK, RED FAT, FLUID, 2% MILKFAT, W/ ADDED NFMS, VIT A & VIT D	128	0.05	14	100	162	52	0.4	0.008	0.002	2.3
74	液乳，低脂肪，2%乳脂，蛋白质，添加维生素 A 和维生素 D	MILK, RED FAT, FLUID, 2% MILKFAT, PROT, W/ ADDED VIT A & D	143	0.06	16	112	182	59	0.45	0.008	0.002	2.6
75	液乳，低脂，1%乳脂，添加维生素 A 和维生素 D	MILK, LOWFAT, FLUID, 1% MILKFAT, W/ ADDED VIT A & A MIN D	125	0.03	11	95	150	44	0.42	0.01	0.003	3.3
76	液乳，低脂，1%乳脂固体，添加维生素 D	MILK, LOWFAT, FLUID, 1% MILKFAT, W/ ADD NONFAT MILK SOL, VIT A/ D	128	0.05	14	100	162	52	0.4	0.01	0.002	2.3

(续表)

序号	食品描述	英文描述	钙 (mg)	铁 (mg)	镁 (mg)	磷 (mg)	钾 (mg)	钠 (mg)	锌 (mg)	铜 (mg)	锰 (mg)	硒 (μg)
77	液乳，低脂，1%乳脂，蛋白质强化，添加维生素A和维生素D	MILK, LOWFAT, FLUID, 1% MILKFAT, PROT FORT, W/ ADDED VIT A & D	142	0.06	16	111	180	58	0.45	0.01	0.002	2.5
78	液乳，无脂，添加维生素A和维生素D（无脂或脱脂）	MILK, NONFAT, FLUID, W/ ADDED VIT A & VIT D (FAT FREE OR SKIM)	122	0.03	11	101	156	42	0.42	0.013	0.003	3.1
79	液乳，无脂，添加乳脂固体，维生素A和维生素D	MILK, NONFAT, FLUID, W/ ADDED NONFAT MILK SOL, VIT A & VIT D	129	0.05	15	104	171	53	0.41	0.011	0.002	2.2
80	液乳，无脂，强化蛋白质，添加维生素A和维生素D（无脂或脱脂）	MILK, NONFAT, FLUID, PROT FORT, W/ ADD VIT A & D (FAT FREE/SKIM)	143	0.06	16	112	182	59	0.45	0.011	0.002	2.4
81	液乳，脱脂乳，发酵，低脂	MILK, BTTRMLK, FLUID, CULTURED, LOWFAT	116	0.05	11	89	151	190	0.42	0.011	0.002	2
82	液乳，低钠	MILK, LO NA, FLUID	101	0.05	5	86	253	3	0.38	0.01	0.004	2
83	奶粉，全脂，添加维生素D	MILK, DRY, WHL, W/ ADDED VITAMIN D	912	0.47	85	776	1330	371	3.34	0.08	0.04	16.3

2 奶制品、调味剂及婴幼儿食品微量元素

(续表)

序号	食品描述	英文描述	钙 (mg)	铁 (mg)	镁 (mg)	磷 (mg)	钾 (mg)	钠 (mg)	锌 (mg)	铜 (mg)	锰 (mg)	硒 (μg)
84	奶粉，无脂，普通牛奶，不添加维生素 A 和维生素 D	MILK, DRY, NONFAT, REG, WO/ ADDED VIT A & VIT A MIN D	1 257	0.32	110	968	1 794	535	4.08	0.041	0.02	27.3
85	奶粉，无脂，速溶的，添加维生素 A 和维生素 D	MILK, DRY, NONFAT, INST, W/ ADDED VIT A & VITAMIN D	1 231	0.31	117	985	1 705	549	4.41	0.041	0.02	27.3
86	奶粉，无脂肪，低钙	MILK, DRY, NONFAT, CA RED	280	0.32	60	1 011	680	2 280	4.03	0.016	0.008	27.3
87	脱脂乳，奶粉	MILK, BUTTERMILK, DRIED	1184	0.3	110	933	1 592	517	4.02	0.111	0.023	20.3
88	罐装奶，炼乳，加糖的	MILK, CND, COND, SWTND	284	0.19	26	253	371	127	0.94	0.015	0.006	14.8
89	牛奶，罐装，浓缩的，添加维生素 D，不添加维生素 A	MILK, CND, EVAP, W/ ADDED VITAMIN D & WO/ ADDED VIT A	261	0.19	24	203	303	106	0.77	0.016	0.006	2.3
90	牛奶，罐装，浓缩的，无脂肪，添加维生素 A 和维生素 D	MILK, CND, EVAP, NONFAT, W/ ADDED VIT A & VITAMIN D	290	0.29	27	195	332	115	0.9	0.016	0.006	2.5
91	巧克力牛奶，液态，商品奶，添加维生素 A 和维生素 D	MILK, CHOC, FLUID, COMM, WHL, W/ ADDED VIT A & VITAMIN D	112	0.24	13	101	167	60	0.41	0.065	0.077	1.9
92	巧克力牛奶，液态，商品奶，低脂肪	MILK, CHOC, FLUID, COMM, RED FAT	109	0.24	14	102	169	66	0.39	0.075	0.062	3.4

（续表）

序号	食品描述	英文描述	钙 (mg)	铁 (mg)	镁 (mg)	磷 (mg)	钾 (mg)	钠 (mg)	锌 (mg)	铜 (mg)	锰 (mg)	硒 (μg)
93	巧克力牛奶，低脂，添加维生素A和维生素D	MILK, CHOC, LOWFAT, W/ ADDED VIT A & VITAMIN D	129	0.23	13	96	172	65	0.43	0.028	0.03	1.9
94	巧克力饮料牛奶，热可可，自制	MILK, CHOCBEV, HOTCOCOA, HOME-MADE	114	0.42	23	105	197	44	0.63	0.103	0.013	2.7
95	山羊奶，液态，添加维生素D	MILK, GOAT, FLUID, W/ ADDED VITAMIN D	134	0.05	14	111	204	50	0.3	0.046	0.018	1.4
96	人乳，成熟乳，液态	MILK, HUMAN, MATURE, FLUID	32	0.03	3	14	51	17	0.17	0.052	0.026	1.8
97	印度水牛奶，液态	MILK, INDIAN BUFFALO, FLUID	169	0.12	31	117	178	52	0.22	0.046	0.018	
98	绵羊奶，液态	MILK, SHEEP, FLUID	193	0.1	18	158	137	44	0.54	0.046	0.018	1.7
99	奶昔，厚巧克力	MILK SHAKES, THICK CHOC	132	0.31	16	126	224	111	0.48	0.065	0.039	1.9
100	奶昔，厚香草	MILK SHAKES, THICK VANILLA	146	0.1	12	115	183	95	0.39	0.051	0.014	2.3
101	酸乳清，液态	WHEY, ACID, FLUID	103	0.08	10	78	143	48	0.43	0.003	0.002	1.8
102	酸乳清，干制	WHEY, ACID, DRIED	2054	1.24	199	1 349	2 289	968	6.31	0.05	0.015	27.3
103	甜乳清，液态	WHEY, SWEET, FLUID	47	0.06	8	46	161	54	0.13	0.004	0.001	1.9
104	甜乳清，干制	WHEY, SWEET, DRIED	796	0.88	176	932	2 080	1079	1.97	0.07	0.009	27.2

2 奶制品、调味剂及婴幼儿食品微量元素

（续表）

序号	食品描述	英文描述	钙(mg)	铁(mg)	镁(mg)	磷(mg)	钾(mg)	钠(mg)	锌(mg)	铜(mg)	锰(mg)	硒(μg)
105	原味酸奶，全脂牛奶，8克蛋白每8盎司	YOGURT, PLN, WHL MILK, 8 GRAMS PROT PER 8 OZ	121	0.05	12	95	155	46	0.59	0.009	0.004	2.2
106	原味酸奶，低脂，12克蛋白每8盎司	YOGURT, PLN, LOFAT, 12 GRAMS PROT PER 8 OZ	183	0.08	17	144	234	70	0.89	0.013	0.004	3.3
107	原味酸奶，脱脂，13克蛋白每8盎司	YOGURT, PLN, SKIM MILK, 13 GRAMS PROT PER 8 OZ	199	0.09	19	157	255	77	0.97	0.015	0.005	3.6
108	香草酸奶，低脂，11克蛋白每8盎司	YOGURT, VANILLA, LOFAT, 11 GRAMS PROT PER 8 OZ	171	0.07	16	135	219	66	0.83	0.013	0.004	4.9
109	水果酸奶，低脂，9克蛋白每8盎司	YOGURT, FRUIT, LOFAT, 9 GRAMS PROT PER 8 OZ	138	0.06	13	109	177	53	0.67	0.079	0.064	2.8
110	水果酸奶，低脂，10克蛋白每8盎司	YOGURT, FRUIT, LOFAT, 10 GRAMS PROT PER 8 OZ	152	0.07	15	119	195	58	0.74	0.08	0.065	3.1
111	水果酸奶，低脂，11克蛋白每8盎司	YOGURT, FRUIT, LOFAT, 11 GRAMS PROT PER 8 OZ	169	0.07	16	133	216	65	0.82	0.08	0.065	3.1
112	整蛋，生的，新鲜的	EGG, WHL, RAW, FRSH	56	1.75	12	198	138	142	1.29	0.072	0.028	30.7
113	蛋白，生的，新鲜的	EGG, WHITE, RAW, FRESH	7	0.08	11	15	163	166	0.03	0.023	0.011	20
114	蛋黄，生的，新鲜的	EGG, YOLK, RAW, FRSH	129	2.73	5	390	109	48	2.3	0.077	0.055	56

(续表)

序号	食品描述	英文描述	钙(mg)	铁(mg)	镁(mg)	磷(mg)	钾(mg)	钠(mg)	锌(mg)	铜(mg)	锰(mg)	硒(μg)
115	蛋黄，未加工的，冷冻的，巴氏杀菌	EGG, YOLK, RAW, FRZ, PAST	134	4.55	11	420	121	67	3.17	0	0.078	56.4
116	蛋黄，生的，冷冻，糖渍的，巴氏杀菌	EGG, YOLK, RAW, FRZ, SUGARED, PAST	124	3.7	10	404	105	70	3.06	0.012	0.08	53.5
117	整蛋，熟的，煎蛋	EGG, WHL, CKD, FRIED	62	1.89	13	215	152	207	1.39	0.078	0.03	33.1
118	整蛋，熟的，煮得较熟的水煮蛋	EGG, WHL, CKD, HARD-BOILED	50	1.19	10	172	126	124	1.05	0.013	0.026	30.8
119	整蛋，熟的，煎蛋	EGG, WHOLE COOKED, OMELET	48	1.48	11	167	117	155	1.09	0.063	0.024	25.8
120	整蛋，熟的，水煮蛋	EGG, WHL, CKD, POACHED	56	1.75	12	197	138	297	1.29	0.072	0.028	30.6
121	整蛋，熟的，炒的	EGG, WHL, CKD, SCRMBLD	66	1.31	11	165	132	145	1.04	0.059	0.022	23.5
122	整蛋，干制的	EGG, WHL, DRIED	244	7.2	34	629	540	476	3.15	0.203	0.058	164.7
123	整蛋，干制的，均质的，低葡萄糖	EGG, WHL, DRIED, STABILIZED, GLUCOSE RED	222	8.28	49	715	515	548	5.71	0.27	0.15	121.1
124	整蛋，干制的，均质的，片状的，低葡萄糖	EGG, WHITE, DRIED, FLAKES, STABILIZED, GLUCOSE RED	83	0.23	67	83	1 042	1 156	0.15	0.23	0.07	116.8

2 奶制品、调味剂及婴幼儿食品微量元素

（续表）

序号	食品描述	英文描述	钙 (mg)	铁 (mg)	镁 (mg)	磷 (mg)	钾 (mg)	钠 (mg)	锌 (mg)	铜 (mg)	锰 (mg)	硒 (μg)
125	蛋白，干制的，粉状的，均质的，低葡萄糖	EGG, WHITE, DRIED, PDR, STABILIZED, GLUCOSE RED	89	0.24	72	89	1 116	1 238	0.16	0.17	0.05	125.1
126	蛋黄，干制的	EGG, YOLK, DRIED	289	9.56	26	1 040	264	149	7.73	0	0.185	139.3
127	鸭蛋，整蛋，新鲜的	EGG, DUCK, WHOLE, FRESH, RAW	64	3.85	17	220	222	146	1.41	0.062	0.038	36.4
128	鹅蛋，整蛋，新鲜的	EGG, GOOSE, WHOLE, FRESH, RAW	60	3.64	16	208	210	138	1.33	0.062	0.038	36.9
129	鹌鹑蛋，整蛋，新鲜，生的	EGG, QUAIL, WHOLE, FRESH, RAW	64	3.65	13	226	132	141	1.47	0.062	0.038	32
130	火鸡蛋，整蛋，新鲜的，生的	EGG, TURKEY, WHL, FRSH, RAW	99	4.1	13	170	142	151	1.58	0.062	0.038	34.3
131	蛋替代品，粉末状的	EGG SUBSTITUTE, POWDER	326	3.16	65	478	744	800	1.82	0.207	0.08	127.7
132	无盐黄油	BUTTER, WITHOUT SALT	24	0.02	2	24	24	11	0.09	0.016	0.004	1
133	帕尔玛/帕玛森奶酪，碎的	CHEESE, PARMESAN, SHREDDED	1253	0.87	51	735	97	1696	3.19	0.037	0.023	23.9
134	无脂牛奶，液态，不添加维生素A和维生素D（无脂或脱脂）	MILK, NONFAT, FLUID, WO/ ADDED VIT A & VIT D (FAT FREE OR SKIM)	122	0.03	11	101	156	42	0.42	0.013	0.003	3.1
135	牛奶，低脂肪，液态，2%乳脂，添加非乳脂固体，未添加维生素A	MILK, RED FAT, FLUID, 2% MILKFAT, W/ NONFAT MILK SOL, WO/ VIT A	143	0.06	15	112	182	59	0.41	0.011	0.002	2.6

73

(续表)

序号	食品描述	英文描述	钙 (mg)	铁 (mg)	镁 (mg)	磷 (mg)	钾 (mg)	钠 (mg)	锌 (mg)	铜 (mg)	锰 (mg)	硒 (μg)
136	罐装牛奶，浓缩的，添加维生素A	MILK, CND, EVAP, W/ VIT A	261	0.19	24	203	303	106	0.77	0.016	0.006	2.3
137	奶粉，无脂，普通牛奶，添加维生素D	MILK, DRY, NONFAT, REG, W/ ADDED VIT A & VITAMIN D	1 257	0.32	110	968	1 794	535	4.08	0.041	0.02	27.3
138	奶粉，无脂，速溶的，未添加维生素A和维生素D	MILK, DRY, NONFAT, INST, WO/ ADDED VIT A & VITAMIN D	1 231	0.31	117	985	1 705	549	4.41	0.041	0.02	27.3
139	山羊奶酪，硬质	CHEESE, GOAT, HARD TYPE	895	1.88	54	729	48	423	1.59	0.627	0.252	5.5
140	山羊奶酪，半软	CHEESE, GOAT, SEMISOFT TYPE	298	1.62	29	375	158	415	0.66	0.564	0.093	3.8
141	山羊奶酪，软质	CHEESE, GOAT, SOFT TYPE	140	1.9	16	256	26	459	0.92	0.732	0.1	2.8
142	蛋黄，生的，冷冻，咸的，巴氏杀菌	EGG, YOLK, RAW, FRZ, SALTED, PAST	113	3.4	7	414	111	3 487	2.87	0.121	0.065	56.9
143	马苏里拉奶酪替代品	CHEESE SUB, MOZZARELLA	610	0.4	41	583	455	685	1.92	0.11	0.028	19.2
144	起司酱，做法来自食谱	CHEESE SAU, PREP FROM RECIPE	311	0.35	19	229	142	493	1.26	0.019	0.04	6.6
145	墨西哥奶酪，陈年奶酪	CHEESE, MEXICAN, QUESO ANEJO	680	0.47	28	444	87	1131	2.94	0.008	0.037	14.5
146	墨西哥奶酪，烤奶酪	CHEESE, MEXICAN, QUESO ASADERO	661	0.51	26	443	86	705	3.02	0.026	0.036	14.5

(续表)

2 奶制品、调味剂及婴幼儿食品微量元素

序号	食品描述	英文描述	钙 (mg)	铁 (mg)	镁 (mg)	磷 (mg)	钾 (mg)	钠 (mg)	锌 (mg)	铜 (mg)	锰 (mg)	硒 (μg)
147	墨西哥奶酪，奇瓦瓦奶酪	CHEESE, MEXICAN, QUESO CHIHUAHUA	651	0.47	23	442	52	617	3.5	0.024	0.071	14.5
148	低脂奶酪，切达奶酪或科尔比奶酪	CHEESE, LOFAT, CHEDDAR OR COLBY	415	0.42	16	484	66	873	1.82	0.021	0.006	14.5
149	低钠奶酪，切达奶酪或科尔比奶酪	CHEESE, LOW-SODIUM, CHEDDAR OR COLBY	703	0.72	27	484	112	21	3.09	0.036	0.011	14.5
150	整蛋，未加工的，冷冻的，巴氏杀菌的	EGG, WHL, RAW, FRZ, PAST	62	1.74	9	193	135	128	1.32	0.053	0.032	37.2
151	蛋白，未加工的，冷冻的，巴氏杀菌的	EGG, WHITE, RAW, FRZ, PAST	8	0.04	11	13	169	169	0.07	0.032	0.007	9.2
152	蛋白，干制的	EGG, WHITE, DRIED	62	0.15	88	111	1 125	1 280	0.1	0.114	0.007	125.1
153	牛奶，低脂肪，液态，2%乳脂，不添加维生素 A 和维生素 D	MILK, RED FAT, FLUID, 2% MILKFAT, WO/ ADDED VIT A & VIT D	120	0.02	11	92	140	47	0.48	0.006	0.014	2.5
154	液乳，1%脂肪，不添加维生素 A 和维生素 D	MILK, FLUID, 1% FAT, WO/ ADDED VIT A & VIT D	125	0.03	11	95	150	44	0.42	0.01	0.003	3.3
155	酸奶油，低脂肪	SOUR CREAM, REDUCED FAT	141	0.06	11	85	211	70	0.27	0.01		4.1
156	酸奶油，淡奶油	SOUR CREAM, LIGHT	141	0.07	10	71	212	83	0.5	0.016		3.1
157	酸奶油，无脂肪	SOUR CREAM, FAT FREE	125	0	10	95	129	141	0.5	0.016		5.3

(续表)

序号	食品描述	英文描述	钙(mg)	铁(mg)	镁(mg)	磷(mg)	钾(mg)	钠(mg)	锌(mg)	铜(mg)	锰(mg)	硒(μg)
158	美国农业部商品，切达奶酪，低脂肪	USDA COMMODITY, CHS, CHEDDAR, RED FAT	905	0.13	35	583	93	725	4.3	0.021		15.5
159	酸奶，香草或柠檬风味，无脂牛奶，加糖的，低热量甜味剂	YOGURT, VAN OR LEM FLAV, NONFAT MILK, SWTND W/ LOW-CALORIE SWTNR	143	0.12	13	109	177	59	0.67	0.079		3.1
160	帕尔玛/帕玛森奶酪装饰配料，无脂肪	PARMESAN CHS TOPPING, FAT FREE	800	5	40	700	600	1 150	3	0.02		43.3
161	奶油奶酪，无脂肪	CHEESE, CREAM, FAT FREE	351	0.19	22	523	278	702	1.5	0.036	0.017	4.9
162	巧克力酸奶，无脂牛奶	YOGURT, CHOC, NONFAT MILK	88	0.42	40	166	339	135	1.13	0.209		7
163	卡夫原味巴氏杀菌过程芝士酱	KRAFT CHEEZ WHIZ PAST PROCESS CHS SAU	359	0.19		806	240	1 638	1.64			
164	卡夫原味芝士酱巴氏杀菌过程芝士产品	KRAFT CHEEZ WHIZ LT PAST PROCESS CHS PRODUCT	418	0.16		943	297	1 705	2.36			
165	卡夫独立片装芝士，美国无脂肪巴氏杀菌过程奶酪产品	KRAFT FREE SINGLES AMERICAN NONFAT PAST PROCESS CHS PRODUCT	712	0.05		923	236	1 298	2.5			
166	卡夫巴氏杀菌过程维他软芝士奶酪	KRAFT VELVEETA PAST PROCESS CHS SPRD	466	0.18		863	335	1 499	1.84			

2 奶制品、调味剂及婴幼儿食品微量元素

（续表）

序号	食品描述	英文描述	钙(mg)	铁(mg)	镁(mg)	磷(mg)	钾(mg)	钠(mg)	锌(mg)	铜(mg)	锰(mg)	硒(μg)
167	卡夫维他低脂巴氏杀菌过程轻过程奶酪产品	KRAFT VELVEETA LT RED FAT PAST PROCESS CHS PRODUCT	574	0.14		1 024	345	1 586	2.49			
168	卡夫 BREAKSTONE'S 低脂酸奶油	KRAFT BREAKSTONE'S RED FAT SOUR CRM	161	0.06		110	210	59				
169	卡夫 BREAKSTONE'S 无脂无酸奶油	KRAFT BREAKSTONE'S FREE FAT FREE SOUR CRM	141	0.05		116	219	72				
170	半脂奶油，无脂肪	CREAM, HALF & HALF, FAT FREE	96	0	16	151	206	100	0.81	0.016	0.002	2.9
171	生奶油，无脂肪，喷射奶油	REDDI WIP, FAT FREE, WHIPPED TOPPING	108	0.03	8	68	108	72	0.31	0.019		3
172	牛奶，巧克力味，液态，商业奶，低脂，加钙	MILK, CHOC, FLUID, COMM, RED FAT, W/ADDED CA	194	0.24	14	76	123	66	0.39	0.075	0.062	3.4
173	酸奶，水果味，低脂，添加低热量甜味剂	YOGURT, FRUIT, LO-FAT, W/LO CAL SWEETENER	152	0.07	16	133	194	58	0.82	0.08	0.065	3.1
174	帕玛森奶酪，干燥磨碎，低脂	CHEESE, PARMESAN, DRY GRATED, RED FAT	1109	0.9	38	729	125	1 529	3.87	0.238	0.085	17.7
175	奶油替代品，调味，液态	CREAM SUB, FLAV, LIQ	6	0.59	19	28	96	67	0.25	0.142	0.142	0.7
176	奶油替代品，调味，粉状	CREAM SUB, FLAV, PDR	5	0.63	17	28	90	123	0.23	0.135	0.14	1.3

(续表)

序号	食品描述	英文描述	钙(mg)	铁(mg)	镁(mg)	磷(mg)	钾(mg)	钠(mg)	锌(mg)	铜(mg)	锰(mg)	硒(μg)
177	菠萝伏洛奶酪，低脂	CHEESE, PROVOLONE, RED FAT	756	0.52	28	496	138	615	3.23	0.026	0.01	14.5
178	墨西哥奶酪，混合奶酪，低脂	CHEESE, MEXICAN BLEND, RED FAT	1146	0.13	35	583	93	776	4.3	0.021		15.5
179	蛋混合物，美国农业部商品	EGG MIX, USDA CMDTY	171	3.23	11	451	373	576	2.76	0.149	0.056	118
180	全脂牛奶，3.25%乳脂，未添加维生素A和维生素D	MILK, WHL, 3.25% MILKFAT, WO/ ADDED VIT A & VITAMIN D	113	0.03	10	84	132	43	0.37	0.025	0.004	3.7
181	奶粉，全脂，未添加维生素D	MILK, DRY, WHL, WO/ADDED VITAMIN D	912	0.47	85	776	1 330	371	3.34	0.08	0.04	16.3
182	牛奶，罐装，浓缩的，未添加维生素A和维生素D	MILK, CND, EVAP, WO/ ADDED VIT A & VITAMIN D	261	0.19	24	203	303	106	0.77	0.016	0.006	2.3
183	奶酪产品，巴氏杀菌过程，美国奶酪，低脂，添加维生素D强化	CHEESE PRODUCT, PAST PROCESS, AMERICAN, RED FAT, FORT W/ VIT D	529	0.2	33	829	330	1 201	2.36	0.03		12.4
184	酸奶，水果味，低脂，9克蛋白质每8盎司，添加强化维生素D	YOGURT, FRUIT, LO-FAT, 9 GRAMS PROT PER 8 OZ, FORT W/ VITAMIN D	138	0.06	13	109	177	53	0.67	0.079	0.064	2.8

2 奶制品、调味剂及婴幼儿食品微量元素

(续表)

序号	食品描述	英文描述	钙(mg)	铁(mg)	镁(mg)	磷(mg)	钾(mg)	钠(mg)	锌(mg)	铜(mg)	锰(mg)	硒(μg)
185	酸奶,水果味,低脂,每8盎司10克蛋白质,添加强化维生素D	YOGURT, FRUIT, LO-FAT, 10 GRAMS PROT PER 8 OZ, FORT W/ VITAMIN D	152	0.07	15	119	195	58	0.74	0.08	0.065	3.1
186	酸奶,多种水果,低脂,添加强化维生素D	YOGURT, FRUIT VAR, NONFAT, FORT W/ VITAMIN D	152	0.07	15	119	194	58	0.74	0.011	0.035	6
187	酸奶,水果味,低脂,添加低热量甜味剂,添加强化维生素D	YOGURT, FRUIT, LOWFAT, W/ LO CAL SWTNR, FORT W/ VI-TAMIN D	152	0.07	16	133	194	58	0.82	0.08	0.065	3.1
188	酸奶,香草味,低脂,11克蛋白质每8盎司,添加强化维生素D	YOGURT, VANILLA, LOFAT, 11 GRAMS PROT PER 8 OZ, FORT W/ VIT D	171	0.07	16	135	219	66	0.83	0.013	0.004	4.9
189	酸奶,香草/柠檬风味,低脂牛奶,添加低热量甜味剂,添加强化维生素D	YOGURT, VAN/LEM FLAV, NONFAT MILK W/ LO-CAL SWTNR, FORT W/VIT D	143	0.12	13	109	177	59	0.67	0.079		3.1
190	酸奶,巧克力味,无脂牛奶,添加强化维生素D	YOGURT, CHOC, NONFAT MILK, FORT W/ VITAMIN D	88	0.42	40	166	339	135	1.13	0.209		7

(续表)

序号	食品描述	英文描述	钙(mg)	铁(mg)	镁(mg)	磷(mg)	钾(mg)	钠(mg)	锌(mg)	铜(mg)	锰(mg)	硒(μg)
191	蛋白质补充剂,以牛奶为主料的,肌肉牛奶,粉状	PROTEIN SUPP, MILK BSD, MUSCLE MILK, PDR	500	8.57	200	643	1129	329	7.14	1		33.8
192	蛋白质补充剂,以牛奶为主料的,轻型肌肉牛奶,粉状	PROTEIN SUPP, MILK BSD, MUSCLE MILK LT, PDR	1200	12	280	700	840	250	10	1.4		33.8
193	牛奶焦糖酱	DULCE DE LECHE	251	0.17	22	193	350	129	0.79	0.004	0.002	2.7
194	蛋替代品,液态或冷冻,无脂	EGG SUB, LIQ OR FRZ, FAT FREE	73	1.98	15	72	213	199	0.98	0.022	0.006	41.3
195	奶酪,干制白色,干奶酪	CHEESE, DRY WHITE, QUESO SECO	661	0.18	27	475	116	1808	3.28	0.027	0.018	22.4
196	奶酪,新鲜的,新鲜奶酪	CHEESE, FRSH, QUESO FRESCO	566	0.2	24	385	129	751	2.58	0.033	0.014	19.3
197	奶酪,白色,白奶酪	CHEESE, WHITE, QUESO BLANCO	690	0.18	29	467	126	704	3.06	0.025	0.021	13.8
198	酸奶,液态,牛奶	MILK, BTTRMLK, FLUID, WHL	115	0.03	10	85	135	105	0.38	0.025	0.004	3.7
199	酸奶,香草风味,低脂牛奶,加糖的,添加低热量甜味剂	YOGURT, VANILLA FLAVOR, LOWFAT MILK, SWTND W/ LO CAL SWTNR	171	0.07	16	135	219	66	0.83	0.013	0.004	4.9
200	酸奶,冷冻,不含巧克力风味,脱脂牛奶,含低热量甜味剂	YOGURT, FRZ, FLAVORS NOT CHOC, NONFAT MILK, W/ LOW-CALORIE SWTNR	159	0.04	40	129	339	81	0.49	0.203		2.8

2 奶制品、调味剂及婴幼儿食品微量元素

(续表)

序号	食品描述	英文描述	钙(mg)	铁(mg)	镁(mg)	磷(mg)	钾(mg)	钠(mg)	锌(mg)	铜(mg)	锰(mg)	硒(μg)
201	冰淇淋,霜淇淋,巧克力	ICE CRM, SOFT SERVE, CHOC	131	0.21	12	116	177	61	0.52	0.03	0.005	3
202	冰淇淋,棒或者棍状,覆盖巧克力	ICE CRM, BAR OR STK, CHOC COVERED	119	0.29	28	173	305	68	0.82	0.076	0.078	2.4
203	冰淇淋三明治	ICE CRM SNDWCH	86	0.26	29	72	115	129	0.6	0.254	0.381	3.1
204	冰淇淋曲奇三明治	ICE CRM COOKIE SNDWCH	73	1.1	16	54	68	162	0.32	0.106	0.225	3.1
205	冰淇淋球,覆盖巧克力,含坚果,不含巧克力风味	ICE CRM CONE, CHOC COVERED, W/ NUTS, FLAVORS OTHER THAN CHOC	63	0	29	108	222	94	0.86	0.128	0.194	2.6
206	冰淇淋三明治,含轻脂的冰淇淋,香草	ICE CRM SNDWCH, MADE W/ LT ICE CRM, VANILLA	30	0.09	10	26	41	146	0.21	0.09		1.1
207	冰淇淋三明治,香草,轻脂,无糖	ICE CRM SNDWCH, VANILLA, LT, NO SUGAR ADDED	86	0	10	26	41	164	0.21	0.09		1.1
208	全脂冰淇淋,无糖,不含巧克力风味	FAT FREE ICE CRM, NO SUGAR ADDED, FLAVORS OTHER THAN CHOC	147	0	9	75	196	110	0.31	0.03		1.9
209	棒状牛奶甜点,冷冻,用低脂牛奶制作	MILK DSSRT BAR, FRZ, MADE FROM LOWFAT MILK	184	0.53	20	83	316	92	0.43	0.103		2.2
210	人的营养补充剂,含糖尿病人,液态	NUTRITIONAL SUPP FOR PEOPLE W/ DIABETES, LIQ	110	1.98	44	110	176	92	1.65	0.22	0.097	7.7

(续表)

序号	食品描述	英文描述	钙 (mg)	铁 (mg)	镁 (mg)	磷 (mg)	钾 (mg)	钠 (mg)	锌 (mg)	铜 (mg)	锰 (mg)	硒 (μg)
211	奶酪，墨西哥式混合	CHEESE, MEXICAN BLEND	659	0.59	25	438	85	338	3.01	0.025	0.022	15
212	奶酪产品，巴氏杀菌处理，美国，强化维生素 D	CHEESE PRODUCT, PAST PROCESS, AMERICAN, VITAMIN D FORT	1 375	0.95	34	768	295	1 279	2.21	0.027	0.061	16.2
213	奶酪，巴氏杀菌处理，美国，不含维生素 D 添加	CHEESE, PAST PROCESS, AMERICAN, WO/ADDED VITAMIN D	1 045	0.63	26	641	132	1 671	2.49	0.046	0.041	20.2
214	奶酪食品，巴氏杀菌处理，美国，不含维生素 D 添加	CHEESE FD, PAST PROCESS, AMERICAN, WO/ADDED VITAMIN D	682	0.26	27	438	255	1 441	2.31	0.034	0.025	19.6
215	生的全蛋，冷冻，腌制的，巴氏杀菌处理	EGG, WHL, RAW, FRZ, SALTED, PAST	55	1.71	9	186	128	3 663	1.3	0.064	0.033	30.4
216	酸奶，希腊，原味，无脂	YOGURT, GREEK, PLN, NONFAT	110	0.07	11	135	141	36	0.52	0.017	0.009	9.7
217	蛋清粉，干的，均质，脱糖	EGG, WHITE, DRIED, STABILIZED, GLUCOSE RED	101	0.18	82	104	884	1 299	0.13	0.128	0	192
218	涂抹干酪，美国或（英国产的）切德干酪做基础，低脂	CHEESE SPRD, AMERICAN OR CHEDDAR CHS BASE, RED FAT	557	0.36	27	931	250	1 102	1.81	0.032	0.026	15.5

2 奶制品、调味剂及婴幼儿食品微量元素

（续表）

序号	食品描述	英文描述	钙(mg)	铁(mg)	镁(mg)	磷(mg)	钾(mg)	钠(mg)	锌(mg)	铜(mg)	锰(mg)	硒(μg)
219	奶酪，切德干酪，低脂	CHEESE, CHEDDAR, RED FAT	761	0.12	27	520	63	628	4.44	0.043	0.031	35.8
220	冰淇淋，淡奶油，霜淇淋，巧克力	ICE CRM, LT, SOFT SERVE, CHOC	134	0.6	36	113	207	64	0.67	0.217	0.212	2.3
221	冰淇淋棒，棍状或块状，含脆皮涂层	ICE CRM BAR, STK OR NUGGET, W/ CRUNCH COATING	63	0	11	57	71	84	0.32	0.031		4
222	奶酪，切德干酪，无脂	CHEESE, CHEDDAR, NONFAT OR FAT FREE	893	0	16	484	66	1 000	1.82	0.021		14.5
223	奶酪，瑞士，无脂	CHEESE, SWISS, NONFAT OR FAT FREE	961	0.17	36	605	111	1 000	3.9	0.027		12.7
224	奶酪，墨西哥，科蒂哈奶酪	CHEESE, MEXICAN, QUESO COTIJA	800	0	38	729	125	1 400	3.87	0.238		17.7
225	奶酪，切德干酪，浓香，切片	CHEESE, CHEDDAR, SHARP, SLICED	711	0.16	27	460	76	644	3.74	0.035	0.024	28.3
226	奶酪，意大利莫泽雷勒干酪，低水分，部分脱脂，切碎的	CHEESE, MOZZARELLA, LO MOIST, PART-SKIM, SHREDDED	716	0.23	29	537	131	682	3.61	0.034	0.041	26.8
227	酸奶，希腊，无脂，香草，乔巴尼	YOGURT, GREEK, NONFAT, VANILLA, CHOBANI	106	0.05	11	126	130	36	0.49	0.019	0.008	10.6

(续表)

序号	食品描述	英文描述	钙 (mg)	铁 (mg)	镁 (mg)	磷 (mg)	钾 (mg)	钠 (mg)	锌 (mg)	铜 (mg)	锰 (mg)	硒 (μg)
228	酸奶，希腊，草莓，达能欧依蔻斯	YOGURT, GREEK, STRAWBERRY, DANNON OIKOS	86	0.07	10	110	131	34	0.39	0.018	0.034	9.5
229	酸奶，希腊，无脂，香草，达能欧依蔻斯	YOGURT, GREEK, NONFAT, VANILLA, DANNON OIKOS	89	0.04	10	112	115	32	0.4	0.017	0.009	8.2
230	酸奶，希腊，无脂，草莓，达能欧依蔻斯	YOGURT, GREEK, NONFAT, STRAWBERRY, DANNON OIKOS	94	0.06	11	114	145	33	0.45	0.017	0.029	8.9
231	酸奶，希腊，无脂，草莓，乔巴尼	YOGURT, GREEK, NONFAT, STRAWBERRY, CHOBANI	99	0.12	10	112	124	33	0.44	0.019	0.033	9.5
232	酸奶，希腊，草莓，低脂	YOGURT, GREEK, STRAWBERRY, LOWFAT	88	0.07	10	109	129	33	0.41	0.019	0.036	9.6
233	酸奶，希腊，草莓，无脂	YOGURT, GREEK, STRAWBERRY, NONFAT	97	0.09	10	113	132	33	0.45	0.019	0.033	9.4
234	酸奶，希腊，香草，无脂	YOGURT, GREEK, VANILLA, NONFAT	99	0.04	10	119	123	34	0.46	0.018	0.008	9.7
235	酸奶，希腊，原味，低脂	YOGURT, GREEK, PLN, LOWFAT	115	0.04	11	137	141	34	0.6	0.021	0.007	12.4
236	酸牛乳酒，低脂，原味，莱弗威	KEFIR, LOWFAT, PLN, LIFEWAY	130	0.04	12	105	164	40	0.46	0.009	0.005	3.6

2 奶制品、调味剂及婴幼儿食品微量元素

（续表）

序号	食品描述	英文描述	钙(mg)	铁(mg)	镁(mg)	磷(mg)	钾(mg)	钠(mg)	锌(mg)	铜(mg)	锰(mg)	硒(μg)
237	酸牛乳酒，低脂，草莓，莱弗威	KEFIR, LOWFAT, STRAWBERRY, LIFE-WAY	119	0.04	11	96	154	37	0.44	0.009	0.005	3.6
238	牛奶，罐装，浓缩，不含维生素A	MILK, CND, EVAP, WO/ VIT A	267	0.19	24	203	303	100	0.77	0.016	0.006	2.3
239	牛奶，巧克力，脱脂，含维生素A和D	MILK, CHOC, FAT FREE, W/ ADDED VIT A & VITAMIN D	127	0.27	13	101	182	110	0.41	0.075	0.062	1.9
240	酸奶，希腊，原味，全脂	YOGURT, GREEK, PLN, WHL MILK	100	0	11	135	141	35	0.52	0.017	0.009	9.7
241	酸奶，希腊，水果，全脂	YOGURT, GREEK, FRUIT, WHL MILK	100	0	10	109	113	37	0.41	0.019	0.036	9.6
242	酸奶，香草，无脂	YOGURT, VANILLA, NON-FAT	118	0	16	88	141	47	0.83	0.013	0.004	4.9
243	酸奶，希腊，香草，低脂	YOGURT, GREEK, VANILLA, LOWFAT	100	0.04	10	119	123	40	0.46	0.018	0.008	9.7
244	酸奶，冷冻，不含巧克力风味，低脂	YOGURT, FRZ, FLAVORS OTHER THAN CHOC, LOWFAT	200	0	7	62	108	45	0.19	0.006		1.3
245	冰淇淋棒，覆盖巧克力和坚果	ICE CRM BAR, COVERED W/ CHOC & NUTS	90	1.21	37	146	304	56	0.81	0.164		3.1
246	冰淇淋圣代锥	ICE CRM SUNDAE CONE	60	0.36	20	128	204	115	0.56	0.082	0.087	2.3

(续表)

序号	食品描述	英文描述	钙(mg)	铁(mg)	镁(mg)	磷(mg)	钾(mg)	钠(mg)	锌(mg)	铜(mg)	锰(mg)	硒(μg)
247	轻脂冰淇淋，奶昔	LIGHT ICE CRM, CREAMSICLE	62	0	12	84	174	46	0.66	0.02	0.007	1.8
248	奶油，半奶油，低脂	CREAM, HALF & HALF, LOWFAT	133	0	10	95	132	50	0.39	0.009		3.2
249	牛奶，巧克力，低脂，少糖	MILK, CHOC, LOWFAT, RED SUGAR	122	0.16	13	98	168	66	0.46	0.018	0.021	1.9
250	冰淇淋，低脂，无糖球，添加花生和巧克力酱	ICE CRM, LOWFAT, NO SUGAR ADDED, CONE, ADDED PNUTS & CHOC SAU	133	0.48	65	143	213	113	1.06	0.36	0.677	3.9
251	多香果，磨碎的	ALLSPICE, GROUND	661	7.06	135	113	1 044	77	1.01	0.553	2.943	2.7
252	茴香子	ANISE SEED	646	36.96	170	440	1 441	16	5.3	0.91	2.3	5
253	香料，罗勒，干的	SPICES, BASIL, DRIED	2 240	89.8	711	274	2 630	76	7.1	2.1	9.8	3
254	香料，月桂树叶	SPICES, BAY LEAF	834	43	120	113	529	23	3.7	0.416	8.167	2.8
255	葛缕子籽	CARAWAY SEED	689	16.23	258	568	1 351	17	5.5	0.91	1.3	12.1
256	香料，小豆蔻	SPICES, CARDAMOM	383	13.97	229	178	1 119	18	7.47	0.383	28	
257	西芹籽	CELERY SEED	1 767	44.9	440	547	1 400	160	6.93	1.37	7.567	12.1
258	细叶芹，干的	CHERVIL, DRIED	1 346	31.95	130	450	4 740	83	8.8	0.44	2.1	29.3
259	红辣椒粉	CHILI POWDER	330	17.3	149	300	1 950	2 867	4.3	1	1.7	20.4
260	桂皮，磨碎的	CINNAMON, GROUND	1 002	8.32	60	64	431	10	1.83	0.339	17.466	3.1
261	丁香，磨碎的	CLOVES, GROUND	632	11.83	259	104	1 020	277	2.32	0.368	60.127	7.2

2 奶制品、调味剂及婴幼儿食品微量元素

（续表）

序号	食品描述	英文描述	钙 (mg)	铁 (mg)	镁 (mg)	磷 (mg)	钾 (mg)	钠 (mg)	锌 (mg)	铜 (mg)	锰 (mg)	硒 (μg)
262	芫荽叶，干的	CORIANDER LEAF, DRIED	1 246	42.46	694	481	4 466	211	4.72	1.786	6.355	29.3
263	芫荽子	CORIANDER SEED	709	16.32	330	409	1 267	35	4.7	0.975	1.9	26.2
264	枯茗籽	CUMIN SEED	931	66.36	366	499	1 788	168	4.8	0.867	3.333	5.2
265	咖喱粉	CURRY POWDER	525	19.1	255	367	1 170	52	4.7	1.2	8.3	40.3
266	莳萝籽	DILL SEED	1 516	16.33	256	277	1 186	20	5.2	0.78	1.833	12.1
267	莳萝籽，干的	DILL WEED, DRIED	1 784	48.78	451	543	3 308	208	3.3	0.49	3.95	
268	小茴香	FENNEL SEED	1 196	18.54	385	487	1 694	88	3.7	1.067	6.533	6.3
269	胡芦巴籽	FENUGREEK SEED	176	33.53	191	296	770	67	2.5	1.11	1.228	23.9
270	大蒜粉	GARLIC POWDER	79	5.65	77	414	1 193	60	2.99	0.533	0.979	55.8
271	姜，磨碎的	GINGER, GROUND	114	19.8	214	168	1 320	27	3.64	0.48	33.3	2.7
272	肉豆蔻衣，磨碎的	MACE, GROUND	252	13.9	163	110	463	80	2.3	2.467	1.5	4.5
273	马乔莲，干的	MARJORAM, DRIED	1 990	82.71	346	306	1 522	77	3.6	1.133	5.433	208.1
274	香料，芥末籽，磨碎的	SPICES, MUSTARD SD, GROUND	266	9.21	370	828	738	13	6.08	0.645	2.448	1.6
275	肉豆蔻，磨碎的	NUTMEG, GROUND	184	3.04	183	213	350	16	2.15	1.027	2.9	14.3
276	洋葱粉	ONION POWDER	384	3.9	113	322	985	73	4.05	0.59	1.3	4.5
277	香料，牛至，干的	SPICES, OREGANO, DRIED	1 597	36.8	270	148	1 260	25	2.69	0.633	4.99	6.3
278	红辣椒	PAPRIKA	229	21.14	178	314	2 280	68	4.33	0.713	1.59	14.1
279	西芹，干的	PARSLEY, DRIED	1 140	22.04	400	436	2 683	452	5.44	0.78	9.81	

87

(续表)

序号	食品描述	英文描述	钙 (mg)	铁 (mg)	镁 (mg)	磷 (mg)	钾 (mg)	钠 (mg)	锌 (mg)	铜 (mg)	锰 (mg)	硒 (μg)
280	黑胡椒	PEPPER, BLACK	443	9.71	171	158	1 329	20	1.19	1.33	12.753	4.9
281	红辣椒或红椒粉	PEPPER, RED OR CAYENNE	148	7.8	152	293	2 014	30	2.48	0.373	2	8.8
282	白胡椒	PEPPER, WHITE	265	14.31	90	175	73	5	1.13	0.91	4.3	3.1
283	罂粟籽	POPPY SEED	1 438	9.76	347	870	719	26	7.9	1.627	6.707	13.5
284	禽类香料	POULTRY SEASONING	996	35.3	224	171	684	27	3.14	0.843	6.857	7.2
285	南瓜派香料	PUMPKIN PIE SPICE	682	19.71	136	118	663	52	2.37	0.484	15.844	9.3
286	迷迭香,干的	ROSEMARY, DRIED	1 280	29.25	220	70	955	50	3.23	0.55	1.867	4.6
287	番红花	SAFFRON	111	11.1	264	252	1 724	148	1.09	0.328	28.408	5.6
288	鼠尾草,磨碎的	SAGE, GROUND	1 652	28.12	428	91	1 070	11	4.7	0.757	3.133	3.7
289	香薄荷,磨碎的	SAVORY, GROUND	2 132	37.88	377	140	1 051	24	4.3	0.847	6.1	4.6
290	香料,龙蒿,干的	SPICES, TARRAGON, DRIED	1 139	32.3	347	313	3 020	62	3.9	0.677	7.967	4.4
291	香料,百里香,干的	SPICES, THYME, DRIED	1 890	123.6	220	201	814	55	6.18	0.86	7.867	4.6
292	姜黄,磨碎的	TURMERIC, GROUND	168	55	208	299	2 080	27	4.5	1.3	19.8	6.2
293	罗勒,鲜的	BASIL, FRESH	177	3.17	64	56	295	4	0.81	0.385	1.148	0.3
294	莳萝叶,鲜的	DILL WEED, FRSH	208	6.59	55	66	738	61	0.91	0.146	1.264	
295	美式芥末,黄色	MUSTARD, PREPARED, YELLOW	63	1.61	48	108	152	1 104	0.64	0.074	0.422	33.5
296	食盐	SALT, TABLE	24	0.33	1	0	8	38 758	0.1	0.03	0.1	0.1

2 奶制品、调味剂及婴幼儿食品微量元素

(续表)

序号	食品描述	英文描述	钙(mg)	铁(mg)	镁(mg)	磷(mg)	钾(mg)	钠(mg)	锌(mg)	铜(mg)	锰(mg)	硒(μg)
297	苹果醋	VINEGAR, CIDER	7	0.2	5	8	73	5	0.04	0.008	0.249	0.1
298	百里香,鲜的	THYME, FRSH	405	17.45	160	106	609	9	1.81	0.555	1.719	
299	香草精	VANILLA EXTRACT	11	0.12	12	6	148	9	0.11	0.072	0.23	0
300	香草精,人造,酒精	VANILLA EXTRACT, IMITN, ALCOHOL	0	0.13	5	22	98	4	0.06	0.023	0.482	
301	香草精,人造,无酒精	VANILLA EXTRACT, IMITN, NO ALCOHOL	3	0.05	1	0	0	3	0.01	0.003	0.001	0
302	醋,蒸馏	VINEGAR, DISTILLED	6	0.03	1	4	2	2	0.01	0.006	0.055	0.5
303	刺山柑,罐装	CAPERS, CANNED	40	1.67	33	10	40	2 348	0.32	0.374	0.078	1.2
304	山葵,带包装	HORSERADISH, PREPARED	56	0.42	27	31	246	420	0.83	0.058	0.126	2.8
305	迷迭香,鲜的	ROSEMARY, FRESH	317	6.65	91	66	668	26	0.93	0.301	0.96	
306	薄荷,鲜的	PEPPERMINT, FRESH	243	5.08	80	73	569	31	1.11	0.329	1.176	
307	荷兰薄荷,鲜的	SPEARMINT, FRESH	199	11.87	63	60	458	30	1.09	0.24	1.118	
308	荷兰薄荷,干的	SPEARMINT, DRIED	1 488	87.47	602	276	1 924	344	2.41	1.542	11.482	
309	红葡萄酒醋	VINEGAR, RED WINE	6	0.45	4	8	39	8	0.03	0.01	0.046	
310	意大利香醋	VINEGAR, BALSAMIC	27	0.72	12	19	112	23	0.08	0.026	0.131	
311	香辛调味料	PACE, DRY TACO SEAS MIX		6.75				8 068				
312	调味料,干的,香辛料,香菜和胭脂树	SEASONING MIX, DRY, SAZON, CORIANDER & ANNAITO	0	0				17 000				

(续表)

序号	食品描述	英文描述	钙 (mg)	铁 (mg)	镁 (mg)	磷 (mg)	钾 (mg)	钠 (mg)	锌 (mg)	铜 (mg)	锰 (mg)	硒 (μg)
313	调味料，干的，玉米面，原味	SEASONING MIX, DRY, TACO, ORIGINAL	0	7.2				7 203				
314	调味料，干的，红辣椒，原味	SEASONING MIX, DRY, CHILI, ORIGINAL	0	3.9			1 000	4 616				
315	克里夫营养棒（儿童）	CLIF Z BAR	444	2.7	82	244	333	375	1.15	0.187	1.748	14.8
316	婴儿食品，果汁软糖，水果什锦，幼儿	BABYFOOD, JUC TREATS, FRUIT MEDLEY, TODD	12	0.24	7	9	54	89	0.03	0.037	0.062	1.9
317	婴儿食品，肉，牛肉，糊状	BABYFOOD, MEAT, BF, STR	5	0.98	11	93	187	41	2.22	0.148	0.037	2.9
318	婴儿食品，肉，牛肉，一段	BABYFOOD, MEAT, BF, JR	5	0.98	11	93	187	41	2.22	0.148	0.037	2.9
319	婴儿食品，肉，小牛肉，糊状	BABYFOOD, MEAT, VEAL, STR	6	0.76	11	98	170	39	2.5	0.148	0.037	3.5
320	婴儿食品，肉，猪肉，糊状	BABYFOOD, MEAT, PORK, STR	5	1	10	94	223	42	2.27	0.072		12.9
321	婴儿食品，肉，火腿，糊状	BABYFOOD, MEAT, HAM, STR	6	1.03	13	81	204	44	2.25	0.065		14.2
322	婴儿食品，肉，火腿，一段	BABYFOOD, MEAT, HAM, JUNIOR	5	1.01	11	89	210	44	1.7	0.068		15
323	婴儿食品，肉，羔羊肉，糊状	BABYFOOD, MEAT, LAMB, STR	7	1.19	13	104	193	43	2.43	0.148	0.037	2.2
324	婴儿食品，肉，羔羊肉，一段	BABYFOOD, MEAT, LAMB, JUNIOR	7	1.66	10	91	211	42	2.6	0.057		7

2 奶制品、调味剂及婴幼儿食品微量元素

（续表）

序号	食品描述	英文描述	钙(mg)	铁(mg)	镁(mg)	磷(mg)	钾(mg)	钠(mg)	锌(mg)	铜(mg)	锰(mg)	硒(μg)
325	婴儿食品，肉，鸡肉，糊状	BABYFOOD, MEAT, CHICK, STR	64	1.4	13	97	141	49	1.21	0.045		11
326	婴儿食品，肉，鸡肉，一段	BABYFOOD, MEAT, CHICK, JR	55	0.99	11	90	122	49	1.01	0.045		10.3
327	婴儿食品，肉，鸡排，一段	BABYFOOD, MEAT, CHICK STKS, JR	73	1.56	14	121	106	267	1.01	0.045		10.3
328	婴儿食品，肉，火鸡，糊状	BABYFOOD, MEAT, TURKEY, STR	41	0.7	12	117	135	49	1.77	0.148	0.037	12
329	婴儿食品，肉，火鸡，一段	BABYFOOD, MEAT, TURKEY, JR	41	0.7	12	117	135	49	1.77	0.148	0.037	12
330	婴儿食品，肉，火鸡排，一段	BABYFOOD, MEAT, TURKEY STICKS, JR	83	0.92	10	120	120	295	2.4	0.148	0.037	13.5
331	婴儿食品，点心，嘉宝 GRADUATE 水果条，真正的水果棒	BABYFOOD, SNACK, GERBER GRADUATE FRUIT STRIPS, REAL FRUIT BARS	18	1.05	9	23	312	14	0.14	0.242	0.7	1.4
332	婴儿食品，肉，猪排，一段	BABYFOOD, MEAT, MEAT STKS, JR	34	1.38	11	103	114	267	1.9	0.068		13.3
333	婴儿食品，嘉宝，二段，苹果，胡萝卜和南瓜，有机	BABYFOOD, GERBER, 2ND FOODS, APPLE, CARROT & SQUASH, ORGANIC	6	0.15	5	17	106	20	0.22	0.033	0.039	0.8
334	婴儿食品，手指饼干，嘉宝，泡芙，苹果和肉桂	BABYFOOD, FINGER SNACKS, GERBER, GRADUATES, PUFFS, APPLE & CINN	535	24.74	60	448	196	13	17.46	0.213	1.646	6.2

(续表)

序号	食品描述	英文描述	钙(mg)	铁(mg)	镁(mg)	磷(mg)	钾(mg)	钠(mg)	锌(mg)	铜(mg)	锰(mg)	硒(μg)
335	婴儿食品，水，瓶装，嘉宝，不含氟化物	BABYFOOD, H2O, BTLD, GERBER, W/O ADDED FLUORIDE.	0	0	0	0	0	0	0	0	0	0
336	婴儿食品，嘉宝，三段食品，苹果，芒果和猕猴桃	BABYFOOD, GERBER, 3RD FOODS, APPLE, MANGO & KIWI	9	0.17	6	11	123	2	0.06	0.061	0.089	0.3
337	婴儿食品，热带水果混合	BABYFOOD, TROPICAL FRUIT MEDLEY	0	0	5	11	141	0	0.05	0.035	0.039	0
338	婴儿食品，正餐，蔬菜牛肉饺子，糊状	BABYFOOD, DINNER, VEG & DUMPLINGS & BF, STR	14	0.39	6	28	46	49	0.4	0.029		2.1
339	婴儿食品，正餐，蔬菜牛肉饺子，一段	BABYFOOD, DINNER, VEG & DUMPLINGS & BF, JR	14	0.47	7	29	47	52	0.33	0.03		2.1
340	婴儿食品，正餐，牛肉干层面，幼童	BABYFOOD, DINNER, BF LASAGNA, TODD	18	0.87	11	40	122	41	0.7	0.097		8.4
341	婴儿食品，正餐，通心面和番茄和牛肉，糊状	BABYFOOD, DINNER, MACARONI & TOMATO & BF, STR	17	0.46	12	39	112	38	0.54	0.05	0.13	8.4
342	婴儿食品，正餐，通心面和番茄和牛肉，一段	BABYFOOD, DINNER, MACARONI & TOMATO & BF, JR	14	0.36	7	44	72	35	0.36	0.039		8.4
343	婴儿食品，馄饨，填充奶酪，含番茄沙司	BABYFOOD, RAVIOLI, CHS FILLED, W/ TOMATO SAU	54	0.8	7	56	32	282	0.35	0.04		13.4

2 奶制品、调味剂及婴幼儿食品微量元素

（续表）

序号	食品描述	英文描述	钙(mg)	铁(mg)	镁(mg)	磷(mg)	钾(mg)	钠(mg)	锌(mg)	铜(mg)	锰(mg)	硒(μg)
344	婴儿食品，正餐，牛肉和面条，糊状	BABYFOOD, DINNER, BF NOODLE, STR	10	0.41	10	38	87	15	0.6	0.05	0.12	3.6
345	婴儿食品，通心面和奶酪，幼儿	BABYFOOD, MACARONI & CHS, TODD	102	0.6	9	81	18	112	0.43	0.041		6.6
346	婴儿食品，正餐，牛肉和米饭，幼儿	BABYFOOD, DINNER, BF & RICE, TODD	11	0.69	8	35	120	32	0.92	0.054		8.4
347	婴儿食品，正餐，意面和番茄和肉，糊状	BABYFOOD, DINNER, SPAGHETTI & TOMATO & MEAT, JR	15	0.53	11	35	122	30	0.53	0.03	0.12	8.4
348	婴儿食品，正餐，意面和番茄和肉，幼儿	BABYFOOD, DINNER, SPAGHETTI & TOMATO & MEAT, TODD	22	0.9	15	45	163	239	0.48	0.02		8.4
349	婴儿食品，正餐，炖牛肉，幼儿	BABYFOOD, DINNER, BF STEW, TODD	9	0.72	11	44	142	106	0.87	0.072		4.5
350	婴儿食品，正餐，蔬菜和牛肉，糊状	BABYFOOD, DINNER, VEG & BF, STR	17	0.35	10	33	145	31	0.38	0.03	0.18	2.2
351	婴儿食品，正餐，蔬菜和牛肉，一段	BABYFOOD, DINNER, VEG & BF, JR	17	0.35	10	33	145	31	0.38	0.03	0.106	2.2
352	婴儿食品，正餐，牛肉，含蔬菜	BABYFOOD, DINNER, BF W/VEG	19	0.33	15	24	127	38	0.35	0.036	0.006	2.2

(续表)

序号	食品描述	英文描述	钙(mg)	铁(mg)	镁(mg)	磷(mg)	钾(mg)	钠(mg)	锌(mg)	铜(mg)	锰(mg)	硒(μg)
353	婴儿食品，正餐，蔬菜和培根，糊状	BABYFOOD, DINNER, VEG & BACON, STR	14	0.3	10	28	116	49	0.3	0.04	0.14	1.7
354	婴儿食品，正餐，蔬菜和火腿，糊状	BABYFOOD, DINNER, VEG & HAM, STR	16	0.41	12	33	141	16	0.32	0.07	0.14	2.4
355	婴儿食品，正餐，蔬菜和火腿，一段	BABYFOOD, DINNER, VEG & HAM, JR	14	0.24	8	33	97	45	0.3	0.03	0.07	2.4
356	婴儿食品，正餐，蔬菜和羔羊肉，糊状	BABYFOOD, DINNER, VEG & LAMB, STR	12	0.35	7	49	94	20	0.22	0.029		2.4
357	婴儿食品，正餐，蔬菜和羔羊肉，一段	BABYFOOD, DINNER, VEG & LAMB, JR	13	0.34	7	49	95	13	0.22	0.029		2.4
358	婴儿食品，正餐，鸡肉面条，糊状	BABYFOOD, DINNER, CHICK NOODLE, STR	27	0.64	14	46	139	38	0.55	0.07	0.16	3.7
359	婴儿食品，正餐，鸡肉面条，一段	BABYFOOD, DINNER, CHICK NOODLE, JR	21	0.38	7	79	39	35	0.4	0.03	0.1	3.7
360	婴儿食品，正餐，鸡汤，糊状	BABYFOOD, DINNER, CHICK SOUP, STR	37	0.27	5	24	66	16	0.22	0.279		1.4
361	婴儿食品，正餐，幼儿炖鸡肉	BABYFOODDINNER-CHICK STEWTODD	36	0.66	10	51	92	25	0.41	0.02		5.5

2 奶制品、调味剂及婴幼儿食品微量元素

（续表）

序号	食品描述	英文描述	钙 (mg)	铁 (mg)	镁 (mg)	磷 (mg)	钾 (mg)	钠 (mg)	锌 (mg)	铜 (mg)	锰 (mg)	硒 (μg)
362	婴儿食品，正餐，蔬菜鸡肉，糊状	BABYFOOD, DINNER, VEG CHICK, STR	27	0.53	14	47	158	24	0.48	0.07	0.15	2.8
363	婴儿食品，正餐，蔬菜，面条和鸡肉，糊状	BABYFOOD, DINNER, VEG, NOODLES & CHICK, STR	28	0.35	10	31	55	20	0.25	0.054		3.2
364	婴儿食品，正餐，蔬菜，面条和鸡肉，一段	BABYFOOD, DINNER, VEG, NOODLES & CHICK, JR	26	0.49	11	33	59	26	0.32	0.058		3.2
365	婴儿食品，正餐，意式面食，含蔬菜	BABYFOOD, DINNER, PASTA W/VEG	14	0.5	24	50	133	11	0.4	0.11	0.39	6.4
366	婴儿食品，正餐，蔬菜，面条和火鸡肉，糊状	BABYFOOD, DINNER, VEG & NOODLES & TURKEY, STR	32	0.19	8	25	63	21	0.27	0.022		2.8
367	婴儿食品，正餐，蔬菜，面条和火鸡肉，一段	BABYFOOD, DINNER, VEG & NOODLES & TURKEY, JR	32	0.26	9	29	73	17	0.3	0.026		2.8
368	婴儿食品，正餐，火鸡肉和米饭，糊状	BABYFOOD, DINNER, TURKEY & RICE, STR	18	0.29	8	34	91	19	0.4	0.03	0.13	3
369	婴儿食品，正餐，火鸡肉和米饭，一段	BABYFOOD, DINNER, TURKEY & RICE, JR	24	0.41	9	37	86	23	0.47	0.03	0.12	3.3
370	婴儿食品，正餐，蔬菜和火鸡肉，糊状	BABYFOOD, DINNER, VEG & TURKEY, STR	27	0.37	13	44	102	20	0.7	0.09	0.14	1.9

(续表)

序号	食品描述	英文描述	钙 (mg)	铁 (mg)	镁 (mg)	磷 (mg)	钾 (mg)	钠 (mg)	锌 (mg)	铜 (mg)	锰 (mg)	硒 (μg)
371	婴儿食品，正餐，蔬菜和火鸡肉，一段	BABYFOOD, DINNER, VEG & TURKEY, JR	16	0.36	9	32	98	45	0.3	0.02	0.06	1.9
372	婴儿食品，正餐，通心面和奶酪，糊状	BABYFOOD, DINNER, MACARONI & CHS, STR	66	0.21	8	86	67	119	0.4	0.02	0.09	3.8
373	婴儿食品，正餐，通心面和奶酪，一段	BABYFOOD, DINNER, MACARONI & CHS, JR	51	0.3	7	59	44	266	0.32	0.021		3.8
374	婴儿食品，蔬菜，青豆，糊状	BABYFOOD, VEG, GRN BNS, STR	39	0.67	20	41	146	7	0.22	0.03	0.265	0.1
375	婴儿食品，蔬菜，青豆，一段	BABYFOOD, VEG, GRN BNS, JR	65	1.08	22	19	128	5	0.19	0.049		0.3
376	婴儿食品，青豆小块，幼儿	BABYFOOD, GRN BNS, DICES, TODD	27	0.4	19	22	116	37	0.1	0.03	0.08	0.4
377	婴儿食品，蔬菜，青豆和土豆	BABYFOOD, VEG, GRN BNS & POTATOES	60	0.5	20	61	148	18	0.3	0.04	0.28	0.7
378	婴儿食品，甜菜，糊状	BABYFOOD, VEG, BEETS, STR	14	0.32	14	14	182	83	0.12	0.07		0.1
379	婴儿食品，蔬菜，胡萝卜，糊状	BABYFOOD, VEG, CARROTS, STR	22	0.37	9	20	196	69	0.15	0.041		0.2

2 奶制品、调味剂及婴幼儿食品微量元素

（续表）

序号	食品描述	英文描述	钙(mg)	铁(mg)	镁(mg)	磷(mg)	钾(mg)	钠(mg)	锌(mg)	铜(mg)	锰(mg)	硒(μg)
380	婴儿食品，蔬菜，胡萝卜，一段	BABYFOOD, VEG, CARROTS, JR	23	0.39	11	20	202	49	0.18	0.047		0.2
381	婴儿食品，蔬菜，笋瓜，糊状	BABYFOOD, VEG, SQUASH, STR	24	0.32	14	21	185	5	0.19	0.03	0.083	0.2
382	婴儿食品，蔬菜，笋瓜，一段	BABYFOOD, VEG, SQUASH, JR	24	0.32	14	21	185	5	0.19	0.03	0.083	0.2
383	婴儿食品，蔬菜，甜土豆，糊状	BABYFOOD, VEG, SWT POTATOES, STR	16	0.37	13	24	263	22	0.21	0.081		0.7
384	婴儿食品，蔬菜，甜土豆，一段	BABYFOOD, VEG, SWT POTATOES, JR	16	0.39	12	24	243	18	0.11	0.1		0.7
385	婴儿食品，土豆，幼儿	BABYFOOD, POTATOES, TODDLER	4	0.2	15	23	110	57	0.17	0.07	0.07	0.8
386	婴儿食品，蔬菜，南瓜笋瓜和玉米	BABYFOOD, VEG, BUTTERNUT SQUASH & CORN	32	0.4	26	35	352	5	0.3	0.1	0.12	0.6
387	婴儿食品，苹果块，幼儿	BABYFOOD, APPLE, DICES, TODD	10	0.2	6	13	50	6	0.04	0.02	0.04	0.3
388	婴儿食品，水果，苹果沙司，糊状	BABYFOOD, FRUIT, APPLSAUC, STR	4	0.22	3	7	71	0	0.02	0.038		0.3

(续表)

序号	食品描述	英文描述	钙 (mg)	铁 (mg)	镁 (mg)	磷 (mg)	钾 (mg)	钠 (mg)	锌 (mg)	铜 (mg)	锰 (mg)	硒 (μg)
389	婴儿食品，水果，苹果沙司，一段	BABYFOOD, FRUIT, APPLSAUC, JR	5	0.22	3	6	77	1	0.04	0.035		0.3
390	婴儿食品，水果，含木薯粉，糊状	BABYFOOD, FRUIT, APRICOT W/ TAPIOCA, STR	9	0.3	4	10	121	0	0.05	0.034		0.3
391	婴儿食品，蔬菜，米混合，糊状	BABYFOOD, VEG, CORN, CRMD, STR	20	0.28	8	33	90	43	0.19	0.034		1.3
392	婴儿食品，蔬菜，米混合，一段	BABYFOOD, VEG, CORN, CRMD, JR	4	0.27	8	33	81	52	0.23	0.038		1.3
393	婴儿食品，蔬菜，豌豆，糊状	BABYFOOD, VEG, PEAS, STR	18	0.95	17	50	106	5	0.47	0.061	0.218	0.1
394	婴儿食品，蔬菜，豌豆，小块，幼童	BABYFOOD, PEAS, DICES, TODD	21	1	19	67	81	48	0.5	0.08	0.15	0.1
395	婴儿食品，蔬菜，菜混合，糊状	BABYFOOD, VEG, SPINACH, CRMD, STR	89	0.62	55	54	191	49	0.31	0.06		2.4
396	婴儿食品，水果，含木薯粉，一段	BABYFOOD, FRUIT, APRICOT W/ TAPIOCA, JR	8	0.27	4	10	125	0	0.04	0.036		0.3
397	婴儿食品，水果，香蕉，含木薯粉，糊状	BABYFOOD, FRUIT, BANANAS W/ TAPIOCA, STR	5	0.2	10	7	88	0	0.06	0.04		0.6

2 奶制品、调味剂及婴幼儿食品微量元素

(续表)

序号	食品描述	英文描述	钙(mg)	铁(mg)	镁(mg)	磷(mg)	钾(mg)	钠(mg)	锌(mg)	铜(mg)	锰(mg)	硒(μg)
398	婴儿食品,水果,桃,糊状	BABYFOOD, FRUIT, PEACHES, STR	4	0.23	7	15	195	4	0.11	0.03	0.037	0.1
399	婴儿食品,水果,桃,一段	BABYFOOD, FRUIT, PEACHES, JR	4	0.23	7	15	195	4	0.11	0.03	0.037	0.1
400	婴儿食品,水果,梨,糊状食品	BABYFOOD, FRUIT, PEARS, STR	8	0.24	8	12	130	1	0.08	0.065		0.4
401	婴儿食品,水果,梨,初级食品	BABYFOOD, FRUIT, PEARS, JR	8	0.25	9	12	115	1	0.08	0.08		0.4
402	婴儿食品,水果,梅子,添加西米,未添加维生素C,糊状食品	BABYFOOD, FRUIT, PLUMS W/TAPIOCA, WO/VIT C, STR	6	0.2	4	6	85	0	0.08	0.037		0.4
403	婴儿食品,水果,梅子,添加西米,未添加维生素C,初级食品	BABYFOOD, FRUIT, PLUMS W/TAPIOCA, WO/VIT C, JR	6	0.22	4	6	83	0	0.08	0.038		0.4
404	婴儿食品,水果,梅干,添加维生素C,糊状食品	BABYFOOD, FRUIT, PRUNES W/TAPIOCA, WO/VIT C, STR	15	0.35	10	15	177	5	0.09	0.061		0.5
405	婴儿食品,水果,梅干,添加维生素C,糊状食品	BABYFOOD, FRUIT, PRUNES W/TAPIOCA, WO/VIT C, JR	15	0.33	10	15	162	2	0.1	0.062		0.5

(续表)

序号	食品描述	英文描述	钙(mg)	铁(mg)	镁(mg)	磷(mg)	钾(mg)	钠(mg)	锌(mg)	铜(mg)	锰(mg)	硒(μg)
406	婴儿食品，梅子干，未添加维生素C，糊状食品	BABYFOOD, PRUNES, WO/VIT C, STR	21	0.4	17	30	306	1	0.2	0.164		0.8
407	婴儿食品，水果甜点，芒果，添加西米	BABYFOOD, FRUIT DSSRT, MANGO W/ TAPIOCA	8	0.2	6	4	66	4	0.03	0.03		0.4
408	婴儿食品，梨，切块，幼儿	BABYFOOD, PEARS, DICES, TODD	10	0.2	7	13	51	6	0.09	0.04	0.03	0.4
409	婴儿食品，水果，苹果泥&杏，糊状食品	BABYFOOD, FRUIT, APPLSAUC & APRICOTS, STR	6	0.25	4	9	120	0	0.04	0.041		0.3
410	婴儿食品，水果，苹果泥&杏，初级食品	BABYFOOD, FRUIT, APPLSAUC & APRICOTS, JR	6	0.26	4	10	109	0	0.03	0.044		0.3
411	婴儿食品，水果，苹果泥&樱桃，糊状食品	BABYFOOD, FRUIT, APPLSAUC & CHERRIES, STR	1	0.3	4	8	132	1	0.03	0.045		0.3
412	婴儿食品，水果，苹果泥&樱桃，初级食品	BABYFOOD, FRUIT, APPLSAUC & CHERRIES, JR	1	0.3	4	8	132	1	0.03	0.046		0.3

(续表)

序号	食品描述	英文描述	钙 (mg)	铁 (mg)	镁 (mg)	磷 (mg)	钾 (mg)	钠 (mg)	锌 (mg)	铜 (mg)	锰 (mg)	硒 (μg)
413	婴儿食品，水果，苹果泥 & 香蕉，初级食品	BABYFOOD, FRUIT, APPLSAUC W/ BANANA, JR	5	0.24	9	12	131	3	0.05	0.04	0.1	0.4
414	婴儿食品，水果，苹果泥 & 菠萝，糊状食品	BABYFOOD, FRUIT, APPLSAUC & PNAPPL, STR	4	0.1	3	6	78	2	0.02	0.035		0.3
415	婴儿食品，水果，苹果泥 & 菠萝，初级食品	BABYFOOD, FRUIT, APPLSAUC & PNAPPL, JR	4	0.1	4	6	76	2	0.03	0.036		0.3
416	婴儿食品，水果，苹果泥 & 树莓，糊状食品	BABYFOOD, FRUIT, APPLE & RASPBERRY, STR	5	0.22	4	8	80	0	0.03	0.054		0.3
417	婴儿食品，水果，苹果泥 & 树莓，初级食品	BABYFOOD, FRUIT, APPLE & RASPBERRY, JR	5	0.22	4	8	72	0	0.03	0.053		0.3
418	婴儿食品，水果 & 蔬菜，苹果 & 地瓜	BABYFOOD, FRUIT, VEG, APPLE & SWT POTATO	8	0.2	6	17	149	3	0.1	0.09	0.06	0.3
419	婴儿食品，水果，香蕉 & 菠萝，添加西米，初级食品	BABYFOOD, FRUIT, BANANAS & PNAPPL W/TAPIOCA, JR	7	0.13	6	5	78	0	0.03	0.04		0.6

(续表)

序号	食品描述	英文描述	钙 (mg)	铁 (mg)	镁 (mg)	磷 (mg)	钾 (mg)	钠 (mg)	锌 (mg)	铜 (mg)	锰 (mg)	硒 (μg)
420	婴儿食品,水果,香蕉&菠萝,添加西米,糊状食品	BABYFOOD, FRUIT, BANANAS & PNAPPL W/TAPIOCA, STR	7	0.23	6	5	68	0	0.04	0.039		0.6
421	婴儿食品,水果,梨&菠萝,初级食品	BABYFOOD, FRUIT, PEARS & PNAPPL, STR	10	0.25	7	9	116	0	0.07	0.14		0.4
422	婴儿食品,水果,梨&菠萝,初级食品	BABYFOOD, FRUIT, PEARS & PNAPPL, JR	10	0.21	7	10	118	0	0.13	0.105		0.4
423	婴儿食品,水果,番石榴&番木瓜,添加西米,糊状食品	BABYFOOD, FRUIT, GUAVA & PAPAYA W/TAPIOCA, STR	7	0.2	5	6	74	4	0.06			0.4
424	婴儿食品,桃子,块状,幼儿	BABYFOOD, PEACHES, DICES, TODD	6	0.2	8	17	83	9	0.12	0.03	0.05	0.4
425	婴儿食品,水果,番木瓜&苹果泥,添加西米,糊状食品	BABYFOOD, PAPAYA & APPLSAUC W/TAPIOCA, STR	7	0.44	5	5	79	5	0.03	0.044		0.4
426	婴儿食品,水果,香蕉,添加水果&梨,糊状食品	BABYFOOD, FRUIT, BANANAS W/APPLS & PEARS, STR	5	0.3	25	19	233	2	0.1	0.08	0.082	0.6

2 奶制品、调味剂及婴幼儿食品微量元素

(续表)

序号	食品描述	英文描述	钙(mg)	铁(mg)	镁(mg)	磷(mg)	钾(mg)	钠(mg)	锌(mg)	铜(mg)	锰(mg)	硒(μg)
427	婴儿食品，水果，苹果&蓝莓，糊状食品	BABYFOOD, FRUIT, APPLE & BLUEBERRY, STR	4	0.2	3	8	69	1	0.03	0.056		0.4
428	婴儿食品，水果，苹果&蓝莓，初级食品	BABYFOOD, FRUIT, APPLE & BLUEBERRY, JR	5	0.4	3	7	65	1	0.04	0.057		0.4
429	婴儿食品，果汁，苹果	BABYFOOD, JUICE, APPLE	4	0.57	3	5	91	8	0.03	0.04		0.1
430	婴儿食品，苹果-香蕉果汁	BABYFOOD, APPLE – BANANA JUC	7	0.2	6	8	123	4	0.04	0.02	0.08	0.3
431	婴儿食品，果汁，苹果&桃子	BABYFOOD, JUC, APPL & PEACH	3	0.56	3	4	97	0	0.03	0.037		0.3
432	婴儿食品，苹果-蔓越莓果汁	BABYFOOD, APPLE – CRANBERRY JUC	6	0.22	3	7	97	5	0.05	0.01	0.16	0.1
433	婴儿食品，果汁，苹果&梅子	BABYFOOD, JUC, APPL & PLUM	5	0.62	3	3	101	0	0.03	0.042		0.3
434	婴儿食品，果汁，苹果&李子干	BABYFOOD, JUC, APPL & PRUNE	9	0.95	7	15	148	8	0.05	0.062		0.3
435	婴儿食品，果汁，橙子	BABYFOOD, JUICE, ORANGE	12	0.17	9	11	184	0	0.06	0.046		0.1
436	婴儿食品，果汁，橙子&苹果	BABYFOOD, JUC, ORANGE & APPL	10	0.2	5	7	138	3	0.03	0.04		0.1
437	婴儿食品，果汁，橙子&苹果&香蕉	BABYFOOD, JUC, ORANGE & APPL & BANANA	5	0.35	6	8	134	0	0.03	0.044		0.1

(续表)

序号	食品描述	英文描述	钙 (mg)	铁 (mg)	镁 (mg)	磷 (mg)	钾 (mg)	钠 (mg)	锌 (mg)	铜 (mg)	锰 (mg)	硒 (μg)
438	婴儿食品，果汁，橙子&杏	BABYFOOD, JUC, ORANGE & APRICOT	6	0.38	7	12	199	6	0.04	0.084		0.1
439	婴儿食品，果汁，橙子&香蕉	BABYFOOD, JUC, ORANGE & BANANA	17	0.11	14	13	200	3	0.09	0.042		0.1
440	婴儿食品，果汁，橙子&菠萝	BABYFOOD, JUC, ORANGE & PNAPPL	8	0.42	9	9	141	2	0.04	0.044		0.1
441	婴儿食品，果汁，李子干&橙子	BABYFOOD, JUC, PRUNE & ORANGE	12	0.87	8	10	181	2	0.04	0.046		0.1
442	婴儿食品，果汁，混合水果	BABYFOOD, JUC, MXD FRUIT	8	0.34	5	5	101	8	0.03	0.04		0.5
443	婴儿食品，谷类，大麦，强化干燥	BABYFOOD, CRL, BARLEY, DRY FORT	643	48.21	115	333	467	33	3.13	0.467		30.2
444	婴儿食品，谷类，全麦，添加苹果，强化干燥	BABYFOOD, CRL, WHL WHEAT, W/ APPLS, DRY FORT	600	45	140	200	500	66	2.6	0.62	2.52	64.7
445	婴儿食品，谷类，混合，干制强化	BABYFOOD, CRL, MXD, DRY FORT	800	30	100	333	467	33	10.66	0.334		25.9
446	婴儿食品，谷类，混合，添加香蕉，干制	BABYFOOD, CRL, MXD, W/ BANANAS, DRY	696	47.5	90	367	668	0	1.4	0.256		20

2 奶制品、调味剂及婴幼儿食品微量元素

(续表)

序号	食品描述	英文描述	钙(mg)	铁(mg)	镁(mg)	磷(mg)	钾(mg)	钠(mg)	锌(mg)	铜(mg)	锰(mg)	硒(μg)
447	婴儿食品，谷类，混合，添加苹果泥&香蕉，糊状食品	BABYFOOD, CRL, MXD, W/ APPLSAUC & BANANAS, STR	91	6.81	7	29	111	5	1.01	0.055		2.6
448	婴儿食品，谷类，混合，添加苹果泥&香蕉，初级食品，强化	BABYFOOD, CRL, MXD, W/ APPLSAUC & BANANAS, JR, FORT	91	6.81	7	29	111	5	1.01	0.055		2.6
449	婴儿食品，燕麦片，干制强化	BABYFOOD, CRL, OATMEAL, DRY FORT	1 160	64.1	110	506	549	21	12.68	0.419	3.894	23.4
450	婴儿食品，谷类，燕麦片，添加香蕉，干制	BABYFOOD, CRL, OATMEAL, W/ BANANAS, DRY	800	45	118	267	600	33	1.9	0.391		20.5
451	婴儿食品，谷类，燕麦片，添加苹果泥&香蕉，糊状食品	BABYFOOD, CRL, OATMEAL, W/ APPLSAUC & BANANAS, STR	6	7.5	11	41	97	4	7.5	0.073		3
452	婴儿食品，谷类，燕麦片，添加苹果泥&香蕉，初级食品，强化	BABYFOOD, CRL, OATMEAL, W/ APPLSAUC & BANANAS, JR, FORT	6	7.5	11	41	97	4	7.5	0.075		3
453	婴儿食品，添加蜂蜜的燕麦片，干制	BABYFOOD, CRL, OATMEAL, W/HONEY, DRY	1 154	67.23	146	733	259	47	3.7	0.529		36.4
454	婴儿食品，谷类，大米，干制，强化	BABYFOOD, CRL, RICE, DRY, FORT	860	53.01	37	273	281	32	10.92	0.231	1.402	5

(续表)

序号	食品描述	英文描述	钙(mg)	铁(mg)	镁(mg)	磷(mg)	钾(mg)	钠(mg)	锌(mg)	铜(mg)	锰(mg)	硒(μg)
455	婴儿食品，谷类，大米，添加苹果泥&香蕉，糊状食品	BABYFOOD, CRL, RICE, W/ APPLSAUC & BANANAS, STR	17	6.73	3	12	28	4	0.08	0.051		2.1
456	婴儿食品，谷类，添加蛋黄，糊状食品	BABYFOOD, CRL, W/EGG YOLKS, STR	24	0.47	3	40	39	33	0.29	0.022		
457	婴儿食品，谷类，添加蛋黄，糊状食品	BABYFOOD, CRL, W/EGG YOLKS, JR	24	0.51	3	40	35	33	0.29	0.022		
458	婴儿食品，谷类，添加整蛋，糊状食品	BABYFOOD, CRL, W/EGGS, STR	27	0.54	3	46	44	38	0.33	0.025		
459	婴儿食品，蛋黄&培根，初级食品	BABYFOOD, CRL, EGG YOLKS & BACON, JR	28	0.47	5	50	35	48	0.27	0.02		
460	婴儿食品，燕麦谷类，添加水果，干制，婴儿食品，速溶，强化	BABYFOOD, OATMEAL CRL, W/ FRUIT, DRY, INST, TODD FORT	286	14.3	107	429	346	0	5.7	0.34	2.8	20.5
461	婴儿食品，小饼干，强化	BABYFOOD, COOKIE, BABY, FRUIT	83	2.9	30	189	425	9	0.8	0.04	0.22	20.5
462	婴儿食品，薄饼干，蔬菜	BABYFOOD, CRACKERS, VEG	41	4.2	37	198	245	571	0.9	0.13	0.77	13.7
463	婴儿食品，谷类，高蛋白质，添加苹果&橙子，干制	BABYFOOD, CRL, HI PROT, W/ APPL & ORANGE, DRY	751	47.5	159	539	1 330	104	2.7	0.964		28.3
464	婴儿食品，谷类，大米。添加香蕉，干制	BABYFOOD, CRL, RICE, W/ BANANAS, DRY	691	47.5	141	410	769	0	1.5	0.254		11.6

2 奶制品、调味剂及婴幼儿食品微量元素

（续表）

序号	食品描述	英文描述	钙 (mg)	铁 (mg)	镁 (mg)	磷 (mg)	钾 (mg)	钠 (mg)	锌 (mg)	铜 (mg)	锰 (mg)	硒 (μg)
465	婴儿食品，小饼干	BABYFOOD, COOKIES	101	4.18	49	179	501	300	1.1	0.074	0.348	17.2
466	婴儿食品，小饼干，竹芋粉/葛粉	BABYFOOD, COOKIES, ARROWROOT	32	3	22	116	156	319	0.53	0.074		17.2
467	婴儿食品，椒盐卷饼	BABYFOOD, PRETZELS	25	3.77	28	110	137	269	0.78	0.145		7.6
468	婴儿食品，磨牙饼干	BABYFOOD, TEETHING BISCUITS	263	3.55	35	164	323	285	0.93	0.142		23.5
469	烤干面包	ZWIEBACK	20	0.6	14	55	305	227	0.54	0.145		28.7
470	婴儿食品，甜点，荷兰苹果，糊状食品	BABYFOOD, DSSRT, DUTCH APPL, STR	5	0.2	2	3	33	0	0.01	0.059		0.2
471	婴儿食品，甜点，荷兰苹果，初级食品	BABYFOOD, DSSRT, DUTCH APPL, JR	3	0.11	4	7	67	3	0.03	0.03	0.02	0.2
472	婴儿食品，樱桃馅饼，初级食品	BABYFOOD, DSSRT, CHERRY COBBLER, JR	5	0.1	2	6	45	0	0.05	0.01	0.02	0.9
473	婴儿食品，点心，樱桃香草布丁，糊状食品	BABYFOOD, DSSRT, CHERRY VANILLA PUDD, STR	5	0.19	2	7	34	0	0.04	0.05		0.6
474	婴儿食品，点心，樱桃香草布丁，初级食品	BABYFOOD, DSSRT, CHERRY VANILLA PUDD, JR	5	0.17	2	7	33	0	0.03	0.051		0.6
475	婴儿食品，点心，水果布丁，橙子，糊状食品	BABYFOOD, DSSRT, FRUIT PUDD, ORANGE, STR	32	0.1	5	28	86	20	0.17	0.05		0.6
476	婴儿食品，点心，桃子馅饼，糊状食品	BABYFOOD, DSSRT, PEACH COBBLER, STR	4	0.1	2	5	54	7	0.3	0.19		1

序号	食品描述	英文描述	钙 (mg)	铁 (mg)	镁 (mg)	磷 (mg)	钾 (mg)	钠 (mg)	锌 (mg)	铜 (mg)	锰 (mg)	硒 (μg)
477	婴儿食品，点心，桃子馅饼，初级食品	BABYFOOD, DSSRT, PEACH COBBLER, JR	4	0.1	2	6	56	0	0.03	0.196		1
478	婴儿食品，点心，桃子冰淇淋，糊状食品	BABYFOOD, DSSRT, PEACH MELBA, STR	10	0.33	2	5	83	9	0.28	0.178		
479	婴儿食品，点心，桃子冰淇淋，初级食品	BABYFOOD, DSSRT, PEACH MELBA, JR	11	0.3	2	5	93	9	0.28	0.177		
480	婴儿食品，点心，水果布丁，菠萝，糊状食品	BABYFOOD, DSSRT, FRUIT PUDD, PNAPPL, STR	31	0.18	9	31	81	0	0.2	0.023		1.2
481	婴儿食品，点心，水果点心，添加维生素C，糊状食品	BABYFOOD, DSSRT, FRUIT DSSRT, W/ VIT C, STR	9	0.22	5	7	94	0	0.04	0.03		0.4
482	婴儿食品，点心，水果点心，添加维生素C，初级食品	BABYFOOD, DSSRT, FRUIT DSSRT, W/ VIT C, JR	9	0.21	5	8	95	0	0.05	0.03		0.4
483	婴儿食品，点心，热带水果，初级食品	BABYFOOD, DSSRT, TROPICAL FRUIT, JR	10	0.26	5	8	58	7	0.05	0.028		0.4
484	婴儿食品，点心，鸡蛋布丁，香草，糊状食品	BABYFOOD, DSSRT, CUSTARD PUDD, VANILLA, STR	55	0.24	5	45	66	0	0.28	0.05		2.4
485	婴儿食品，点心，鸡蛋布丁，香草，初级食品	BABYFOOD, DSSRT, CUSTARD PUDD, VANILLA, JR	54	0.22	5	55	68	26	0.3	0.01	0.01	2.4

（续表）

2 奶制品、调味剂及婴幼儿食品微量元素

(续表)

序号	食品描述	英文描述	钙(mg)	铁(mg)	镁(mg)	磷(mg)	钾(mg)	钠(mg)	锌(mg)	铜(mg)	锰(mg)	硒(μg)
486	婴儿食品，果汁，苹果＆葡萄	BABYFOOD, JUC, APPL & GRAPE	6	0.39	6	5	90	0	0.04	0.078		0.1
487	婴儿食品，果汁，果汁喷趣酒，添加钙	BABYFOOD, JUC, FRUIT PUNCH, W/CA	64	0.3	7	11	86	4	0.04	0.02	0.09	0.1
488	婴儿食品，果汁，苹果＆樱桃	BABYFOOD, JUC, APPL & CHERRY	5	0.66	3	6	98	0	0.03	0.043		0.1
489	婴儿食品，果汁，苹果，添加钙	BABYFOOD, JUC, APPLE, W/CA	127	0.2	6	8	92	3	0.03	0.01	0.29	0.1
490	婴儿食品，主餐，蔬菜＆鸡肉，初级食品	BABYFOOD, DINNER, VEG & CHICK, JR	27	0.33	8	32	83	34	0.3	0.02	0.11	2.1
491	婴儿食品，主餐，混合蔬菜，糊状菜	BABYFOOD, DINNER, MXD VEG, STR	22	0.33	11	24	121	38	0.16	0.044		0.7
492	婴儿食品，主餐，混合蔬菜，初级食品	BABYFOOD, DINNER, MXD VEG, JR	17	0.31	13	30	112	40	0.24	0.036	0.144	0.3
493	婴儿食品，水果，香蕉，添加西米，初级食品	BABYFOOD, FRUIT, BANANAS W/TAPIOCA, JR	8	0.3	12	9	108	0	0.07	0.046		0.6
494	婴儿食品，蔬菜，混合蔬菜，初级食品	BABYFOOD, VEG, MIX VEG JR	11	0.41	11	25	170	36	0.27	0.041		0.7

（续表）

序号	食品描述	英文描述	钙 (mg)	铁 (mg)	镁 (mg)	磷 (mg)	钾 (mg)	钠 (mg)	锌 (mg)	铜 (mg)	锰 (mg)	硒 (μg)
495	婴儿食品，蔬菜，田园蔬菜，糊状	BABYFOOD, VEG, GARDEN VEG, STR	28	0.83	21	28	168	31	0.26	0.07		0.7
496	婴儿食品，蔬菜，混合蔬菜，糊状食品	BABYFOOD, VEG, MIX VEG STR	13	0.32	10	22	127	0	0.15	0.04		0.7
497	婴儿食品，主餐，牛肉面，初级食品	BABYFOOD, DINNER, BF NOODLE, JR	8	0.43	7	30	46	26	0.4	0.032		5.7
498	婴儿食品，苹果添加火腿，糊状食品	BABYFOOD, APPLE W/HAM, STR	4	0.3	7	34	120	9	0.4	0.04	0.02	4.6
499	婴儿食品，胡萝卜&牛肉，糊状食品	BABYFOOD, CARROTS & BF, STR	22	0.5	13	45	226	69	0.8	0.054	0.14	2.8
500	婴儿食品，梅子，香蕉&大米，糊状食品	BABYFOOD, PLUMS, BANANAS & RICE, STR	3	0	11	32	265	0	0.13	0.054		2.4
501	婴儿食品，火鸡，大米&蔬菜，幼儿食品	BABYFOOD, TURKEY, RICE &VEG, TODD	11	0.4	14	63	107	183	0.61	0.1	0.23	3.3
502	婴儿食品，主餐，苹果&鸡肉，糊状食品	BABYFOOD, DINNER, APPLS & CHICK, STR	18	0.38	6	32	95	12	0.36	0.04	0.03	2.5
503	婴儿食品，主餐，西兰花&鸡肉，初级食品	BABYFOOD, DINNER, BROCCOLI & CHICK, JR	37	0.52	12	58	170	17	0.39	0.03	0.12	2.2

2 奶制品、调味剂及婴幼儿食品微量元素

(续表)

序号	食品描述	英文描述	钙(mg)	铁(mg)	镁(mg)	磷(mg)	钾(mg)	钠(mg)	锌(mg)	铜(mg)	锰(mg)	硒(μg)
504	婴儿食品,饮料,嘉宝 GRADUATE 果汁泥	BABYFOOD, BEVERAGE, GERBER GRADUATE FRUIT SPLASHERS	71	0	3	3	22	11	0.71	0.014	0.087	0.1
505	婴儿食品,点心,嘉宝 GRADUATES 酸奶小饼干	BABYFOOD, SNACK, GERBER, GRADUATES, YOGURT MELTS	457	0	53	382	714	286	1.77	0.092	0.077	11.8
506	婴儿食品,主餐,甘薯与鸡肉,糊状食品	BABYFOOD, DINNER, SWT POTATOES & CHICK, STR	30	0.45	13	25	200	22	0.37	0.081	0.153	1.7
507	婴儿食品,主餐,土豆添加奶酪&火腿,幼儿食品	BABYFOOD, DINNER, POTATOES W/CHS & HAM, TODD	53	0.4	14	108	143	205	0.6	0.06	0.018	5.5
508	婴儿食品,谷类,大麦,用全脂牛奶准备	BABYFOOD, CRL, BARLEY, PREP W/WHL MILK	162	3.49	18	110	151	43	0.57	0.057	0.004	5.6
509	婴儿食品,谷类,高蛋白质,用全脂牛奶准备	BABYFOOD, CRL, HI PROT, PREP W/WHL MILK	218	12.14	48	177	349	49	1.04	0.217		
510	婴儿食品,谷类,混合,用全脂牛奶准备	BABYFOOD, CRL, MXD, PREP W/WHL MILK	220	10.43	20	118	166	42	0.59	0.059	0.004	6.1
511	婴儿食品,谷类,混合,添加香蕉,用全脂牛奶准备	BABYFOOD, CRL, MXD, W/BANANAS, PREP W/WHL MILK	153	3.63	18	111	178	48	0.49	0.053	0.004	4.9

(续表)

序号	食品描述	英文描述	钙 (mg)	铁 (mg)	镁 (mg)	磷 (mg)	钾 (mg)	钠 (mg)	锌 (mg)	铜 (mg)	锰 (mg)	硒 (μg)
512	婴儿食品，谷类，燕麦片，用全脂牛奶准备	BABYFOOD, CRL, OATMEAL, PREP W/ WHL MILK	220	12.14	35	160	204	46	0.92	0.094		
513	婴儿食品，谷类，燕麦片，添加香蕉，用全脂牛奶准备	BABYFOOD, CRL, OATMEAL, W/BANANAS, PREP W/ WHL MILK	153	3.63	18	111	178	48	0.49	0.053	0.004	4.9
514	婴儿食品，谷类，燕麦片，添加蜂蜜，用全脂牛奶准备	BABYFOOD, CRL, OATMEAL, W/HONEY, PREP W/WHL MILK	289	11.09	35	198	170	49	0.93	0.095		
515	婴儿食品，谷类，大米，用全脂牛奶准备	BABYFOOD, CRL, RICE, PREP W/WHL MILK	168	3.63	25	122	151	42	0.49	0.048	0.004	4.3
516	婴儿食品，谷类，大米，添加蜂蜜，用全脂牛奶准备	BABYFOOD, CRL, RICE, W/HONEY, PREP W/WHL MILK	291	10.81	45	181	141	49	0.65	0.063		
517	婴儿食品，谷类，混合，添加蜂蜜，用全脂牛奶准备	BABYFOOD, CRL, MXD, W/HONEY, PREP W/WHL MILK	294	11.27	28	184	171	48	0.72	0.064		
518	婴儿食品，高蛋白质，添加苹果&橙子，用全脂牛奶准备	BABYFOOD, CRL, HI PROT, W/APPL & ORANGE, PREP W/ WHL MILK	223	14.42	37	166	346	58	0.76	0.166		

2 奶制品、调味剂及婴幼儿食品微量元素

（续表）

序号	食品描述	英文描述	钙(mg)	铁(mg)	镁(mg)	磷(mg)	钾(mg)	钠(mg)	锌(mg)	铜(mg)	锰(mg)	硒(μg)
519	婴儿食品，谷类，大米，添加香蕉，用全脂牛奶准备	BABYFOOD, CRL, RICE, W/BANANAS, PREP W/WHL MILK	156	3.63	20	109	180	47	0.46	0.042	0.004	4.3
520	婴幼儿配方奶粉，雀巢，GOOD START SUPREME，加铁，已稀释液体奶	INF FORMULA, NESTLE, GOOD START SUPREME, W/IRON, RTF	42	0.99	5	24	71	18	0.53	0.053		1.3
521	婴幼儿配方奶粉，雀巢，G START SUPR，加铁，浓缩液体奶，非复原乳	INF FORMULA, NES, G START SUPR, W/IRON, LIQ CONC, NOT RECON	81	1.9	9	46	137	34	1.02	0.1		1.6
522	婴幼儿配方奶粉，雀巢，G START SUPR，加铁，奶粉	INF FORMULA, NESTLE, GOOD START SUPREME, W/IRON, PDR	343	7.7	36	184	553	138	4.1	0.41		10.2
523	婴幼儿配方奶粉，美赞臣，安婴儿，加铁，已稀释液体奶	INF FORMULA, MEAD JOHNSON, ENFAMIL, W/IRON, RTF	51	1.18	5	35	71	18	0.66	0.05		1.8
524	婴幼儿配方奶粉，美赞臣，安婴儿，加铁，奶粉	INF FORMULA, MEAD JOHNSON, ENFAMIL, W/IRON, PDR	400	9.3	41	270	560	139	5.2	0.39		14.5
525	婴幼儿配方奶粉，美赞臣，安婴儿，低铁，已稀释液体奶	INF FORMULA, MEAD JOHNSON, ENFAMIL, LO IRON, RTF	51	0.46	5	35	71	18	0.66	0.05	0.01	1.8

(续表)

序号	食品描述	英文描述	钙(mg)	铁(mg)	铁(mg)	磷(mg)	钾(mg)	钠(mg)	锌(mg)	铜(mg)	锰(mg)	硒(μg)
526	婴幼儿配方奶粉，美赞臣，安婴儿，加铁，奶粉，添加 ARA & DHA	INF FORMULA, MEAD JOHNSON, ENFAMIL, W/IRON, POW, W/ARA & DHA	400	9.3	41	270	560	139	5.2	0.39		14.5
527	婴幼儿配方奶粉，美赞臣，安婴儿，低铁，奶粉，非复原奶粉	INF FORMULA, MEAD JOHNSON, ENFAMIL, LO IRON, POWD, NOT RECON	400	3.6	41	270	560	139	5.2	0.39		14.5
528	婴幼儿配方奶粉，美赞臣，安婴儿，加铁，浓缩液态奶，添加 ARA & DHA	INF FORMU, MEAD JOHNSON, ENFA, ENFAMIL, W/IRON, LIQ CONC, W/ARA & DHA	102	2.36	11	70	142	35	1.31	0.098		3.6
529	婴幼儿配方奶粉，美赞臣，安婴儿，加铁，奶水解配方，已稀释液体奶	INF FORMULA, MEAD JOHNSON, ENFAMIL, NUTRAMIGEN, W/IRON, RTF	62	1.18	7	42	72	31	0.66	0.05		1.8
530	婴幼儿配方奶粉，美赞臣，安婴儿，深度水解配方，加铁，奶粉，非复原奶粉	INF FORMULA, MEAD JOHNSON, ENFAMIL, NUTRAMIGEN, W/IRON, POW, NOT RECON	470	8.9	55	310	550	230	5	0.37	0.124	13.9
531	婴幼儿配方奶粉，美赞臣，安婴初生，加铁，已稀释液态奶，添加 ARA & DHA	INF FORMULA, MEAD JOHNSON, ENFAMIL LIPIL, W/IRON, RTF, W/ARA & DHA	51	1.18	5	35	71	18	0.66	0.05	0.01	1.8
532	婴幼儿配方奶粉，美赞臣，深度水解配方，加铁，浓缩液态奶，非复原奶粉	INF FORMULA, MEAD JOHNSON, ENFAMIL, NUTRAMIGEN, W/IRON, LIQ CONC, NOT RECON	120	2.28	14	80	138	60	1.27	0.095		3.5

(续表)

序号	食品描述	英文描述	钙 (mg)	铁 (mg)	镁 (mg)	磷 (mg)	钾 (mg)	钠 (mg)	锌 (mg)	铜 (mg)	锰 (mg)	硒 (μg)
533	婴幼儿配方奶粉,美赞臣,安婴儿,过敏配方,低铁,浓缩液态奶,添加 ARA & DHA	INF FORMULA, MEAD JOHNSON, ENFAMIL, LIP, LO IRON, LIQ CONC, W/ARA & DHA	102	0.92	11	70	142	39	1.31	0.098		3.6
534	儿童配方奶粉,美赞臣,宝健,加铁奶粉,非复原奶粉	CHILD FORMULA, MEAD JOHNSON, PORTAGEN, W/IRON, POW, NOT RECON	440	8.8	98	330	590	260	4.4	0.74		0
535	儿童配方奶粉,美赞臣,宝健,加铁,冲调	CHILD FORMULA, MEAD JOHNSON, PORTAGEN, W/IRON, PREPRING	88	1.75	19	66	118	52	0.88	0.148		0
536	婴幼儿配方奶粉,美赞臣,哺力美,加铁,奶粉,非复原奶粉	INF FORMULA. MEAD JOHNSON, PREGESTIMIL, W/IRON, PDR, NOT RECON	580	9.4	55	380	550	240	5	0.38		14
537	婴幼儿配方奶粉,美赞臣,哺力美,加铁,冲调	INF FORMULA, MEAD JOHNSON, PREGESTIMIL, W/IRON, PREPRING	75	1.17	7	49	71	31	0.65	0.049		1.8
538	婴幼儿配方奶粉,美赞臣,大豆配方奶,加铁,已稀释液体奶	INF FORMULA, MEAD JOHNSON, PROSOBEE, W/IRON, RTF	69	1.18	7	54	79	23	0.79	0.05		1.8

(续表)

序号	食品描述	英文描述	钙 (mg)	铁 (mg)	镁 (mg)	磷 (mg)	钾 (mg)	钠 (mg)	锌 (mg)	铜 (mg)	锰 (mg)	硒 (μg)
539	婴幼儿配方奶粉，美赞臣，大豆配方奶，加铁，浓缩液体奶，非复原乳	INF FORMULA, MEAD JOHNSON, PROSOBEE, W/IRON, LIQ CNC, NOT REC	134	2.3	14	106	153	45	1.53	0.096		3.6
540	婴幼儿配方奶粉，美赞臣，安婴儿，低铁，已稀释液体奶，添加ARA & DHA	INF FORMULA, MEAD JOHNSON, ENFAMIL, LIPIL, LO IRON, RTF, W/ARA & DHA	51	0.46	5	35	71	18	0.66	0.05	0.01	1.8
541	婴幼儿配方奶粉，美赞臣，大豆配方奶，加铁，奶粉，非复原奶粉	INF FORMULA, MEAD JOHNSON, PROSOBEE, IRON, POW, NOT RECON	530	9	55	420	600	180	6	0.38		14
542	婴幼儿配方奶粉，美赞臣，安婴儿，无乳糖配方，加铁，奶粉，添加ARA & DHA	INF FORMULA, MEAD JOHNSON, ENFAMIL, LACTOSE FREE FORMULA, W/IRON, POW, W/ARA & DHA	430	9.4	42	290	570	156	5.2	0.39		14.6
543	婴幼儿配方奶粉，安赞初生，乳糖，加铁，浓缩液态奶，非复原乳，添加ARA & DHA	INF FORMULA, MEAD JOHNSON, ENFAMIL, LAC, LACTOSE, W/IRON, LIQ CONC, N RE, W/ARA & DHA	104	2.3	10	70	140	38	1.28	0.096		3.6
544	婴幼儿配方奶粉，美赞臣，安婴儿，已稀释液态奶，添加ARA & DHA	INF FORMULA, MEAD JOHNSON, ENFAMIL, LIPIL, RTF, W/ARA & DHA	54	1.18	5	36	72	19	0.66	0.05		1.8

(续表)

序号	食品描述	英文描述	钙(mg)	铁(mg)	镁(mg)	磷(mg)	钾(mg)	钠(mg)	锌(mg)	铜(mg)	锰(mg)	硒(μg)
545	婴幼儿配方奶粉，雅培营养，喜康宝（金盾），水解蛋白配方（60%乳清蛋白：40%酪蛋白），奶粉，非复原奶粉	INF FORMULA, ABBOTT NUTRITION, SIMILAC, PM 60/40, PDR NOT RECON	288	1.13	31	144	411	123	3.85	0.462	0.026	9.8
546	婴幼儿配方奶粉，美赞臣，安婴儿，深度水解奶粉（抗过敏湿疹防腹泻），加铁，奶粉，非复原奶粉，添加ARA & DHA	INF FORMULA, MEAD JOHNSON, ENFAMIL, NUTR LIPIL, W/IRON, POW, NOT RECON W/ ARA & DHA	470	8.9	55	310	550	230	5	0.37	0.124	13.9
547	婴幼儿配方奶粉，雅培营养，喜康宝（金盾），天然钙，一段，已稀释液体奶，添加ARA & DHA	INF FORMULA, ABBOTT NUTRITION, SIMI, NAT CA, AD, RTF, W/ARA & DHA	163	0.29	9	91	101	34	1.17	0.195	0.009	1.4
548	婴幼儿配方奶粉，雅培营养，喜康宝（金盾），多种钙，二段，加铁，已稀释液体奶，添加ARA & DHA	INF FORMULA, ABBOTT NUTRITION, SIM, SP CA, ADV 24, W/IRON, RTF, W/ARA & DHA	141	1.41	9	79	101	34	1.18	0.196	0.009	1.4
549	婴幼儿配方奶粉，雅培营养，喜康宝（金盾），大豆配方，加铁，已稀释液体奶	INF FORMULA, ABBO NUTR, SIMIL, ISOMI, W/IRON, RTF	69	1.18	5	49	71	29	0.49	0.049	0.016	1.4

(续表)

序号	食品描述	英文描述	钙 (mg)	铁 (mg)	镁 (mg)	磷 (mg)	钾 (mg)	钠 (mg)	锌 (mg)	铜 (mg)	锰 (mg)	硒 (μg)
550	婴幼儿配方奶粉，雅培营养，喜康宝（金盾），大豆配方，加铁，浓缩液体奶	INF FORMULA, ABBOTT NUTR, SIMILAC, ISOMIL, W/IRON, LIQ NC	134	2.3	10	96	138	56	0.96	0.096	0.032	2.7
551	婴幼儿配方奶粉，雅培营养，大豆配方，加铁，奶粉，非复原	INF FORMULA, ABBOTT NUTRITION, SIMILAC ISOMIL, W/IRON, POW, NOT RECON	540	9.26	39	386	555	226	3.86	0.386	0.129	10.8
552	婴幼儿配方奶粉，美赞臣，安婴儿，深度水解奶粉（抗过敏湿疹防腹泻），加铁，浓缩液态奶，非复原乳，添加 ARA & DHA	INF FORMULA, MEAD JOHNSON, ENFAMIL, NUTR, LIPIL, W/IRON, LIQ CONC NOT RE, W/ARA & DHA	123	2.28	14	80	138	60	1.27	0.095		3.5
553	婴幼儿配方奶粉，美赞臣，安婴儿，深度水解奶粉（抗过敏湿疹防腹泻），加铁，已稀释液态奶，添加 ARA & DHA	INF FORMULA, MEAD JOHNSON, ENFAMIL, NUTRA, LIPI, W/IRON, RTF, W/ARA & DHA	62	1.18	7	42	72	31	0.66	0.05		1.8
554	婴幼儿配方奶粉，雅培营养，喜康宝（金盾），深度水解低敏配方，加铁，已稀释液态奶	INF FORMULA, ABBOTT NUTR, SIMILAC, ALIMENTUM, W/IRON, RTF	69	1.18	5	49	77	29	0.49	0.049	0.006	1.2

（续表）

序号	食品描述	英文描述	钙 (mg)	铁 (mg)	铁 (mg)	磷 (mg)	钾 (mg)	钠 (mg)	锌 (mg)	铜 (mg)	锰 (mg)	硒 (μg)
555	婴幼儿配方奶粉，早产儿，美赞臣，安婴儿，加铁，奶粉配方，添加ARA & DHA	INF FORMULA, MEAD JOHNSON, ENFAMIL, ENFA LIP, W/IRON, POW, W/ARA & DHA	590	8.9	39	330	565	173	6.2	0.59		14.6
556	婴幼儿配方奶粉，雅培营养，喜康宝（金盾），加铁，已稀释液态奶	INF FORMULA, ABBOTT NUTR, SIMILAC, W/IRON, RTF	51	1.18	4	28	69	16	0.49	0.059	0.003	1.2
557	婴幼儿配方奶粉，雅培营养，喜康宝（金盾），浓缩液态奶，非复原乳	INF FORMULA, AB NUTR, SIMILAC, W/IRON, LIQ CONC, NOT RECON	99	2.3	8	54	134	31	0.96	0.115	0.006	2.8
558	婴幼儿配方奶粉，美赞臣，安婴儿，大豆配方奶，加铁，奶粉，非复原奶粉，添加ARA & DHA	INF FORMULA, MEAD JOHNSON, ENFAMIL, PR LIPI, W/IRON, PD, NOT RECON, W/ARA & DHA	530	9.5	55	420	600	171	6	0.38	0.125	13.3
559	婴幼儿配方奶粉，雅培营养，喜康宝（金盾），加铁，奶粉，非复原奶粉	INF FORMULA, ABBOTT NUTRITION, SIMILAC, W/IRON, PDR, NOT RECON	410	9.47	32	221	552	126	3.94	0.473	0.026	11.6

(续表)

序号	食品描述	英文描述	钙(mg)	铁(mg)	镁(mg)	磷(mg)	钾(mg)	钠(mg)	锌(mg)	铜(mg)	锰(mg)	硒(μg)
560	婴幼儿配方奶粉，美赞臣，安婴儿，LIPI，大豆配方奶，浓缩液态奶，非复原乳，添加 ARA & DHA	INF FORMULA, MEAD JOHNSON, ENFAMIL, LIQ CONC, NOTREC, ARA & DHA	134	2.3	14	106	153	45	1.53	0.096		3.6
561	婴幼儿配方奶粉，雅培营养（金盾），营康宝，低铁，已稀释液态奶	INF FORMULA, ABBOTT NUTR, SIMILAC, LO I-RON, RTF	51	0.14	4	28	69	16	0.49	0.059	0.003	1.4
562	婴幼儿配方奶粉，雅培营养（金盾），营康宝，低铁，浓缩液态奶，非复原乳	INF FORMULA, ABBOTT NUTR, SIMILAC, LO I-RON, LIQ CONC, NOT RECO	99	0.89	8	54	134	31	0.96	0.115	0.006	2.8
563	婴幼儿配方奶粉，美赞臣，大豆配方奶，安婴儿，加铁，已稀释液态奶，添加 ARA & DHA	INF FORMULA, MEAD JOHNSON, PROSOBE ENFAMIL, W/IRON, RTF, W/ARA & DHA	69	1.18	7	54	79	23	0.79	0.05		1.8
564	婴幼儿配方奶粉，雅培营养（金盾），营康宝，低铁，奶粉，非复原奶粉	INF FORMULA, ABBOTT NUTR, SIMILAC, LO I-RON, PDR, NOT RECON	410	3.68	32	221	552	126	3.94	0.473	0.026	11.6

2 奶制品、调味剂及婴幼儿食品微量元素

(续表)

序号	食品描述	英文描述	钙(mg)	铁(mg)	镁(mg)	磷(mg)	钾(mg)	钠(mg)	锌(mg)	铜(mg)	锰(mg)	硒(μg)
565	婴幼儿配方奶粉,雀巢,GOOD START ARA & DHA,添加,已稀释液态奶	INF FORMULA, NESTLE, GOOD START SOY, W/DHA & ARA, RTF	67	1.15	7	41	74	26	0.58	0.051		1.9
566	儿童配方奶粉,雅培营养,小安素(前摩尔罗斯奶业公司)	CHILD FORMULA, ABBOTT NUTRITION, PEDIASURE, RTF (FORMERLY ROSS)	93	1.34	19	76	125	36	1.15	0.095	0.239	2.2
567	婴幼儿配方奶粉,美赞臣,3段,大豆配方奶,安婴儿,已稀释液态奶,添加 ARA & DHA	INF FORMULA, MEAD JOHNSON, NEXT STEP, PROS LIPIL, POW, W/ ARA & DHA	920	9.5	52	620	570	171	5.7	0.36	0.24	13.3
568	婴幼儿配方奶粉,美赞臣,3段,大豆配方奶,安婴儿,已稀释液态奶,添加 ARA & DHA	INF FORMULA, MEAD JOHNSON, NEXT STEP, PROSO, ENFAMIL, RTF, W/ARA & DHA	128	1.31	7	85	79	23	0.79	0.05	0.033	1.8
569	婴幼儿配方奶粉,雀巢,GOOD START ARA & DHA,添加,奶粉	INF FORMULA, NESTLE, GOOD START SOY, W/ARA & DHA, PDR	526	9	55	316	581	200	4.51	0.401		15
570	婴幼儿配方奶粉,美赞臣,安婴儿,不含乳糖,已稀释液态奶	INF FORMULA, MEAD JOHNSON, ENFAMIL, LACTOFREE, RTF	53	1.18	5	36	72	19	0.66	0.05		1.8

(续表)

序号	食品描述	英文描述	钙(mg)	铁(mg)	镁(mg)	磷(mg)	钾(mg)	钠(mg)	锌(mg)	铜(mg)	锰(mg)	硒(μg)
571	婴幼儿配方奶粉,美赞臣,安婴儿,不含乳糖,加铁,奶粉,非复原奶粉	INF FORMULA, MEAD JOHNSON, ENFAMIL, LACTOFREE, W/IRON, POW, NOT RECON	430	9.4	42	290	580	156	5.2	0.39		14.6
572	儿童配方奶粉,雅培营养液态奶,小安素,已稀释液态奶,加铁&膳食纤维(前摩尔罗斯奶业公司)	CHI FORMU, ABBOTT NUTRITION, PEDIASU RTF, W/IRON & FIB (FORMER ROSS)	92	1.32	19	80	124	36	0.56	0.106	0.144	3
573	婴幼儿配方奶粉,雀巢,GOOD START 2段,营养奶粉,加铁,已稀释液态奶	INF FORMULA, NESTLE, GOOD START 2 ESSENTIALS, W/IRON, RTF	78	1.2	5	52	88	25	0.52	0.055		1.3
574	婴幼儿配方奶粉,雀巢,GOOD START 2段,营养奶粉,加铁,浓缩液态奶,非复原乳	INF FORMULA, NE, GOO STAR 2 ESSENT W/IRON, LIQ CONC, NOT RECON	150	2.25	10	100	169	49	1	0.106		2.5
575	婴幼儿配方奶粉,雀巢,GOOD START 2段,营养奶粉,加铁,奶粉	INF FORMULA, NESTLE, GOOD START 2 ESSENTIALS, W/IRON, PDR	565	8.5	38	377	636	184	4	0.4		9.4
576	婴幼儿配方奶粉,雀巢,GOOD START 营养豆奶粉,加铁,已稀释液态奶	INF FORMULA, NESTLE, GOOD START ESSENTIALS SOY, W/IRON, RTF	63	1.25	7	41	75	23	0.6	0.078		1.6

(续表)

序号	食品描述	英文描述	钙 (mg)	铁 (mg)	镁 (mg)	磷 (mg)	钾 (mg)	钠 (mg)	锌 (mg)	铜 (mg)	锰 (mg)	硒 (μg)
577	婴幼儿配方奶粉，雀巢 GOOD START，加铁，浓缩液态奶，非复原乳	INF FORMULA, NEST, GOOD START ESSENT SOY, W/IRON, LIQ CONC, NOT RECO	133	2.29	14	80	146	46	1.14	0.152		2.5
578	婴幼儿配方奶粉，雀巢，GOOD START 营养豆奶，加铁，奶粉	INF FORMULA, NESTLE, GOOD START ESSENTIALS SOY, W/IRON, PDR	526	9	55	316	581	180	4.51	0.601		10
579	婴幼儿配方奶粉，美赞臣，3段大豆配方奶，奶粉，非复原奶粉	INF FORMULA, MEAD JOHNSON, NEXT STEP PROSOBEE, POW, NOT RECON	920	9.5	52	620	570	171	5.7	0.36	0.24	13.3
580	婴幼儿配方奶粉，美赞臣，3段大豆配方奶，冲调	INF FORMULA, MEAD JOHNSON, NEXT STEP PROSOBEE, PREPRING	128	1.31	7	85	79	23	0.79	0.05	0.033	1.8
581	婴儿食品，玉米＆甘薯，糊状食品	BABYFOOD, CORN & SWT POTATOES, STR	18	0.31	10	29	154	14	0.19	0.051	0	1.1
582	婴幼儿配方奶粉，雅培营养（金敏盾），深度水解低敏配方，喜康宝（金盾），已稀释液态奶，添加 ARA & DHA	INF FORMULA, ABBO NUTR, SIMIL, ALIMENT, ADVAN, RTF, W/ARA & DHA	69	1.18	5	49	77	29	0.49	0.049	0.006	1.2

(续表)

序号	食品描述	英文描述	钙 (mg)	铁 (mg)	镁 (mg)	磷 (mg)	钾 (mg)	钠 (mg)	锌 (mg)	铜 (mg)	锰 (mg)	硒 (μg)
583	婴幼儿配方奶粉，PBM产品，自有品牌，已稀释液态奶，（前惠氏）	INF FORMULA, PBM PRODUC, STO BRA, RTF (FORMERLY WYETH-AYERST)	41	1.18	5	28	55	14	0.53	0.046		1.4
584	婴幼儿配方奶粉，PBM产品，自有品牌，浓缩液态奶，非复原乳（前惠氏）	INF FORMULA, PBM PROD, STORE BRAND, LIQ CONC, NOT REC (FORM WYETH–AYERST)	83	2.36	9	55	109	29	1.06	0.092		2.6
585	婴幼儿配方奶粉，PBM产品，自有品牌，奶粉	INF FORMULA, PBM PRODUCTS, STORE BRAND, PDR	331	9.5	36	221	441	118	3.9	0.37		11
586	婴幼儿配方奶粉，PBM产品，自有品牌，豆奶，已稀释液态奶	INF FORMULA, PBM PRODUCTS, STORE BRAND, SOY, RTF	59	1.18	7	41	69	18	0.53	0.046		1.4
587	婴幼儿配方奶粉，PBM产品，自有品牌，豆奶，奶粉，浓缩液态奶，非复原乳	INF FORMULA, PBM PRODU, STORE BR, SOY, LIQ CONC, NOT RECON	118	2.36	14	82	138	36	1.06	0.092		3.6
588	婴幼儿配方奶粉，PBM产品，自有品牌，豆奶，奶粉	INF FORMULA, PBM PRODUCTS, STORE BRAND, SOY, PDR	453	9.1	51	317	528	151	3.8	0.355		11

(续表)

序号	食品描述	英文描述	钙 (mg)	铁 (mg)	镁 (mg)	磷 (mg)	钾 (mg)	钠 (mg)	锌 (mg)	铜 (mg)	锰 (mg)	硒 (μg)
589	婴幼儿配方奶粉,美赞臣,安婴儿,已稀释液态奶,添加 ARA & DHA	INF FORMULA, MEAD JOHNSON, ENFAMI AR LIPIL, RTF, W/ARA & DHA	53	1.23	5	36	74	27	0.68	0.051		1.9
590	婴幼儿配方奶粉,美赞臣,安婴儿,奶粉,添加 ARA & DHA	INF FORMULA, MEAD JOHNSON, ENFAMI AR LIPIL, PDR, W/ARA & DHA	397	9.16	41	269	550	204	5.09	0.382		14.3
591	婴幼儿配方奶粉,雅培营养(金盾),喜康宝,早产儿配方,已稀释液态奶,添加 ARA & DHA	INF FORMULA, ABBOTT NUTRITION, SIMIL NEOSU, RTF, W/ARA & DHA	72	1.23	6	42	97	23	0.82	0.082	0.006	1.6
592	婴幼儿配方奶粉,雅培营养(金盾),喜康宝,早产儿配方,奶粉,添加 ARA & DHA	INF FORMULA, ABBOTT, SIMILAC, NEOSURE, PDR, W/ARA & DHA	541	9.26	46	319	731	170	6.18	0.618	51.499	11.8
593	婴幼儿配方奶粉,雅培营养(金盾),喜康敏过敏配方,乳糖(无乳糖),已稀释液态奶,添加 DHA & ARA	INF FORMULA, ABB NUTR, SIMI, SENS (LACT FRE) RTF, W/ARA & DHA	58	1.24	3	39	74	21	0.52	0.06	0.003	1.2
594	婴幼儿配方奶粉,雅培营养(金盾),喜康敏过敏配方,乳糖(无乳糖),浓缩液态奶,添加 ARA & DHA	INF FORMULA, ABBOTT NUTRITION, SIMIL, SENS, (LACT FR), LIQ CONC, W/ARA & DHA	108	2.32	8	72	138	39	0.97	0.062	0.006	2.9

(续表)

序号	食品描述	英文描述	钙(mg)	铁(mg)	镁(mg)	磷(mg)	钾(mg)	钠(mg)	锌(mg)	铜(mg)	锰(mg)	硒(μg)
595	婴幼儿配方奶粉, 雅培营养, 喜康宝(金盾), 乳糖过敏配方(无乳糖), 奶粉, 添加 ARA & DHA	INF FORMULA, ABBOTT NUTRITION, SIMIL, SENS, (LACTO FR), PD, W/ ARA & DHA	436	9.33	30	293	557	158	3.91	0.451	0.023	9
596	婴幼儿配方奶粉, 雅培营养, 喜康宝(金盾), 一段(加铁), 已稀释液态奶	INF FORMULA, ABBOTT NUTRITION, SIMILAC, ADVANCE, W/IRON, RTF	53	1.18	4	28	69	16	0.49	0.059	0.003	1.2
597	婴幼儿配方奶粉, 雅培营养, 喜康宝(金盾), 一段(加铁), 奶粉, 非复原液态奶	INF FORMULA, ABBOTT NUTRITION, SIMILAC, ADVANC, W/IRON, POW, NOT RECON	410	9.47	32	221	552	126	3.94	0.473	0.026	11.6
598	婴幼儿配方奶粉, 雅培营养, 喜康宝(金盾), 一段(加铁), 浓缩液态奶, 非复原乳	INF FORMULA, ABBOTT NUTRITION, SIMILAC, ADVAN, W/IRON, LIQ CONC, NOT RECON	99	2.3	8	54	134	31	0.96	0.115	0.006	2.8
599	婴幼儿配方奶粉, 雅培营养, 喜康宝(金盾), 大豆配方, 一段, 加铁, 浓缩液态奶	INF FORMULA, ABBOTT NUTRITION, SIMIL, ISOMIL, ADVA W/IRON, LIQ CONC	134	2.3	10	96	138	56	0.96	0.096	0.032	2.7

2 奶制品、调味剂及婴幼儿食品微量元素

（续表）

序号	食品描述	英文描述	钙(mg)	铁(mg)	镁(mg)	磷(mg)	钾(mg)	钠(mg)	锌(mg)	铜(mg)	锰(mg)	硒(μg)
600	婴幼儿配方奶粉，雅培营养，喜康宝（金盾），大豆配方，加铁，已稀释液态奶	INF FORMULA, ABBOTT NUTRITION, SIMIL, ISOMIL, AD-VANCE W/IRON, RTF	69	1.18	5	49	71	29	0.49	0.049	0.016	1.4
601	婴幼儿配方奶粉，雅培营养，喜康宝（金盾），大豆配方，加铁，奶粉，非复原奶粉	INF FORMULA, ABBOTT NUTRITION, SIMI, ISOMI, ADVAN W/IRON, PD, NOT RECON	540	9.26	39	386	555	226	3.86	0.386	0.129	10.8
602	婴幼儿配方奶粉，美赞臣，安婴儿，早产儿&体重过轻配方，已稀释液态奶，添加ARA & DHA	INF FORMULA, MEAD JOHNSON, ENFAMIL, ENFACARE LIPIL, RTF, ARA & DHA	86	1.28	6	47	75	25	0.88	0.086	0.011	2
603	婴儿食品，酸奶，全脂牛奶，添加水果，多种谷物&添加强化DHA	BABYFOOD, YOG, WHL MILK, W/FRUIT, MULTIG CRL & ADD DHA FORT	107	0.15	15	95	149	41	0.59	0.023	0.101	2.8
604	婴幼儿配方奶粉，雅培，深度水解低敏配方一段，加铁，奶粉，非复原奶粉，添加DHA & ARA	INF FORMULA, ABBOTT, ALIMENTUM ADVANCE, IRON, POW, NOT RECON, DHA & ARA	534	9.16	38	382	598	224	3.82	0.382		9.3

(续表)

序号	食品描述	英文描述	钙(mg)	铁(mg)	镁(mg)	磷(mg)	钾(mg)	钠(mg)	锌(mg)	铜(mg)	锰(mg)	硒(μg)
605	婴儿食品，糊状切达芝士土豆&西兰花，幼儿食品	BABYFOOD, MSHD CHEDDAR POTATOES & BROCCOLI, TODDLER	20	0.16	8	24	118	176	0.16	0.06	0.056	0.5
606	婴幼儿配方奶粉，雀巢，GOOD START SUPREME，加铁，添加DHA & ARA，已稀释液态奶	INF FORMULA, NESTLE, GOOD START SUPREME, W/IRON, DHA & ARA, RTF	42	0.99	5	24	71	18	0.53	0.053		1.3
607	婴幼儿配方奶粉，雀巢，GOOD START SUPREME，加铁，添加DHA & ARA，浓缩液态奶	INF FORMULA, NESTLE, GOOD START SUPREME, IRON, DHA & ARA, PRP FR LC	42	0.99	5	24	71	18	0.53	0.053		1.3
608	婴幼儿配方奶粉，美赞臣，安婴儿防胀气奶粉，加铁，冲调	INF FORMULA, MEAD JOHNSON, ENFAMIL GENTLEASE LIPIL, W/ IRON, PREPRING	53	1.18	5	30	71	21	0.66	0.05	0.01	1.8
609	婴儿食品，强化谷类棒，水果馅料	BABYFOOD, FORT CRL BAR, FRUIT FILLING	1 053	13.16	19	247	180	157	0.59	0.082	0.461	14.1
610	婴儿食品，酸奶，全脂牛奶，添加水果，多种谷物&加铁强化	BABYFOOD, YOGU, WHL MILK, W/FRUI, MULTIGRA CRL & ADD IRON FORT	98	4.18	15	86	143	38	0.54	0.031	0.064	2.4

2 奶制品、调味剂及婴幼儿食品微量元素

(续表)

序号	食品描述	英文描述	钙(mg)	铁(mg)	镁(mg)	磷(mg)	钾(mg)	钠(mg)	锌(mg)	铜(mg)	锰(mg)	硒(μg)
611	婴幼儿配方奶粉,雀巢,GOOD START 豆奶,添加 DHA & ARA,浓缩液态奶	INF FORMULA, NESTLE, GOOD START SOY, W/DHA & ARA, LIQ CONC	139	2.38	15	84	154	53	1.19	0.106		4
612	幼儿配方,美赞臣,安婴儿,金樽系列,奶粉	TODDL FORM, MEAD JOHNSON, ENFAMIL, PDR	600	9	40	420	650	210	4.5	0.45		14
613	幼儿配方,美赞臣,金樽2段,已稀释液态奶	TODDLER FORMULA, MEAD JOHNSON, ENFAGROW PREMIUM, RTF	133	1.37	5	89	89	25	0.68	0.051		1.9
614	婴幼儿配方奶粉,美赞臣,安婴儿防胀气,奶粉	INF FORMULA, MEAD JOHNSON, ENFAMIL, GENTLEASE, PDR	420	9.3	41	240	560	185	5.1	0.39	0.077	14.4
615	婴幼儿配方奶粉,美赞臣,安婴儿,防胀气,幼儿奶粉,已稀释液态奶	INF FORMULA, MEAD JOHNSON, ENFAMIL, ENFAGROW GENTLEA, TOD, RTF	128	1.31	5	85	85	26	0.66	0.049	0.01	1.8
616	婴幼儿配方奶粉,美赞臣,安婴儿,豆奶,幼儿奶粉,已稀释液态奶	INF FORMULA, MEAD JOHNSON, ENFAMIL, ENFAGROW, SOY, TODD RTF	128	1.31	7	85	79	24	0.79	0.049	0.033	1.8

(续表)

序号	食品描述	英文描述	钙 (mg)	铁 (mg)	镁 (mg)	磷 (mg)	钾 (mg)	钠 (mg)	锌 (mg)	铜 (mg)	锰 (mg)	硒 (μg)
617	婴幼儿配方奶粉，美赞臣，安婴儿，氨基酸配方防过敏，已稀释液态奶	INF FORMULA, MEAD JOHNSON, ENFAMIL, NUTRAMIGEN AA, RTF	62	1.18	7	34	72	31	0.66	0.049	0.039	1.8
618	婴幼儿配方奶粉，美赞臣，安婴儿，早产儿配方，20卡路里，已稀释液态奶	INF FORMULA, MEAD JOHNSON, ENFAMIL, PREMATURE, 20 CAL RTF	108	1.18	6	54	64	38	0.98	0.079	0.004	1.8
619	婴幼儿配方奶粉，美赞臣，安婴儿，早产儿配方，24卡路里，已稀释液态奶	INF FORMULA, MEAD JOHNSON, ENFAMIL, PREMATURE, 24 CALO RTF	108	1.18	6	54	64	38	0.98	0.079	0.004	1.8
620	婴幼儿配方奶粉，美赞臣，金樽系列，新生儿奶粉，已稀释液态奶	INF FORMULA, MEAD JOHNSON, ENFAMIL, PREMIUM, NEWBORN, RTF	51	1.18	5	28	71	18	0.66	0.049	0.009	1.8
621	婴幼儿配方奶粉，嘉宝，GOOD START 2段豆奶，加铁，已稀释液态奶	INF FORMULA, GERBER, GOOD START 2 SOY, W/IRON, RTF	125	1.31	7	70	76	26	0.59	0.049	0.033	2
622	婴幼儿配方奶粉，嘉宝，GOOD START，进阶保护配方，已稀释液态奶	INF FORMULA, GERBER, GOOD START, PROTECT PLUS, RTF	44	0.98	5	25	71	18	0.52	0.08	0.01	3

2 奶制品、调味剂及婴幼儿食品微量元素

(续表)

序号	食品描述	英文描述	钙 (mg)	铁 (mg)	镁 (mg)	磷 (mg)	钾 (mg)	钠 (mg)	锌 (mg)	铜 (mg)	锰 (mg)	硒 (μg)
623	婴幼儿配方奶粉,嘉宝,GOOD START 2段,防胀气进阶配方,已稀释液态奶	INF FORMULA, GERBER GOOD START 2, GENTLE PLUS, RTF	125	1.31	0	70	71	18	0.52	0.052	0.01	2
624	婴幼儿配方奶粉,嘉宝,GOOD START 2段,进阶保护配方,已稀释液态奶	INF FORMULA, GERBER, GOOD START 2, PROTECT PLUS, RTF	44	0.98	5	25	71	18	0.52	0.08	0.01	3
625	婴幼儿配方奶粉,雅培营养,喜康宝(金稀盾),GO & GR,释液态奶,添加ARA & DHA	INF FORMULA, ABBOTT NUTRITION, SIMIL, GO & GR, RTF, W/ARA & DHA	128	1.31	6	85	98	20	0.49	0.059	0.003	1.2
626	婴幼儿配方奶粉,雅培营养,喜康宝(金稀盾),进阶护理配方,防腹泻,已稀释液态奶	INF FORMULA, ABBOTT NUTRITION, SIMIL, EXPERT CARE, DIARRH RTF	69	1.18	5	49	71	29	0.49	0.049	0.016	1.2
627	婴幼儿配方奶粉,雅培营养,喜康宝(金稀盾),防吐奶配方,已稀释液态奶,添加DHA & ARA	INF FORMULA, ABBOTT NUTRITION, SIMIL, FOR SPIT UP, RTF, W/ARA & DHA	55	1.18	4	37	70	20	0.49	0.059	0.003	1.2
628	婴儿食品,水果,香蕉和草莓,果汁	BABYFD, FRU, BAN AND STRAW, JU	0	0.14	30	24	395	1	0.23	0.087	0.3	1.1

(续表)

序号	食品描述	英文描述	钙(mg)	铁(mg)	镁(mg)	磷(mg)	钾(mg)	钠(mg)	锌(mg)	铜(mg)	锰(mg)	硒(μg)
629	婴儿食品,香蕉和混合浆果,糊状	BABYFOO, BAN WI MIX BERR, ST	0	0	23	20	283	0	0.23	0.094	0.351	0.8
630	婴儿食品,杂粮全谷类,干制强化	BABYFOOD, MULTIGRAIN WHOLE GRAIN CEREAL, DRY FORTIFIED	800	30	95	333	467	33	10.67	0.225	2.459	31.7
631	婴儿食品,BABY MUM MUM 米饼	BABYFOOD, BABY MUM MUM RICE BISCUITS	0	0	47	127	504	313	0.65	0.156	0.732	8
632	婴幼儿配方奶粉,雅培营养,喜康宝(金盾)防吐奶配方,奶粉	INF FORMULA, ABBOTT NUTRIT, SIMILAC, FOR SPIT UP, POW	432	9.3	31	288	550	154	3.83	0.463	0.026	9.3

3 奶制品、调味剂及婴幼儿食品维生素（1）

3 奶制品、调味剂及婴幼儿食品维生素（1）

序号	食品描述	英文描述	VC (mg)	硫胺素 (mg)	核黄素 (mg)	烟酸 (mg)	泛酸 (mg)	维生素 B_6 (mg)	总叶酸 (μg)	叶酸 (μg)	食物叶酸 (μg)	总膳食叶酸当量 (μg)	总胆碱 (mg)	VB_{12} (μg)
1	黄油，带盐	BUTTER, WITH SALT	0	0.005	0.034	0.042	0.11	0.003	3	0	3	3	18.8	0.17
2	黄油，搅打型，带盐	BUTTER, WHIPPED, W/SALT	0	0.007	0.064	0.022	0.097	0.008	4	0	4	4	18.8	0.07
3	黄油，无水	BUTTER OIL, ANHYDROUS	0	0.001	0.005	0.003	0.01	0.001	0	0	0	0	22.3	0.01
4	蓝奶酪	CHEESE, BLUE	0	0.029	0.382	1.016	1.729	0.166	36	0	36	36	15.4	1.22
5	砖型干酪	CHEESE, BRICK	0	0.014	0.351	0.118	0.288	0.065	20	0	20	20	15.4	1.26
6	法国布里奶酪	CHEESE, BRIE	0	0.07	0.52	0.38	0.69	0.235	65	0	65	65	15.4	1.65
7	卡门塔尔干酪	CHEESE, CAMEMBERT	0	0.028	0.488	0.63	1.364	0.227	62	0	62	62	15.4	1.3
8	藏茴香奶酪	CHEESE, CARAWAY	0	0.031	0.45	0.18	0.19	0.074	18	0	18	18		0.27
9	车达奶酪	CHEESE, CHEDDAR	0	0.029	0.428	0.059	0.41	0.066	27	0	27	27	16.5	1.1
10	柴郡奶酪	CHEESE, CHESHIRE	0	0.046	0.293	0.08	0.413	0.074	18	0	18	18		0.83
11	科尔比干酪	CHEESE, COLBY	0	0.015	0.375	0.093	0.21	0.079	18	0	18	18	15.4	0.83
12	农家奶酪，奶油奶酪，大或小的凝乳块	CHEESE, COTTAGE, CRMD, LRG OR SML CURD	0	0.027	0.163	0.099	0.557	0.046	12	0	12	12	18.4	0.43
13	农家奶酪，奶油奶酪，带水果	CHEESE, COTTAGE, CRMD, W/FRUIT	1.4	0.033	0.142	0.15	0.181	0.068	11	0	11	11	17.5	0.53

(续表)

序号	食品描述	英文描述	VC (mg)	硫胺素 (mg)	核黄素 (mg)	烟酸 (mg)	泛酸 (mg)	维生素B$_6$ (mg)	总叶酸 (μg)	叶酸 (μg)	食物叶酸 (μg)	总膳食叶酸当量 (μg)	总胆碱 (mg)	VB$_{12}$ (μg)
14	农家奶酪，无脂，无奶油，干制的，大或小的凝乳块	CHEESE, COTTAGE, NONFAT, UNCRMD, DRY, LRG OR SML CURD	0	0.023	0.226	0.144	0.446	0.016	9	0	9	9	17.9	0.46
15	农家奶酪，低脂，2%乳脂	CHEESE, COTTAGE, LOWFAT, 2% MILKFAT	0	0.02	0.251	0.103	0.524	0.057	8	0	8	8	16.3	0.47
16	农家奶酪，低脂，1%乳脂	CHEESE, COTTAGE, LOWFAT, 1% MILKFAT	0	0.021	0.165	0.128	0.215	0.068	12	0	12	12	17.5	0.63
17	奶油乳酪	CHEESE, CREAM	0	0.023	0.23	0.091	0.517	0.056	9	0	9	9	27.2	0.22
18	艾丹姆干酪	CHEESE, EDAM	0	0.037	0.389	0.082	0.281	0.076	16	0	16	16	15.4	1.54
19	菲达奶酪	CHEESE, FETA	0	0.154	0.844	0.991	0.967	0.424	32	0	32	32	15.4	1.69
20	芳提娜干酪	CHEESE, FONTINA	0	0.021	0.204	0.15	0.429	0.083	6	0	6	6	15.4	1.68
21	盖耶特干酪/挪威羊奶干酪	CHEESE, GJETOST	0	0.315	1.382	0.813	3.351	0.271	5	0	5	5		2.42
22	高达奶酪	CHEESE, GOUDA	0	0.03	0.334	0.063	0.34	0.08	21	0	21	21	15.4	1.54
23	格律耶尔奶酪	CHEESE, GRUYERE	0	0.06	0.279	0.106	0.562	0.081	10	0	10	10	15.4	1.6
24	林堡干酪	CHEESE, LIMBURGER	0	0.08	0.503	0.158	1.177	0.086	58	0	58	58	15.4	1.04
25	蒙特利干酪	CHEESE, MONTEREY	0	0.015	0.39	0.093	0.21	0.079	18	0	18	18	15.4	0.83
26	马苏里拉奶酪，全脂牛奶	CHEESE, MOZZARELLA, WHL MILK	0	0.03	0.283	0.104	0.141	0.037	7	0	7	7	15.4	2.28

3 奶制品、调味剂及婴幼儿食品维生素（1）

（续表）

序号	食品描述	英文描述	VC (mg)	硫胺素 (mg)	核黄素 (mg)	烟酸 (mg)	泛酸 (mg)	维生素 B₆ (mg)	总叶酸 (μg)	叶酸 (μg)	食物叶酸 (μg)	总膳食叶酸当量 (μg)	总胆碱 (mg)	VB₁₂ (μg)
27	马苏里拉奶酪，全脂牛奶，低水分	CHEESE, MOZZARELLA, WHL MILK, LO MOIST	0	0.016	0.27	0.094	0.071	0.062	8	0	8	8	15	0.73
28	马苏里拉奶酪，脱脂牛奶	CHEESE, MOZZARELLA, PART SKIM MILK	0	0.018	0.303	0.105	0.079	0.07	9	0	9	9	15.4	0.82
29	马苏里拉脱脂奶酪，低水分	CHEESE, MOZZARELLA, LO MOIST, PART-SKIM	0	0.024	0.353	0.111	0.429	0.1	27	0	27	27	14.2	1.68
30	明斯特干酪	CHEESE, MUENSTER	0	0.013	0.32	0.103	0.19	0.056	12	0	12	12	15.4	1.47
31	纽沙特尔干酪	CHEESE, NEUFCHATEL	0	0.022	0.155	0.21	0.575	0.041	14	0	14	14		0.3
32	帕尔玛奶酪，磨碎的	CHEESE, PARMESAN, GRATED	0	0.026	0.358	0.08	0.45	0.081	6	0	6	6	14.1	1.4
33	帕尔玛奶酪，硬质	CHEESE, PARMESAN, HARD	0	0.039	0.332	0.271	0.453	0.091	7	0	7	7	15.4	1.2
34	波特撒鲁特奶酪	CHEESE, PORT DE SALUT	0	0.014	0.24	0.06	0.21	0.053	18	0	18	18	15.4	1.5
35	波萝伏洛干酪	CHEESE, PROVOLONE	0	0.019	0.321	0.156	0.476	0.073	10	0	10	10	15.4	1.46
36	里科塔乳清奶酪，全脂牛奶	CHEESE, RICOTTA, WHOLE MILK	0	0.013	0.195	0.104	0.213	0.043	12	0	12	12	17.5	0.34
37	里科塔乳清奶酪，脱脂牛奶	CHEESE, RICOTTA, PART SKIM MILK	0	0.021	0.185	0.078	0.242	0.02	13	0	13	13	16.3	0.29

(续表)

序号	食品描述	英文描述	VC (mg)	硫胺素 (mg)	核黄素 (mg)	烟酸 (mg)	泛酸 (mg)	维生素 B₆ (mg)	总叶酸 (μg)	叶酸 (μg)	食物叶酸 (μg)	总膳食叶酸当量 (μg)	总胆碱 (mg)	VB₁₂ (μg)
38	罗马诺干酪	CHEESE, ROMANO	0	0.037	0.37	0.077	0.424	0.085	7	0	7	7	15.4	1.12
39	洛克福特奶酪	CHEESE, ROQUEFORT	0	0.04	0.586	0.734	1.731	0.124	49	0	49	49		0.64
40	瑞士干酪	CHEESE, SWISS	0	0.011	0.302	0.064	0.353	0.071	10	0	10	10	15.5	3.06
41	泰尔西特干酪	CHEESE, TILSIT	0	0.061	0.359	0.205	0.346	0.065	20	0	20	20		2.1
42	巴氏杀菌过程奶酪，美国奶酪，强化维生素 D	CHEESE, PAST PROCESS, AMERICAN, FORT W/ VITAMIN D	0	0.015	0.234	0.076	0.403	0.054	8	0	8	8	19.2	1.5
43	巴氏杀菌过程奶酪，甜椒奶酪	CHEESE, PAST PROCESS, PIMENTO	2.3	0.027	0.354	0.078	0.485	0.071	8	0	8	8	34.7	0.7
44	巴氏杀菌过程奶酪，瑞士奶酪	CHEESE, PAST PROCESS, SWISS	0	0.014	0.276	0.038	0.26	0.036	6	0	6	6	36.2	1.23
45	奶酪食品，冷装，美国奶酪	CHEESE FD, COLD PK, AMERICAN	0	0.03	0.446	0.074	0.977	0.141	5	0	5	5		1.28
46	奶酪食品，巴氏杀菌过程，美国奶酪，维生素 D 强化	CHEESE FD, PAST PROCESS, AMERICAN, VITAMIN D FORT	0	0.035	0.36	0.155	0.855	0.102	7	0	7	7	36.2	1.33
47	奶酪食品，巴氏杀菌过程，瑞士奶酪	CHEESE FD, PAST PROCESS, SWISS	0	0.014	0.4	0.104	0.5	0.035	6	0	6	6		2.3

3 奶制品、调味剂及婴幼儿食品维生素（1）

(续表)

序号	食品描述	英文描述	VC (mg)	硫胺素 (mg)	核黄素 (mg)	烟酸 (mg)	泛酸 (mg)	维生素B_6 (mg)	总叶酸 (μg)	叶酸 (μg)	食物叶酸 (μg)	总膳食叶酸当量 (μg)	总胆碱 (mg)	VB_{12} (μg)
48	涂抹干酪/软干酪，巴氏杀菌过程，美国奶酪	CHEESE SPRD, PAST PROCESS, AMERICAN	0	0.048	0.431	0.131	0.686	0.117	7	0	7	7	36.2	0.4
49	奶油，液态，半脂奶油	CREAM, FLUID, HALF AND HALF	0.9	0.03	0.194	0.109	0.539	0.05	3	0	3	3	18.7	0.19
50	奶油，液态，淡奶油（咖啡奶油或餐桌稀奶油）	CREAM, FLUID, LT (COFFEE CRM OR TABLE CRM)	0.8	0.023	0.19	0.09	0.44	0.044	2	0	2	2	16.8	0.14
51	奶油，液态，轻打发奶油	CREAM, FLUID, LT WHIPPING	0.6	0.024	0.125	0.042	0.259	0.028	4	0	4	4	16.8	0.2
52	奶油，液态，重打发奶油	CREAM, FLUID, HVY WHIPPING	0.6	0.02	0.188	0.064	0.495	0.035	4	0	4	4	16.8	0.16
53	打发奶油，奶油装饰材料，气溶胶包装	CREAM, WHIPPED, CRM TOPPING, PRESSURIZED	0	0.037	0.065	0.07	0.305	0.041	3	0	3	3	16.8	0.29
54	酸奶油，低脂肪，发酵的	CREAM, SOUR, RED FAT, CULTURED	0.9	0.035	0.149	0.067	0.363	0.016	11	0	11	11	19.2	0.3
55	发酵酸奶油	CREAM, SOUR, CULTURED	0.9	0.02	0.168	0.093	0.472	0.041	6	0	6	6	19.2	0.21
56	蛋奶酒	EGGNOG	1.5	0.034	0.19	0.105	0.417	0.05	1	0	1	1	52.2	0.45
57	酸沙拉酱，非乳脂，发酵的，填充奶油型	SOUR DRSNG, NON-BUTTERFAT, CULTURED, FILLED CREAM-TYPE	0.9	0.038	0.163	0.074	0.398	0.017	12	0	12	12	14.9	0.33

(续表)

序号	食品描述	英文描述	VC (mg)	硫胺素 (mg)	核黄素 (mg)	烟酸 (mg)	泛酸 (mg)	维生素 B₆ (mg)	总叶酸 (μg)	叶酸 (μg)	食物叶酸 (μg)	总膳食叶酸当量 (μg)	总胆碱 (mg)	VB₁₂ (μg)
58	添加氢化植物油混合的液乳	MILK, FILLED, FLUID, W/BLEND OF HYDR VEG OILS	0.9	0.03	0.123	0.087	0.301	0.04	5	0	5	5		0.34
59	添加月桂酸油的液乳	MILK, FILLED, FLUID, W/LAURIC ACID OIL	0.9	0.03	0.123	0.087	0.301	0.04	5	0	5	5	15	0.34
60	美国奶酪，不含脂肪	CHEESE, AMERICAN, NONFAT OR FAT FREE	0	0.412	0.545	5.56		0.567	9	0	9	9	38.4	1.85
61	液态奶油，带有氢化植物油和大豆蛋白	CREAM SUB, LIQ, W/HYDR VEG OIL & SOY PROT	0	0	0	0	0	0	0	0	0	0	0	0
62	液态植物油，带有月桂酸油和酪蛋白酸钠	CREAM SUB, LIQ, W/LAURIC ACID OIL & NA CASEINATE	0	0	0	0	0	0	0	0	0	0	0	0
63	奶油替代品，粉状	CREAM SUBSTITUTE, POWDERED	0	0	0	0	0.117	0	0	0	0	0	2.3	0
64	奶油装饰配料，粉状	DESSERT TOPPING, POWDERED	0	0	0	0	0	0	0	0	0	0	0.1	0
65	奶油装饰配料，粉状，1.5盎司用1/2杯牛奶准备	DESSERT TOPPING, Pow, 1.5 OZ PREP W/1/2 CUP MILK	0.7	0.027	0.117	0.06	0.226	0.03	4	0	4	4	10.6	0.26

3 奶制品、调味剂及婴幼儿食品维生素（1）

（续表）

序号	食品描述	英文描述	VC（mg）	硫胺素（mg）	核黄素（mg）	烟酸（mg）	泛酸（mg）	维生素 B₆（mg）	总叶酸（μg）	叶酸（μg）	食物叶酸（μg）	总膳食叶酸当量（μg）	总胆碱（mg）	VB₁₂（μg）
66	奶油装饰配料，气溶胶包装	DESSERT TOPPING, PRESSURIZED	0	0	0	0	0	0	0	0	0	0	0	0
67	奶油装饰配料，半固体，冷冻	DESSERT TOPPING, SEMI SOLID, FRZ	0	0	0	0	0	0	0	0	0	0	0	0
68	酸奶油，仿制，发酵	SOUR CRM, IMITN, CULTURED	0	0	0	0	0	0	0	0	0	0	0	0
69	液乳替代品，带有月桂酸油	MILK SUBSTITUTES, FLUID, W/LAURIC ACID OIL	0	0.012	0.088	0	0	0	0	0	0	0	0	0
70	全脂牛奶，3.25%乳脂，添加维生素 D	MILK, WHL, 3.25% MILKFAT, W/ADDED VITAMIN D	0	0.046	0.169	0.089	0.373	0.036	5	0	5	5	14.3	0.45
71	液乳再制品，3.7%乳脂	MILK, PRODUCER, FLUID, 3.7% MILK-FAT	1.5	0.038	0.161	0.084	0.313	0.042	5	0	5	5		0.36
72	液乳，低脂肪，2%乳脂，添加维生素 A 和维生素 D	MILK, RED FAT, FLUID, 2% MILKFAT, W/ADDED VIT A & VITAMIN D	0.2	0.039	0.185	0.092	0.356	0.038	5	0	5	5	16.4	0.53
73	液乳，低脂肪，2%乳脂，添加非乳脂固体，维生素 A 和维生素 D	MILK, RED FAT, FLUID, 2% MILKFAT, W/ADDED NFMS, VIT A & VIT D	1	0.04	0.173	0.09	0.336	0.045	5	0	5	5		0.38

(续表)

序号	食品描述	英文描述	VC (mg)	硫胺素 (mg)	核黄素 (mg)	烟酸 (mg)	泛酸 (mg)	维生素 B_6 (mg)	总叶酸 (μg)	叶酸 (μg)	食物叶酸 (μg)	总膳食叶酸当量 (μg)	总胆碱 (mg)	VB_{12} (μg)
74	液乳，低脂肪，2%乳脂，蛋白质，添加维生素A和维生素D	MILK, RED FAT, FLUID, 2% MILKFAT, PROT, W/ ADDED VIT A & D	1.1	0.045	0.194	0.101	0.376	0.051	6	0	6	6		0.43
75	液乳，低脂，1%乳脂，添加维生素A和维生素D	MILK, LOWFAT, FLUID, 1% MILKFAT, W/ ADDED VIT A & VITAMIN D	0	0.02	0.185	0.093	0.361	0.037	5	0	5	5	17.7	0.47
76	液乳，低脂，1%乳脂，添加非乳脂固体，维生素A和维生素D	MILK, LOWFAT, FLUID, 1% MILKFAT, W/ ADD NONFAT MILK SOL, VIT A/ D	1	0.04	0.173	0.09	0.336	0.045	5	0	5	5		0.38
77	液乳，低脂，1%乳脂，蛋白质强化，添加维生素A和维生素D	MILK, LOWFAT, FLUID, 1% MILKFAT, PROT FORT, W/ ADDED VIT A & D	1.2	0.045	0.192	0.1	0.373	0.05	6	0	6	6		0.43
78	液乳，无脂，添加维生素A和维生素D（无脂或脱脂）	MILK, NONFAT, FLUID, W/ ADDED VIT A & VIT D (FAT FREE OR SKIM)	0	0.045	0.182	0.094	0.357	0.037	5	0	5	5	15.6	0.5
79	液乳，无脂，添加非乳脂固体，维生素A和维生素D	MILK, NONFAT, FLUID, W/ ADDED NONFAT MILK SOL, VIT A & VIT D	1	0.041	0.175	0.091	0.339	0.046	5	0	5	5	16	0.39

3 奶制品、调味剂及婴幼儿食品维生素（1）

（续表）

序号	食品描述	英文描述	VC (mg)	硫胺素 (mg)	核黄素 (mg)	烟酸 (mg)	泛酸 (mg)	维生素B$_6$ (mg)	总叶酸 (μg)	叶酸 (μg)	食物叶酸 (μg)	总膳食叶酸当量 (μg)	总胆碱 (mg)	VB$_{12}$ (μg)
80	液乳，无脂，强化蛋白质，添加维生素A和维生素D（无脂肪或脱脂）	MILK, NONFAT, FLUID, PROT FORT, W/ ADD VIT A & D (FAT FREE/SKIM)	1.1	0.045	0.194	0.101	0.376	0.05	6	0	6	6		0.43
81	液乳，脱脂，发酵，低脂	MILK, BTTRMLK, FLUID, CULTURED, LOWFAT	1	0.034	0.154	0.058	0.275	0.034	5	0	5	5	17.7	0.22
82	液乳，低钠	MILK, LO NA, FLUID	0.9	0.02	0.105	0.043	0.304	0.034	5	0	5	5	16	0.36
83	奶粉，全脂，添加维生素D	MILK, DRY, WHL, W/ ADDED VITAMIN D	8.6	0.283	1.205	0.646	2.271	0.302	37	0	37	37	119.3	3.25
84	奶粉，无脂，普通牛奶，不添加维生素A和维生素D	MILK, DRY, NONFAT, REG, W/O ADDED VIT A & VITAMIN D	6.8	0.415	1.55	0.951	3.568	0.361	50	0	50	50	169.2	4.03
85	奶粉，无脂，速溶的和维生素A和维生素D	MILK, DRY, NONFAT, INST, W/ ADDED VIT A & VITAMIN D	5.6	0.413	1.744	0.891	3.235	0.345	50	0	50	50	167.8	3.99
86	奶粉，无脂肪，低钙	MILK, DRY, NONFAT, CA RED	6.7	0.163	1.642	0.665	3.312	0.298	50	0	50	50		3.98
87	脱脂乳，奶粉	MILK, BUTTERMILK, DRIED	5.7	0.392	1.579	0.876	3.17	0.338	47	0	47	47	118.7	3.82

(续表)

序号	食品描述	英文描述	VC (mg)	硫胺素 (mg)	核黄素 (mg)	烟酸 (mg)	泛酸 (mg)	维生素 B_6 (mg)	总叶酸 (μg)	叶酸 (μg)	食物叶酸 (μg)	总膳食叶酸当量 (μg)	总胆碱 (mg)	VB_{12} (μg)
88	罐装奶，炼乳，加糖的	MILK, CND, COND, SWTND	2.6	0.09	0.416	0.21	0.75	0.051	11	0	11	11	89.1	0.44
89	牛奶，罐装，浓缩的，添加维生素 D，不添加维生素 A	MILK, CND, EVAP, W/ ADDED VITAMIN D & WO/ ADDED VIT A	1.9	0.047	0.316	0.194	0.638	0.05	8	0	8	8	31.8	0.16
90	牛奶，罐装，浓缩的，无脂，添加维生素 A 和维生素 D	MILK, CND, EVAP, NONFAT, W/ ADDED VIT A & VITAMIN D	1.2	0.045	0.309	0.174	0.738	0.055	9	0	9	9	25.2	0.24
91	巧克力奶，液态，商品奶，全脂，添加维生素 A 和维生素 D	MILK, CHOC, FLUID, COMM, WHL, W/ ADDED VIT A & VITAMIN D	0.9	0.037	0.162	0.125	0.295	0.04	5	0	5	5	17	0.33
92	巧克力牛奶，液态，商品奶，低脂肪	MILK, CHOC, FLUID, COMM, RED FAT	0	0.045	0.183	0.164	0.539	0.024	2	0	2	2	17.1	0.33
93	巧克力牛奶，低脂，添加维生素 A 和维生素 D	MILK, CHOC, LOWFAT, W/ADDED VIT A & VITAMIN D	0.4	0.031	0.247	0.124	0.43	0.047	3	0	3	3	17	0.23
94	巧克力饮料牛奶，热可可，自制	MILK, CHOC BEV, HOT COCOA, HOMEMADE	0.2	0.039	0.182	0.133	0.328	0.04	5	0	5	5	15.6	0.49

3 奶制品、调味剂及婴幼儿食品维生素（1）

（续表）

序号	食品描述	英文描述	VC (mg)	硫胺素 (mg)	核黄素 (mg)	烟酸 (mg)	泛酸 (mg)	维生素 B_6 (mg)	总叶酸 (μg)	叶酸 (μg)	食物叶酸 (μg)	总膳食叶酸当量 (μg)	总胆碱 (mg)	VB_{12} (μg)
95	山羊奶，液态，添加维生素D	MILK, GOAT, FLUID, W/ ADDED VITAMIN D	1.3	0.048	0.138	0.277	0.31	0.046	1	0	1	1	16	0.07
96	人乳，成熟乳，液态	MILK, HUMAN, MATURE, FLUID	5	0.014	0.036	0.177	0.223	0.011	5	0	5	5	16	0.05
97	印度水牛奶，液态	MILK, INDIAN BUFFALO, FLUID	2.3	0.052	0.135	0.091	0.192	0.023	6	0	6	6		0.36
98	绵羊奶，液态	MILK, SHEEP, FLUID	4.2	0.065	0.355	0.417	0.407	0.06	7	0	7	7		0.71
99	奶昔，厚巧克力	MILK SHAKES, THICK CHOC	0	0.047	0.222	0.124	0.363	0.025	5	0	5	5	17	0.32
100	奶昔，厚香草	MILK SHAKES, THICK VANILLA	0	0.03	0.195	0.146	0.368	0.042	7	0	7	7	14.3	0.52
101	酸乳清，液态	WHEY, ACID, FLUID	0.1	0.042	0.14	0.079	0.381	0.042	2	0	2	2	16	0.18
102	酸乳清，干制	WHEY, ACID, DRIED	0.9	0.622	2.06	1.16	5.632	0.62	33	0	33	33	225	2.5
103	甜乳清，液态	WHEY, SWEET, FLUID	0.1	0.036	0.158	0.074	0.383	0.031	1	0	1	1	16	0.28
104	甜乳清，干制	WHEY, SWEET, DRIED	1.5	0.519	2.208	1.258	5.62	0.584	12	0	12	12	225	2.37
105	原味酸奶，全脂牛奶，8克蛋白质每8盎司	YOGURT, PLN, WHL MILK, 8 GRAMS PROT PER 8 OZ	0.5	0.029	0.142	0.075	0.389	0.032	7	0	7	7	15.2	0.37

(续表)

序号	食品描述	英文描述	VC (mg)	硫胺素 (mg)	核黄素 (mg)	烟酸 (mg)	泛酸 (mg)	维生素 B_6 (mg)	总叶酸 (μg)	叶酸 (μg)	食物叶酸 (μg)	总膳食叶酸当量 (μg)	总胆碱 (mg)	VB_{12} (μg)
106	原味酸奶,低脂,12克蛋白质每8盎司	YOGURT, PLN, LOFAT, 12 GRAMS PROT PER 8 OZ	0.8	0.044	0.214	0.114	0.591	0.049	11	0	11	11	15.2	0.56
107	原味酸奶,脱脂,13克蛋白质每8盎司	YOGURT, PLN, SKIM MILK, 13 GRAMS PROT PER 8 OZ	0.9	0.048	0.234	0.124	0.641	0.053	12	0	12	12	15.2	0.61
108	香草酸奶,低脂,11克蛋白质每8盎司	YOGURT, VANILLA, LOFAT, 11 GRAMS PROT PER 8 OZ	0.8	0.042	0.201	0.107	0.552	0.045	11	0	11	11	15.2	0.53
109	水果酸奶,低脂,9克蛋白质每8盎司	YOGURT, FRUIT, LOFAT, 9 GRAMS PROT PER 8 OZ	0.6	0.034	0.162	0.086	0.446	0.037	9	0	9	9	15.2	0.43
110	水果酸奶,低脂,10克蛋白质每8盎司	YOGURT, FRUIT, LOFAT, 10 GRAMS PROT PER 8 OZ	0.7	0.037	0.178	0.095	0.489	0.04	9	0	9	9	14	0.47
111	水果酸奶,低脂,11克蛋白质每8盎司	YOGURT, FRUIT, LOFAT, 11 GRAMS PROT PER 8 OZ	0.7	0.041	0.198	0.105	0.544	0.045	10	0	10	10		0.52
112	整蛋,生的,新鲜的	EGG, WHL, RAW, FRSH	0	0.04	0.457	0.075	1.533	0.17	47	0	47	47	293.8	0.89
113	蛋白,生的,新鲜的	EGG, WHITE, RAW, FRESH	0	0.004	0.439	0.105	0.19	0.005	4	0	4	4	1.1	0.09
114	蛋黄,生的,新鲜的	EGG, YOLK, RAW, FRSH	0	0.176	0.528	0.024	2.99	0.35	146	0	146	146	820.2	1.95
115	蛋黄,未加工的,冷冻的,巴氏杀菌	EGG, YOLK, RAW, FRZ, PAST	0	0.223	0.563	0.031	3.437	0.412	151	0	151	151	639.3	1.9

3 奶制品、调味剂及婴幼儿食品维生素（1）

（续表）

序号	食品描述	英文描述	VC (mg)	硫胺素 (mg)	核黄素 (mg)	烟酸 (mg)	泛酸 (mg)	维生素 B₆ (mg)	总叶酸 (μg)	叶酸 (μg)	食物叶酸 (μg)	总膳食叶酸当量 (μg)	总胆碱 (mg)	VB₁₂ (μg)
116	蛋黄，生的，冷冻，糖的，巴氏杀菌	EGG, YOLK, RAW, FRZ, SUGARED, PAST	0	0.14	0.523	0.037	3.287	0.398	174	0	174	174	669.3	1.64
117	整蛋，熟的，煎蛋	EGG, WHL, CKD, FRIED	0	0.044	0.495	0.082	1.66	0.184	51	0	51	51	317.1	0.97
118	整蛋，熟的，煮得较熟的水煮蛋	EGG, WHL, CKD, HARD-BOILED	0	0.066	0.513	0.064	1.398	0.121	44	0	44	44	293.8	1.11
119	整蛋，熟的，煎蛋	EGG, WHOLE, COOKED, OMELET	0	0.034	0.386	0.064	1.289	0.143	39	0	39	39	247.6	0.76
120	整蛋，熟的，水煮蛋	EGG, WHL, CKD, POACHED	0	0.032	0.387	0.063	1.527	0.144	35	0	35	35	234.1	0.71
121	整蛋，熟的，炒的	EGG, WHL, CKD, SCRMBLD	0	0.04	0.376	0.076	1.217	0.134	36	0	36	36	221	0.76
122	整蛋，干制的	EGG, WHL, DRIED	0	0.183	1.977	0.34	5.55	0.499	119	0	119	119	1 266.7	2.96
123	整蛋，干制的，均质的，低葡萄糖	EGG, WHL, DRIED, STABILIZED, GLUCOSE RED	0	0.325	1.232	0.259	6.71	0.42	193	0	193	193		10.51
124	整蛋，干制的，片状的，低葡萄糖	EGG, WHITE, DRIED, FLAKES, STABILIZED, GLUCOSE RED	0	0.035	2.162	0.675	1.829	0.023	89	0	89	89	8.4	0.49
125	蛋白，干制的，均质的，粉状的，低葡萄糖	EGG, WHITE, DRIED, PDR, STABILIZED, GLUCOSE RED	0	0.037	2.316	0.723	1.958	0.024	96	0	96	96	8.4	0.53
126	蛋黄，干制的	EGG, YOLK, DRIED	0	0.387	1.257	0.083	9.063	0.742	209	0	209	209	2 403.3	5.11

(续表)

序号	食品描述	英文描述	VC (mg)	硫胺素 (mg)	核黄素 (mg)	烟酸 (mg)	泛酸 (mg)	维生素 B$_6$ (mg)	总叶酸 (μg)	叶酸 (μg)	食物叶酸 (μg)	总膳食叶酸当量 (μg)	总胆碱 (mg)	VB$_{12}$ (μg)
127	鸭蛋，整蛋，新鲜的，生的	EGG, DUCK, WHOLE, FRESH, RAW	0	0.156	0.404	0.2	1.862	0.25	80	0	80	80	263.4	5.4
128	鹅蛋，整蛋，新鲜的，生的	EGG, GOOSE, WHOLE, FRESH, RAW	0	0.147	0.382	0.189	1.759	0.236	76	0	76	76	263.4	5.1
129	鹌鹑蛋，整蛋，新鲜的，生的	EGG, QUAIL, WHOLE, FRESH, RAW	0	0.13	0.79	0.15	1.761	0.15	66	0	66	66	263.4	1.58
130	火鸡蛋，整蛋，新鲜的，生的	EGG, TURKEY, WHL, FRSH, RAW	0	0.11	0.47	0.024	1.889	0.131	71	0	71	71		1.69
131	蛋替代品，粉末状的	EGG SUBSTITUTE, POWDER	0.8	0.226	1.76	0.577	3.384	0.143	125	0	125	125	117.6	3.52
132	无盐黄油	BUTTER, WITHOUT SALT	0	0.005	0.034	0.042	0.11	0.003	3	0	3	3	18.8	0.17
133	帕尔玛/帕玛森奶酪，碎的	CHEESE, PARMESAN, SHREDDED	0	0.041	0.352	0.287	0.527	0.105	8	0	8	8	15.4	1.4
134	无脂牛奶，液态。不添加维生素 A 和维生素 D（无脂或脱脂）	MILK, NONFAT, FLUID, WO/ ADDED VIT A & VIT D (FAT FREE OR SKIM)	0	0.045	0.182	0.094	0.357	0.037	5	0	5	5	15.6	0.5

3 奶制品、调味剂及婴幼儿食品维生素（1）

（续表）

序号	食品描述	英文描述	VC (mg)	硫胺素 (mg)	核黄素 (mg)	烟酸 (mg)	泛酸 (mg)	维生素 B_6 (mg)	总叶酸 (μg)	叶酸 (μg)	食物叶酸 (μg)	总膳食叶酸当量 (μg)	总胆碱 (mg)	VB_{12} (μg)
135	牛奶，低脂肪，液态。2%乳脂肪，添加非乳脂固体，未添加维生素A	MILK, RED FAT, FLUID, 2% MILKFAT, W/ NONFAT MILK SOL, WO/ VIT A	1.1	0.045	0.194	0.101	0.339	0.046	5	0	5	5		0.39
136	罐装牛奶，浓缩的，添加维生素A	MILK, CND, EVAP, W/ VIT A	1.9	0.047	0.316	0.194	0.638	0.05	8	0	8	8		0.16
137	奶粉，无脂，普通牛奶，添加维生素A和维生素D	MILK, DRY, NON-FAT, REG, W/ ADDED VIT A & VITAMIN D	6.8	0.415	1.55	0.951	3.568	0.361	50	0	50	50	169.2	4.03
138	奶粉，无脂，速溶的，未添加维生素A和维生素D	MILK, DRY, NON-FAT, INST, WO/ ADDED VIT A & VITAMIN D	5.6	0.413	1.744	0.891	3.23	0.345	50	0	50	50	167.8	3.99
139	山羊奶酪，硬质	CHEESE, GOAT, HARD TYPE	0	0.14	1.19	2.4	0.41	0.08	4	0	4	4	15.4	0.12
140	山羊奶酪，半软	CHEESE, GOAT, SEMISOFT TYPE	0	0.072	0.676	1.148	0.19	0.06	2	0	2	2	15.4	0.22
141	山羊奶酪，软质	CHEESE, GOAT, SOFT TYPE	0	0.07	0.38	0.43	0.68	0.25	12	0	12	12	15.4	0.19
142	蛋黄，生的，冷冻，咸的，巴氏杀菌	EGG, YOLK, RAW, FRZ, SALTED, PAST	0	0.14	0.427	0.027	3.167	0.402	112	0	112	112	705	1.61
143	马苏里拉奶酪替代品	CHEESE SUB, MOZZARELLA	0.1	0.026	0.444	0.317	0.083	0.051	11	0	11	11	13.7	0.81

(续表)

序号	食品描述	英文描述	VC (mg)	硫胺素 (mg)	核黄素 (mg)	烟酸 (mg)	泛酸 (mg)	维生素 B₆ (mg)	总叶酸 (μg)	叶酸 (μg)	食物叶酸 (μg)	总膳食叶酸当量 (μg)	总胆碱 (mg)	VB₁₂ (μg)
144	起司酱,做法来自食谱	CHEESE SAU, PREP FROM RECIPE	0.6	0.044	0.243	0.204	0.233	0.045	10	2	8	11	5.1	0.35
145	墨西哥奶酪,陈年奶酪	CHEESE, MEXICAN, QUESO ANEJO	0	0.02	0.209	0.032	0.252	0.047	1	0	1	1	15.4	1.38
146	墨西哥奶酪,烤奶酪	CHEESE, MEXICAN, QUESO ASADERO	0	0.021	0.223	0.181	0.231	0.053	8	0	8	8	15.4	1
147	墨西哥奶酪,奇瓦瓦奶酪	CHEESE, MEXICAN, QUESO CHIHUAHUA	0	0.018	0.225	0.15	0.279	0.055	2	0	2	2	15.4	1.03
148	低脂奶酪,切达奶酪或科尔比奶酪	CHEESE, LOFAT, CHEDDAR OR COLBY	0	0.012	0.221	0.051	0.183	0.045	11	0	11	11	15.4	0.49
149	低钠奶酪,切达奶酪或科尔比奶酪	CHEESE, LOW-SODIUM, CHEDDAR OR COLBY	0	0.021	0.375	0.086	0.311	0.076	18	0	18	18	15.4	0.83
150	整蛋,未加工的,冷冻的,巴氏杀菌的	EGG, WHL, RAW, FRZ, PAST	0	0.067	0.523	0.103	1.57	0.188	87	0	87	87	268.3	1
151	蛋白,未加工的,冷冻的,巴氏杀菌的	EGG, WHITE, RAW, FRZ, PAST	0	0.023	0.423	0.093	0.147	0.005	10	0	10	10	2.5	0.03
152	蛋白,干制的	EGG, WHITE, DRIED	0	0.005	2.53	0.865	0.775	0.036	18	0	18	18	8.4	0.18

3 奶制品、调味剂及婴幼儿食品维生素（1）

（续表）

序号	食品描述	英文描述	VC (mg)	硫胺素 (mg)	核黄素 (mg)	烟酸 (mg)	泛酸 (mg)	维生素 B₆ (mg)	总叶酸 (μg)	叶酸 (μg)	食物叶酸 (μg)	总膳食叶酸当量 (μg)	总胆碱 (mg)	VB₁₂ (μg)
153	牛奶，低脂，液态，2%乳脂，不添加维生素 A 和维生素 D	MILK, RED FAT, FLUID, 2% MILKFAT, WO/ ADDED VIT A & VIT D	0.2	0.039	0.185	0.092	0.356	0.038	5	0	5	5	16.4	0.53
154	液乳，1%脂肪，不添加维生素 A 和维生素 D	MILK, FLUID, 1% FAT, WO/ ADDED VIT A & VIT D	0	0.02	0.185	0.093	0.361	0.037	5	0	5	5	17.7	0.47
155	酸奶油，低脂	SOUR CREAM, REDUCED FAT	0.9	0.04	0.24	0.07		0.02	11	0	11	11	19.2	0.3
156	酸奶油，淡奶油	SOUR CREAM, LIGHT	0.9	0.04	0.12	0.07		0.02	11	0	11	11	19.2	0.42
157	酸奶油，无脂肪	SOUR CREAM, FAT FREE	0	0.04	0.15	0.07		0.02	11	0	11	11	19.2	0.3
158	美国农业部商品，切达奶酪，低脂	USDA COMMODITY, CHS, CHEDDAR, RED FAT	0	0.03	0.3	0.06		0.084	20	0	20	20	15.4	1.66
159	酸奶，香草或柠檬风味的，无脂牛奶，加糖，低热量甜味剂	YOGURT, VAN OR LEM FLAV, NONFAT MILK, SWTND W/ LOW-CALORIE SWT-NR	1.1	0.034	0.162	0.086		0.037	8	0	8	8	15.2	0.43
160	帕尔玛/帕玛森奶酪装饰配料，无脂肪	PARMESAN CHS TOPPING, FAT FREE	0	0.05	0.05	0.2		0.1	25	0	25	25	15.4	1.1
161	奶油奶酪，无脂肪	CHEESE, CREAM, FAT FREE	0	0.04	0.265	0.23	0.84	0.05	35	0	35	35	65.2	0.95

（续表）

序号	食品描述	英文描述	VC (mg)	硫胺素 (mg)	核黄素 (mg)	烟酸 (mg)	泛酸 (mg)	维生素 B_6 (mg)	总叶酸 (μg)	叶酸 (μg)	食物叶酸 (μg)	总膳食叶酸当量 (μg)	总胆碱 (mg)	VB_{12} (μg)
162	巧克力酸奶，无脂牛奶	YOGURT, CHOC, NONFAT MILK	0	0.047	0.215	0.223		0.047	12	0	12	12	15.2	0.5
163	卡夫原味巴氏杀菌过程芝士酱	KRAFT CHEEZ WHIZ PAST PROCESS CHS SAU	0.4		0.24									
164	卡夫原味芝士酱巴氏杀菌过程芝士产品	KRAFT CHEEZ WHIZ LT PAST PROCESS CHS PRODUCT	0.4		0.33									
165	卡夫独立片装芝士，美国无脂肪巴氏杀菌过程奶酪产品	KRAFT FREE SINGLES AMERICAN NONFAT PAST PROCESS CHS PRODUCT	0.2		0.28									
166	卡夫巴氏杀菌过程维他软芝士奶酪	KRAFT VELVEETA PAST PROCESS CHS SPRD	0.2		0.35									
167	卡夫维他低脂巴氏杀菌过程轻奶酪产品	KRAFT VELVEETA LT RED FAT PAST PROCESS CHS PRODUCT	0.1		0.65									
168	卡夫 BREAKSTONE'S 低脂酸奶油	KRAFT BREAKSTONE'S RED FAT SOUR CRM	1.1											

3 奶制品、调味剂及婴幼儿食品维生素（1）

（续表）

序号	食品描述	英文描述	VC (mg)	硫胺素 (mg)	核黄素 (mg)	烟酸 (mg)	泛酸 (mg)	维生素 B$_6$ (mg)	总叶酸 (μg)	叶酸 (μg)	食物叶酸 (μg)	总膳食叶酸当量 (μg)	总胆碱 (mg)	VB$_{12}$ (μg)
169	卡夫 BREAKSTONE'S 无脂无酸奶油	KRAFT BREAKSTONE'S FREE FAT FREE SOUR CRM	1.2											
170	半脂奶油，无脂肪	CREAM, HALF & HALF, FAT FREE	0.7	0.056	0.237	0.124	0.459	0.062	4	0	4	4	15	0.52
171	生奶油，无脂肪，喷射奶油	REDDI WIP, FAT FREE, WHIPPED TOPPING	0	0.148	0.619	0.364		0.123	17	0	17	17	0	1.48
172	牛奶，巧克力味，液态，商业奶，加钙	MILK, CHOC, FLUID, COMM, RED FAT, W/ ADDED CA	0	0.045	0.565	0.164	0.539	0.024	2	0	2	2		0.33
173	酸奶，水果味，低脂，添加低热量甜味剂	YOGURT, FRUIT, LOFAT, W/LO CAL SWEETENER	0.7	0.041	0.18	0.105	0.544	0.045	10	0	10	10	15.2	0.52
174	帕玛森奶酪，干燥磨碎，低脂	CHEESE, PARMESAN, DRY GRATED, RED FAT	0	0.029	0.486	0.114	0.325	0.049	10	0	10	10	20.7	2.26
175	奶油替代品，调味，液态	CREAM SUB, FLAV, LIQ	0	0.004	0.024	0.091	0.01	0.004	1	0	1	1	0.5	0
176	奶油替代品，调味，粉状	CREAM SUB, FLAV, PDR	0	0.004	0.027	0.084	0.009	0.004	1	0	1	1	0.5	0

（续表）

序号	食品描述	英文描述	VC (mg)	硫胺素 (mg)	核黄素 (mg)	烟酸 (mg)	泛酸 (mg)	维生素 B_6 (mg)	总叶酸 (μg)	叶酸 (μg)	食物叶酸 (μg)	总膳食叶酸当量 (μg)	总胆碱 (mg)	VB_{12} (μg)
177	菠萝伏洛奶酪，低脂	CHEESE, PROVOLONE, RED FAT	0	0.019	0.321	0.156	0.476	0.073	10	0	10	10	12.9	1.46
178	墨西哥奶酪，混合奶酪，低脂	CHEESE, MEXICAN, BLEND, RED FAT	0	0.03	0.3	0.06		0.084	20	0	20	20	13.5	1.66
179	蛋混合物，美国农业部商品	EGG MIX, USDA CMDTY		0.19	1.277	0.267	6.5	0.207	138	0	138	138	602.5	2.9
180	全脂牛奶，3.25%乳脂，未添加维生素A和维生素D	MILK, WHL, 3.25% MILKFAT, WO/ ADDED VIT A & VITAMIN D	0	0.046	0.169	0.089	0.373	0.036	5	0	5	5	14.3	0.45
181	奶粉，全脂，未添加维生素D	MILK, DRY, WHL, WO/ ADDED VITAMIN D	8.6	0.283	1.205	0.646	2.271	0.302	37	0	37	37	117.4	3.25
182	牛奶，罐装，浓缩的，未添加维生素A和维生素D	MILK, CND, EVAP, WO/ ADDED VIT A & VITAMIN D	1.9	0.047	0.316	0.194	0.638	0.05	8	0	8	8	31.3	0.16
183	奶酪产品，巴氏杀菌过程，美国奶酪，低脂，添加维生素D强化	CHEESE PRODUCT, PAST PROCESS, AMERICAN, RED FAT, FORT W/ VIT D	0	0.07	0.48	0.18		0.08	18	0	18	18	36.2	1.11
184	酸奶，水果味，低脂，9克蛋白质每8盎司，添加强化维生素D	YOGURT, FRUIT, LOFAT, 9 GRAMS PROT PER 8 OZ, FORT W/ VITAMIN D	0.6	0.034	0.162	0.086	0.446	0.037	9	0	9	9	15.2	0.43

3 奶制品、调味剂及婴幼儿食品维生素（1）

（续表）

序号	食品描述	英文描述	VC (mg)	硫胺素 (mg)	核黄素 (mg)	烟酸 (mg)	泛酸 (mg)	维生素 B_6 (mg)	总叶酸 (μg)	叶酸 (μg)	食物叶酸 (μg)	总膳食叶酸当量 (μg)	总胆碱 (mg)	VB_{12} (μg)
185	酸奶，水果味，低脂，10克蛋白质每8盎司，添加强化维生素D	YOGURT, FRUIT, LOFAT, 10 GRAMS PROT PER 8 OZ, FORT W/ VITAMIN D	0.7	0.037	0.178	0.095	0.489	0.04	9	0	9	9	14	0.47
186	酸奶，多种水果，低脂，添加强化维生素D	YOGURT, FRUIT VAR, NONFAT, FORT W/ VITAMIN D	0.7	0.04	0.18	0.1		0.04	9	0	9	9	16.4	0.47
187	酸奶，水果味，低脂，添加强化甜味剂，添加强化维生素D	YOGURT, FRUIT, LOWFAT, W/ LO CAL SWTNR, FORT W/ VITAMIN D	0.7	0.041	0.18	0.105	0.544	0.045	10	0	10	10	15.2	0.52
188	酸奶，香草味，低脂，11克蛋白质每8盎司，添加强化维生素D	YOGURT, VANILLA, LOFAT, 11 GRAMS PROT PER 8 OZ, FORT W/ VIT D	0.8	0.042	0.201	0.107	0.552	0.045	11	0	11	11	15.2	0.53
189	酸奶，香草柠檬凤味，低脂牛奶，添加低热量甜味剂，添加强化维生素D	YOGURT, VAN/LEM FLAV, NONFAT MILK, W/ LO-CAL SWTNR, FORT W/ VIT D	1.1	0.034	0.162	0.086		0.037	8	0	8	8	15.2	0.43
190	酸奶，巧克力味，无脂牛奶，添加强化维生素D	YOGURT, CHOC, NONFAT MILK, FORT W/ VITAMIN D	0	0.047	0.215	0.223		0.047	12	0	12	12	15.2	0.5

（续表）

序号	食品描述	英文描述	VC (mg)	硫胺素 (mg)	核黄素 (mg)	烟酸 (mg)	泛酸 (mg)	维生素 B_6 (mg)	总叶酸 (μg)	叶酸 (μg)	食物叶酸 (μg)	总膳食叶酸当量 (μg)	总胆碱 (mg)	VB_{12} (μg)
191	蛋白质补充剂，以牛奶为主料的，肌肉型牛奶，粉状	PROTEIN SUPP, MILK BSD, MUSCLE MILK, PDR	30	0.714	0.857	10	5.714	1	200	200	0	340	81.6	3
192	蛋白质补充剂，以牛奶为主料的，轻型肌肉牛奶，粉状	PROTEIN SUPP, MILK BSD, MUSCLE MILK LT, PDR	42	1	1.2	14	8	1.4	280	280	0	476	81.6	4.2
193	牛奶焦糖酱	DULCE DE LECHE	2.6	0.016	0.405	0.21	0.835	0.016	11	0	11	11	89.1	0.31
194	蛋替代品，液态或冷冻，无脂	EGG SUB, LIQ OR FRZ, FAT FREE	0.5	0.12	0.386	0.14	1.66	0.133	16	0	16	16	2.5	0.34
195	奶酪，干制白色，干奶酪	CHEESE, DRY WHITE, QUESO SECO		0.038	0.23	0.083	0.398	0.091					18.4	1.7
196	奶酪，新鲜的，新鲜奶酪	CHEESE, FRSH, QUESO FRESCO	0	0.042	0.173	0.027	0.358	0.076	7	0	7	7	12.5	1.68
197	奶酪，白色，白奶酪	CHEESE, WHITE, QUESO BLANCO		0.048	0.23	0.035	0.397	0.086					15.4	1.75
198	酸奶，液态，全脂牛奶	MILK, BTTRMLK, FLUID, WHL	0	0.047	0.172	0.09	0.38	0.036	5	0	5	5	14.6	0.46
199	酸奶，香草风味，低脂牛奶，加糖的，添加低热量甜味剂	YOGURT, VANILLA FLAVOR, LOWFAT MILK, SWTND W/ LO CAL SWTNR	0.8	0.042	0.201	0.107	0.552	0.045	11	0	11	11	15.2	0.53

3 奶制品、调味剂及婴幼儿食品维生素（1）

（续表）

序号	食品描述	英文描述	VC (mg)	硫胺素 (mg)	核黄素 (mg)	烟酸 (mg)	泛酸 (mg)	维生素 B_6 (mg)	总叶酸 (μg)	叶酸 (μg)	食物叶酸 (μg)	总膳食叶酸当量 (μg)	总胆碱 (mg)	VB_{12} (μg)
200	酸奶，冷冻，不含巧克力风味，脱脂牛奶，含低热量甜味剂	YOGURT, FRZ, FLAVORS NOT CHOC, NONFAT MILK, W/ LOW-CALORIE SWT-NR	0.7	0.04	0.18	0.2			12	0	12	12	3.1	0.49
201	冰淇淋，霜淇淋，巧克力	ICE CRM, SOFT SERVE, CHOC	0.8	0.049	0.182	0.095	0.506	0.048	9	0	9	9	26	0.5
202	冰淇淋，棒或者棍状，覆盖巧克力	ICE CRM, BAR OR STK, CHOC COVERED	0	0.062	0.261	0.175	0.479	0.043	7	0	7	7	29.7	0.49
203	冰淇淋三明治	ICE CRM SNDWCH	0	0.111	0.146	1.566	0.209	0.028	34	27	6	53	8	0.05
204	冰淇淋曲奇三明治	ICE CRM COOKIE SNDWCH	0	0.03	0.03	0.237	0.115	0.028	5	0	5	5	8	0.01
205	冰淇淋球，覆盖巧克力，含坚果，不含巧克力风味	ICE CRM CONE, CHOC COVERED, W/ NUTS, FLAVORS OTHER THAN CHOC	0	0.108	0.252	0.829	0.438	0.046	24	16	8	35	23.8	0.36
206	冰淇淋三明治，含轻脂的冰淇淋，香草	ICE CRM SNDWCH, MADE W/ LT ICE CRM, VANILLA	0	0.039	0.052	0.555		0.01	12	10	2	19	2.8	0.02
207	冰淇淋三明治，香草，轻脂，无糖	ICE CRM SNDWCH, VANILLA, LT, NO SUGAR ADDED	0	0.039	0.052	0.555		0.01	12	10	2	19	2.8	0.02

(续表)

序号	食品描述	英文描述	VC (mg)	硫胺素 (mg)	核黄素 (mg)	烟酸 (mg)	泛酸 (mg)	维生素 B_6 (mg)	总叶酸 (μg)	叶酸 (μg)	食物叶酸 (μg)	总膳食叶酸当量 (μg)	总胆碱 (mg)	VB_{12} (μg)
208	全脂冰淇淋，无糖，不含巧克力风味	FAT FREE ICE CRM, NO SUGAR ADDED, FLAVORS OTHER THAN CHOC	0	0.029	0.122	0.074		0.029	4	0	4	4	23	0.52
209	棒状牛奶甜点，冷冻，用低脂牛奶制作	MILK DSSRT BAR, FRZ, MADE FROM LOWFAT MILK	0.9	0.023	0.129	0.126		0.023	4	0	4	4	19.6	0.14
210	人的营养补充剂，含糖尿病人，液态	NUTRITIONAL SUPP FOR PEOPLE W/ DIABETES, LIQ	26.4	0.165	0.187	2.201	1.1	0.22	44	44	0	75	60.5	0.66
211	奶酪，墨西哥式混合	CHEESE, MEXICAN BLEND	0	0.023	0.318	0.114	0.249	0.061	13	0	13	13	15.7	1.23
212	奶酪产品，巴氏杀菌处理，美国，强化维生素 D	CHEESE PRODUCT, PAST PROCESS, AMERICAN, VITAMIN D FORT	0	0.04	0.425	0.17	0.463	0.124	18	0	18	18	35.8	1.52
213	奶酪，巴氏杀菌处理，美国，不含维生素 D 添加	CHEESE, PAST PROCESS, AMERICAN, WO/ADDED VITAMIN D	0	0.015	0.234	0.076	0.403	0.054	8	0	8	8	36.2	1.5

3 奶制品、调味剂及婴幼儿食品维生素（1）

（续表）

序号	食品描述	英文描述	VC (mg)	硫胺素 (mg)	核黄素 (mg)	烟酸 (mg)	泛酸 (mg)	维生素B₆ (mg)	总叶酸 (μg)	叶酸 (μg)	食物叶酸 (μg)	总膳食叶酸当量 (μg)	总胆碱 (mg)	VB₁₂ (μg)
214	奶酪食品，巴氏杀菌处理，美国，不含维生素D添加	CHEESE FD, PAST PROCESS, AMERICAN, WO/ ADDED VITAMIN D	0	0.035	0.36	0.155	0.855	0.102	7	0	7	7	29.9	1.33
215	生的全蛋，冷冻，腌制的，巴氏杀菌处理	EGG, WHL, RAW, FRZ, SALTED, PAST	0	0.06	0.443	0.077	1.26	0.226	69	0	69	69	297	1.21
216	蛋黄，希腊，原味，无脂	YOGURT, GREEK, PLN, NONFAT	0	0.023	0.278	0.208	0.331	0.063	7	0	7	7	15.1	0.75
217	蛋清粉，干的，均质，脱糖	EGG, WHITE, DRIED, STABILIZED, GLUCOSE RED	0	0	3.71	0.773	0.67	0.032	0	0	0	0	10.7	0.2
218	涂抹干酪，美国或（英国产的）切德干酪做基础，低脂	CHEESE SPRD, AMERICAN OR CHEDDAR CHS BASE, RED FAT	0	0.038	0.442	0.153	0.797	0.099	0	0	0	0	42.6	1.17
219	奶酪，切德干酪，低脂	CHEESE, CHEDDAR, RED FAT	0	0.021	0.397	0.145	0.389	0.084	20	0	20	20	15.4	1.41
220	冰淇淋，淡奶油，霜淇淋，巧克力	ICE CRM, LT, SOFT SERVE, CHOC	0	0.033	0.124	0.186	0.096	0.038	17	12	5	26	10.4	0.26
221	冰淇淋棒，棍状或块状，含脆皮涂层	ICE CRM BAR, STK OR NUGGET, W/ CRUNCH COATING	0	0.043	0.069	0.548	0.303	0.106	3	0	3	3	45	0.09

(续表)

序号	食品描述	英文描述	VC (mg)	硫胺素 (mg)	核黄素 (mg)	烟酸 (mg)	泛酸 (mg)	维生素 B_6 (mg)	总叶酸 (μg)	叶酸 (μg)	食物叶酸 (μg)	总膳食叶酸当量 (μg)	总胆碱 (mg)	VB_{12} (μg)
222	奶酪，切德干酪，无脂	CHEESE, CHEDDAR, NONFAT OR FAT FREE	0	0.012	0.221	0.051		0.045	11	0	11	11	15.4	0.49
223	奶酪，瑞士，无脂	CHEESE, SWISS, NONFAT OR FAT FREE	0	0.02	0.36	0.09		0.08	6	0	6	6	15.4	1.68
224	奶酪，墨西哥，科蒂哈奶酪	CHEESE, MEXICAN, QUESO COTIJA	0	0.029	0.486	0.114		0.049	10	0	10	10	15.4	2.26
225	奶酪，切德干酪，浓香，切片	CHEESE, CHEDDAR, SHARP, SLICED	0	0.027	0.434	0.039	0.481	0.075	27	0	27	27	16.5	0.88
226	奶酪，意大利莫泽雷勒干酪，低水分，部分脱脂，切碎的	CHEESE,MOZZARELLA, LO MOIST, PART-SKIM, SHREDDED	0	0.029	0.367	0.151	0.508	0.111	27	0	27	27	14.2	1.33
227	酸奶，希腊，无脂，香草，乔巴尼	YOGURT, GREEK, NONFAT, VANILLA, CHOBANI		0.028	0.233	0.217	0.39	0.053						0.7
228	酸奶，希腊，草莓，达能欧依蔻斯	YOGURT, GREEK, STRAWBERRY, DANNON OIKOS		0.036	0.227	0.21	0.39	0.05						0.56
229	酸奶，希腊，无脂，香草，达能欧依蔻斯	YOGURT, GREEK, NONFAT, VANILLA, DANNON OIKOS		0.033	0.26	0.187	0.375	0.047						0.66

3 奶制品、调味剂及婴幼儿食品维生素（1）

（续表）

序号	食品描述	英文描述	VC (mg)	硫胺素 (mg)	核黄素 (mg)	烟酸 (mg)	泛酸 (mg)	维生素B$_6$ (mg)	总叶酸 (μg)	叶酸 (μg)	食物叶酸 (μg)	总膳食当量叶酸 (μg)	总胆碱 (mg)	VB$_{12}$ (μg)
230	酸奶，希腊，无脂，草莓，达能欧依蔻斯	YOGURT, GREEK, NONFAT, STRAWBERRY, DANNON OIKOS	0.2	0.033	0.217	0.22	0.385	0.051	20		20			0.59
231	酸奶，希腊，无脂，草莓，乔巴尼	YOGURT, GREEK, NONFAT, STRAWBERRY, CHOBANI	0.3	0.031	0.28	0.213	0.335	0.05						0.45
232	酸奶，希腊，草莓，低脂	YOGURT, GREEK, STRAWBERRY, LOWFAT	0.7	0.037	0.235	0.205	0.394	0.049	9	0	9	9	14	0.5
233	酸奶，希腊，草莓，无脂	YOGURT, GREEK, STRAWBERRY, NONFAT	0.3	0.037	0.253	0.213	0.358	0.05	20	0	20	20	14	0.49
234	酸奶，希腊，香草，无脂	YOGURT, GREEK, VANILLA, NONFAT	0	0.042	0.24	0.201	0.386	0.05	11	0	11	11	15.2	0.64
235	酸奶，希腊，原味，低脂	YOGURT, GREEK, PLN, LOWFAT	0.8	0.044	0.233	0.197	0.47	0.055	12	0	12	12	15.2	0.52
236	酸牛乳酒，低脂，原味，莱弗威	KEFIR, LOWFAT, PLN, LIFEWAY	0.2	0.03	0.135	0.15	0.385	0.058	13	0	13	13	15.2	0.29

(续表)

序号	食品描述	英文描述	VC (mg)	硫胺素 (mg)	核黄素 (mg)	烟酸 (mg)	泛酸 (mg)	维生素 B₆ (mg)	总叶酸 (μg)	叶酸 (μg)	食物叶酸 (μg)	总膳食叶酸当量 (μg)	总胆碱 (mg)	VB₁₂ (μg)
237	酸牛乳酒，低脂，草莓，莱弗威	KEFIR, LOWFAT, STRAWBERRY, LIFEWAY	1.5	0.03	0.21	0.105	0.38	0.06	22	0	22	22	15.2	0.31
238	牛奶，罐装，浓缩，不含维生素 A	MILK, CND, EVAP, WO/ VIT A	16	0.047	0.316	0.194	0.638	0.05	8	0	8	8	16.6	0.16
239	牛奶，巧克力，脱脂，含维生素 A 和 D	MILK, CHOC, FAT FREE, W/ ADDED VIT A & VITAMIN D	1	0.045	0.166	0.164	0.302	0.024	2	0	2	2	15.6	0.32
240	酸奶，希腊，原味，全脂	YOGURT, GREEK, PLN, WHL MILK	0	0.023	0.278	0.208	0.331	0.063	5	0	5	5	15.1	0.75
241	酸奶，希腊，水果，全脂	YOGURT, GREEK, FRUIT, WHL MILK	0	0.046	0.235	0.205	0.394	0.049	5	0	5	5	14.3	0.5
242	酸奶，香草，无脂	YOGURT, VANILLA, NON-FAT	0	0.042	0.2	0.107	0.552	0.045	11	0	11	11	15.6	0.53
243	酸奶，希腊，香草，低脂	YOGURT, GREEK, VANILLA, LOWFAT	0	0.038	0.24	0.201	0.386	0.05	9	0	9	9	33.4	0.64
244	酸奶，冷冻，不含巧克力风味，低脂	YOGURT, FRZ, FLAVORS OTHER THAN CHOC, LOW-FAT	0	0.028	0.125	0.049		0.028	3	0	3	3	16	0.05
245	冰淇淋棒，覆盖巧克力和坚果	ICE CRM BAR, COVERED W/ CHOC & NUTS	0	0.051	0.23	1.228		0.281	14	0	14	14	38	0.49

3 奶制品、调味剂及婴幼儿食品维生素（1）

（续表）

序号	食品描述	英文描述	VC (mg)	硫胺素 (mg)	核黄素 (mg)	烟酸 (mg)	泛酸 (mg)	维生素 B_6 (mg)	总叶酸 (μg)	叶酸 (μg)	食物叶酸 (μg)	总膳食叶酸当量 (μg)	总胆碱 (mg)	VB_{12} (μg)
246	冰淇淋圣代锥	ICE CRM SUNDAE CONE	0	0.09	0.213	1.111	0.356	0.05	19	14	5	29	11.9	0.35
247	轻脂冰淇淋，奶昔	LIGHT ICE CRM, CREAMSICLE	13.8	0.045	0.206	0.113	0.402	0.038	6	0	6	6	20.4	0.36
248	奶油，半奶油，低脂	CREAM, HALF & HALF, LOWFAT	0	0.03	0.194	0.109		0.05	3	0	3	3	18.7	0.19
249	牛奶，巧克力，低脂，少糖	MILK, CHOC, LOWFAT, RED SUGAR	0	0.035	0.225	0.122	0.467	0.05	5	0	5	5	17	0.2
250	冰淇淋，低脂，无糖，球，添加花生和巧克力酱	ICE CRM, LOWFAT, NO SUGAR ADDED CONE, ADDED PNUTS & CHOC SAU	0	0.182	0.2	3.528	0.297	0.093	17	0	17	17	14.5	0.07
251	多香果，磨碎的	ALLSPICE, GROUND	39.2	0.101	0.063	2.86		0.21	36	0	36	36		0
252	茴香子	ANISE SEED	21	0.34	0.29	3.06	0.797	0.65	10	0	10	10		0
253	香料，罗勒，干的	SPICES, BASIL, DRIED	0.8	0.08	1.2	4.9	0.838	1.34	310	0	310	310	54.9	0
254	香料，月桂树叶	SPICES, BAY LEAF	46.5	0.009	0.421	2.005	1.74	1.74	180	0	180	180		0
255	葛缕子籽	CARAWAY SEED	21	0.383	0.379	3.606		0.36	10	0	10	10	24.7	0
256	香料，小豆蔻	SPICES, CARDAMOM	21	0.198	0.182	1.102		0.23	10	0	10	10		0
257	西芹籽	CELERY SEED	17.1	0.34	0.29	3.06		0.89	10	0	10	10	24.7	0

(续表)

序号	食品描述	英文描述	VC (mg)	硫胺素 (mg)	核黄素 (mg)	烟酸 (mg)	泛酸 (mg)	维生素B₆ (mg)	总叶酸 (μg)	叶酸 (μg)	食物叶酸 (μg)	总膳食叶酸当量 (μg)	总胆碱 (mg)	VB₁₂ (μg)
258	细叶芹,干的	CHERVIL, DRIED	50	0.38	0.68	5.4		0.93	274	0	274	274		0
259	红辣椒粉	CHILI POWDER	0.7	0.25	0.94	11.6	0.888	2.094	28	0	28	28	66.5	0
260	桂皮,磨碎的	CINNAMON, GROUND	3.8	0.022	0.041	1.332	0.358	0.158	6	0	6	6	11	0
261	丁香,磨碎的	CLOVES, GROUND	0.2	0.158	0.22	1.56	0.509	0.391	25	0	25	25	37.4	0
262	芫荽叶,干的	CORIANDER LEAF, DRIED	566.7	1.252	1.5	10.707		0.61	274	0	274	274	97.1	0
263	芫荽子	CORIANDER SEED	21	0.239	0.29	2.13			0	0	0	0		0
264	枯茗籽	CUMIN SEED	7.7	0.628	0.327	4.579		0.435	10	0	10	10	24.7	0
265	咖喱粉	CURRY POWDER	0.7	0.176	0.2	3.26	1.07	0.105	56	0	56	56	64.2	0
266	莳萝籽	DILL SEED	21	0.418	0.284	2.807		0.25	10	0	10	10		0
267	莳萝籽,干的	DILL WEED, DRIED	50	0.418	0.284	2.807		1.71		0				0
268	小茴香	FENNEL SEED	21	0.408	0.353	6.05		0.47		0				0
269	胡芦巴籽	FENUGREEK SEED	3	0.322	0.366	1.64		0.6	57	0	57	57		0
270	大蒜粉	GARLIC POWDER	1.2	0.435	0.141	0.796	0.743	1.654	47	0	47	47	67.5	0
271	姜,磨碎的	GINGER, GROUND	0.7	0.046	0.17	9.62	0.477	0.626	13	0	13	13	41.2	0
272	肉豆蔻衣,磨碎的	MACE, GROUND	21	0.312	0.448	1.35		0.16	76	0	76	76		0
273	马乔莲,干的	MARJORAM, DRIED	51.4	0.289	0.316	4.12		1.19	274	0	274	274	43.6	0

164

3 奶制品、调味剂及婴幼儿食品维生素（1）

（续表）

序号	食品描述	英文描述	VC (mg)	硫胺素 (mg)	核黄素 (mg)	烟酸 (mg)	泛酸 (mg)	维生素 B_6 (mg)	总叶酸 (μg)	叶酸 (μg)	食物叶酸 (μg)	总膳食叶酸当量 (μg)	总胆碱 (mg)	VB_{12} (μg)
274	香料，芥末籽，磨碎的	SPICES, MUSTARD SD, GROUND	7.1	0.805	0.261	4.733	0.81	0.397	162	0	162	162	122.7	0
275	肉豆蔻，磨碎的	NUTMEG, GROUND	3	0.346	0.057	1.299		0.16	76	0	76	76	8.8	0
276	洋葱粉	ONION POWDER	23.4	0.457	0.08	0.321	0.732	0.718	64	0	64	64	39	0
277	香料，牛至，干的	SPICES, OREGANO, DRIED	2.3	0.177	0.528	4.64	0.921	1.044	237	0	237	237	32.3	0
278	红辣椒	PAPRIKA	0.9	0.33	1.23	10.06	2.51	2.141	49	0	49	49	51.5	0
279	西芹，干的	PARSLEY, DRIED	125	0.196	2.383	9.943	1.062	0.9	180	0	180	180	97.1	0
280	黑胡椒	PEPPER, BLACK	0	0.108	0.18	1.143	1.399	0.291	17	0	17	17	11.3	0
281	红辣椒或红椒粉	PEPPER, RED OR CAYENNE	76.4	0.328	0.919	8.701		2.45	106	0	106	106	51.5	0
282	白胡椒	PEPPER, WHITE	21	0.022	0.126	0.212		0.1	10	0	10	10		0
283	罂粟籽	POPPY SEED	1	0.854	0.1	0.896	0.324	0.247	82	0	82	82	8.8	0
284	禽类香料	POULTRY SEASONING	12	0.264	0.191	2.97		1.32	138	0	138	138	30.3	0
285	南瓜派香料	PUMPKIN PIE SPICE	23.4	0.131	0.137	2.243		0.4	24	0	24	24	20.8	0
286	迷迭香，干的	ROSEMARY, DRIED	61.2	0.514	0.428	1		1.74	307	0	307	307		0
287	番红花	SAFFRON	80.8	0.115	0.267	1.46		1.01	93	0	93	93		0
288	鼠尾草，磨碎的	SAGE, GROUND	32.4	0.754	0.336	5.72		2.69	274	0	274	274	43.6	0
289	香薄荷，磨碎的	SAVORY, GROUND	50	0.366		4.08		1.81						0

(续表)

序号	食品描述	英文描述	VC (mg)	硫胺素 (mg)	核黄素 (mg)	烟酸 (mg)	泛酸 (mg)	维生素 B₆ (mg)	总叶酸 (μg)	叶酸 (μg)	食物叶酸 (μg)	总膳食叶酸当量 (μg)	总胆碱 (mg)	VB₁₂ (μg)
290	香料，龙蒿，干的	SPICES, TARRAGON, DRIED	50	0.251	1.339	8.95		2.41	274	0	274	274		0
291	香料，百里香，干的	SPICES, THYME, DRIED	50	0.513	0.399	4.94		0.55	274	0	274	274	43.6	0
292	姜黄，磨碎的	TURMERIC, GROUND	0.7	0.058	0.15	1.35	0.542	0.107	20	0	20	20	49.2	0
293	罗勒，鲜的	BASIL, FRESH	18	0.034	0.076	0.902	0.209	0.155	68	0	68	68	11.4	0
294	莳萝叶，鲜的	DILL WEED, FRSH	85	0.058	0.296	1.57	0.397	0.185	150	0	150	150		0
295	美式芥末，黄色	MUSTARD, PREPARED, YELLOW	0.3	0.177	0.07	0.565	0.254	0.07	7	0	7	7	22.4	0
296	食盐	SALT, TABLE	0	0	0	0	0	0	0	0	0	0	0	0
297	苹果醋	VINEGAR, CIDER	0	0	0	0	0	0	0	0	0	0	0	0
298	百里香，鲜的	THYME, FRSH	160.1	0.048	0.471	1.824	0.409	0.348	45	0	45	45		0
299	香草精	VANILLA EXTRACT	0	0.011	0.095	0.425	0.035	0.026	0	0	0	0		0
300	香草精，人造，酒精	VANILLA EXTRACT, IMITN, ALCOHOL	0	0.008	0.071	0.318	0.026	0.019	0	0	0	0		0
301	香草精，人造，无酒精	VANILLA EXTRACT, IMITN, NO ALCOHOL	0	0.003	0.029	0.129	0.011	0.008	0	0	0	0	0	0
302	醋，蒸馏	VINEGAR, DISTILLED	0	0	0	0	0	0	0	0	0	0	0	0
303	刺山柑，罐装	CAPERS, CANNED	4.3	0.018	0.139	0.652	0.027	0.023	23	0	23	23	6.5	0

3 奶制品、调味剂及婴幼儿食品维生素（1）

（续表）

序号	食品描述	英文描述	VC (mg)	硫胺素 (mg)	核黄素 (mg)	烟酸 (mg)	泛酸 (mg)	维生素 B$_6$ (mg)	总叶酸 (μg)	叶酸 (μg)	食物叶酸 (μg)	总膳食叶酸当量 (μg)	总胆碱 (mg)	VB$_{12}$ (μg)
304	山葵，带包装	HORSERADISH, PREPARED	24.9	0.008	0.024	0.386	0.093	0.073	57	0	57	57	6.5	0
305	迷迭香，鲜的	ROSEMARY, FRESH	21.8	0.036	0.152	0.912	0.804	0.336	109	0	109	109		0
306	薄荷，鲜的	PEPPERMINT, FRESH	31.8	0.082	0.266	1.706	0.338	0.129	114	0	114	114		0
307	荷兰薄荷，鲜的	SPEARMINT, FRESH	13.3	0.078	0.175	0.948	0.25	0.158	105	0	105	105		0
308	荷兰薄荷，干的	SPEARMINT, DRIED	0	0.288	1.421	6.561	1.399	2.579	530	0	530	530		0
309	红葡萄酒醋	VINEGAR, RED WINE	0.5											
310	意大利香醋	VINEGAR, BALSAMIC	0											
311	香辛调味料	PACE, DRY TACO SEAS MIX	45											
312	调味料，干的，香辛料、香菜和胭脂树	SEASONING MIX, DRY, SAZON, CORIANDER & ANNATTO	0						0					
313	调味料，干的，玉米面，原味	SEASONING MIX, DRY, TACO, ORIGINAL	0											
314	调味料，干的，红辣椒，原味	SEASONING MIX, DRY, CHILI, ORIGINAL	5.9											

（续表）

序号	食品描述	英文描述	VC (mg)	硫胺素 (mg)	核黄素 (mg)	烟酸 (mg)	泛酸 (mg)	维生素 B_6 (mg)	总叶酸 (μg)	叶酸 (μg)	食物叶酸 (μg)	总膳食叶酸当量 (μg)	总胆碱 (mg)	VB_{12} (μg)
315	克里夫营养棒（儿童）	CLIF Z BAR	39.1	0.411	0.1	0.478	0.588	0.073	20	16	4	31	22.5	0
316	婴儿食品，果汁软糖，水果什锦，幼儿	BABYFOOD, JUC TREATS, FRUIT MEDLEY, TODD	8	0.015	0.01	0.057	0.052	0.014	1	0	1	1	9.1	0
317	婴儿食品，肉，牛肉，糊状	BABYFOOD, MEAT, BF, STR	2.1	0.013	0.135	2.495	0.083	0.039	8	0	8	8	37.6	1.26
318	婴儿食品，肉，牛肉，一段	BABYFOOD, MEAT, BF, JR	2.1	0.013	0.135	2.495	0.083	0.039	8	0	8	8	37.6	1.26
319	婴儿食品，肉，小牛肉，糊状	BABYFOOD, MEAT, VEAL, STR	0	0.023	0.116	2.85	0.155	0.049	5	0	5	5	49.5	1.65
320	婴儿食品，肉，猪肉，糊状	BABYFOOD, MEAT, PORK, STR	1.8	0.146	0.203	2.269	0.272	0.205	2	0	2	2		0.99
321	婴儿食品，肉，火腿，糊状	BABYFOOD, MEAT, HAM, STR	2.1	0.139	0.154	2.633	0.51	0.252	2	0	2	2	45.2	0.1
322	婴儿食品，肉，火腿，一段	BABYFOOD, MEAT, HAM, JR	2.1	0.142	0.194	2.84	0.531	0.2	2	0	2	2	45.2	0.1
323	婴儿食品，肉，羔羊肉，糊状	BABYFOOD, MEAT, LAMB, STR	1.2	0.02	0.174	2.908	0.112	0.037	0	0	0	0	54.7	1.9

3 奶制品、调味剂及婴幼儿食品维生素（1）

（续表）

序号	食品描述	英文描述	VC (mg)	硫胺素 (mg)	核黄素 (mg)	烟酸 (mg)	泛酸 (mg)	维生素 B$_6$ (mg)	总叶酸 (μg)	叶酸 (μg)	食物叶酸 (μg)	总膳食叶酸当量 (μg)	总胆碱 (mg)	VB$_{12}$ (μg)
324	婴儿食品，肉，蒸羊肉，一段	BABYFOOD, MEAT, LAMB, JR	1.7	0.019	0.191	3.193	0.424	0.183	2	0	2	2	54.7	2.27
325	婴儿食品，肉，鸡肉，糊状	BABYFOOD, MEAT, CHICK, STR	1.7	0.014	0.152	3.255	0.68	0.2	3	0	3	3	43.2	0.4
326	婴儿食品，肉，鸡肉，一段	BABYFOOD, MEAT, CHICK, JR	1.5	0.014	0.163	3.42	0.726	0.188	11	0	11	11	43.2	0.4
327	婴儿食品，肉，鸡排，一段	BABYFOOD, MEAT, CHICK STKS, JR	1.7	0.017	0.197	2.005	0.726	0.103	11	0	11	11	43.2	0.4
328	婴儿食品，肉，火鸡，糊状	BABYFOOD, MEAT, TURKEY, STR	2.2	0.008	0.163	2.61	0.41	0.029	8	0	8	8	39.8	1.11
329	婴儿食品，肉，火鸡，一段	BABYFOOD, MEAT, TURKEY, JR	0	0.008	0.163	2.61	0.41	0.029	8	0	8	8	39.8	1.11
330	婴儿食品，肉，火鸡排，一段	BABYFOOD, MEAT, TURKEY STICKS, JR	1.5	0.008	0.181	1.94	0.381	0.023	11	0	11	11	53.3	1.3
331	婴儿食品，点心，嘉宝GRADUATE水果条，真正的水果棒	BABYFOOD, SNACK, GERBER GRADUATE FRUIT STRIPS, REAL FRUIT BARS	179.9	0.041	0.046	0.334	0.142	0.201	1	0	1	1	14.5	0
332	婴儿食品，肉，猪排，一段	BABYFOOD, MEAT, MEAT STKS, JR	2.4	0.059	0.172	1.481	0.481	0.08	11	0	11	11	56.8	0.29

（续表）

序号	食品描述	英文描述	VC (mg)	硫胺素 (mg)	核黄素 (mg)	烟酸 (mg)	泛酸 (mg)	维生素B_6 (mg)	总叶酸 (μg)	叶酸 (μg)	食物叶酸 (μg)	总膳食叶酸当量 (μg)	总胆碱 (mg)	VB_{12} (μg)
333	婴儿食品，嘉宝，二段，苹果，胡萝卜和南瓜，有机	BABYFOOD, GERBER, 2ND FOODS, APPLE, CARROT & SQUASH, ORGANIC	2732	0.02	0.036	0.255	0.086	0.057	2	0	2	2	3.5	0
334	婴儿食品，手指饼干，嘉宝，泡芙，果和肉桂	BABYFOOD, FINGER SNACKS, GERBER, GRADUATES, PUFFS, APPL & CINN	1.3	1.563	2.267	28.767	0.635	1.8	16	6	10	20	11.5	0
335	婴儿食品，嘉宝，水，瓶装，不含氟化物	BABYFOOD, H2O, BTLD, GERBER, WO/ ADDED FLUORIDE.	0	0	0	0	0	0	0	0	0	0	0	0
336	婴儿食品，嘉宝，三段食品，苹果，芒果和猕猴桃	BABYFOOD, GERBER, 3RD FOODS, APPLE, MANGO & KIWI	23.3	0.018	0.018	0.25	0.093	0.059	14	0	14	14	4.5	0
337	婴儿食品，热带水果混合	BABYFOOD, TROPICAL FRUIT MEDLEY	15.9	0.019	0.027	0.138	0.076	0.039	2	0	2	2	3.6	0
338	婴儿食品，正餐，蔬菜牛肉饺子，糊状	BABYFOOD, DINNER, VEG & DUMPLINGS & BF, STR	0.3	0.049	0.04	0.574	0.208	0.047	7	0	7	7		0.09

(续表)

序号	食品描述	英文描述	VC (mg)	硫胺素 (mg)	核黄素 (mg)	烟酸 (mg)	泛酸 (mg)	维生素 B_6 (mg)	总叶酸 (μg)	叶酸 (μg)	食物叶酸 (μg)	总膳食叶酸当量 (μg)	总胆碱 (mg)	VB_{12} (μg)
339	婴儿食品，正餐，蔬菜牛肉饺子，一段	BABYFOOD, DINNER, VEG & DUMPLINGS & BF, JR	0.8	0.039	0.036	0.49	0.214	0.048	7	0	7	7		0.09
340	婴儿食品，正餐，牛肉千层面，幼童	BABYFOOD, DINNER, BF LASAGNA, TODD	1.9	0.072	0.089	1.353		0.071	6	0	6	6		0.51
341	婴儿食品，正餐，通心面和番茄和牛肉，糊状	BABYFOOD, DINNER, MACARONI & TOMATO & BF, STR	0.3	0.038	0.043	0.715	0.14	0.056	9	4	5	12	10.4	0.15
342	婴儿食品，正餐，通心面和番茄和牛肉，一段	BABYFOOD, DINNER, MACARONI TOMATO & BF, JR	1.5	0.048	0.055	0.751		0.047	9	3	7	11	10.4	0.24
343	婴儿食品，馄饨，填充奶酪，含番茄沙司	BABYFOOD, RAVIOLI, CHS FILLED, W/TOMATO SAU	0.1	0.12	0.14	1.65		0.09	36	0	36	36	8	0.05
344	婴儿食品，正餐，牛肉面条，糊状	BABYFOOD, DINNER, BF NOODLE, STR	0.1	0.035	0.035	0.616	0.101	0.036	8	4	4	11	8.6	0.19

（续表）

序号	食品描述	英文描述	VC (mg)	硫胺素 (mg)	核黄素 (mg)	烟酸 (mg)	泛酸 (mg)	维生素B$_6$ (mg)	总叶酸 (μg)	叶酸 (μg)	食物叶酸 (μg)	总膳食叶酸当量 (μg)	总胆碱 (mg)	VB$_{12}$ (μg)
345	婴儿食品，通心面和奶酪，幼儿	BABYFOOD, MACARONI & CHS, TODD	0	0.04	0.09	0.79		0.05	25	22	3	40	3.2	0.06
346	婴儿食品，正餐，牛肉和米饭，幼儿	BABYFOOD, DINNER, BF & RICE, TODD	3.9	0.016	0.069	1.343		0.139	6	0	6	6		0.51
347	婴儿食品，正餐，意面和番茄和肉，糊状	BABYFOOD,DINNER, SPAGHETTI & TOMATO & MEAT, JR	0.2	0.048	0.068	0.967	0.086	0.064	27	24	3	44	7.7	0.03
348	婴儿食品，正餐，意面和番茄和肉，幼儿	BABYFOOD, DINNER, SPAGHETTI & TOMATO & MEAT, TODD	4.1	0.062	0.101	1.558		0.083	32	26	6	50		0.23
349	婴儿食品，正餐，炖牛肉，幼儿	BABYFOOD, DINNER, BF STEW, TODD	3	0.014	0.065	1.313		0.074	6	0	6	6	16.5	0.51
350	婴儿食品，正餐，蔬菜和牛肉，糊状	BABYFOOD, DINNER, VEG & BF, STR	0.2	0.008	0.048	0.789	0.099	0.063	6	3	3	7	16.5	0.18
351	婴儿食品，正餐，蔬菜和牛肉，一段	BABYFOOD, DINNER, VEG & BF, JR	0.2	0.008	0.048	0.789	0.099	0.063	6	3	3	7	16.5	0.33
352	婴儿食品，正餐，牛肉，含蔬菜	BABYFOOD, DINNER, BF W/VEG	0	0.03	0.06	0.7	0.259	0.083	11	0	11	11	9.9	0.09

3　奶制品、调味剂及婴幼儿食品维生素（1）

（续表）

序号	食品描述	英文描述	VC (mg)	硫胺素 (mg)	核黄素 (mg)	烟酸 (mg)	泛酸 (mg)	维生素 B_6 (mg)	总叶酸 (μg)	叶酸 (μg)	食物叶酸 (μg)	总膳食叶酸当量 (μg)	总胆碱 (mg)	VB_{12} (μg)
353	婴儿食品，正餐，蔬菜和培根，糊状	BABYFOOD,DINNER, VEG & BACON,STR	0.3	0.032	0.039	0.474	0.16	0.058	3	0	3	3	16.4	0.06
354	婴儿食品，正餐，蔬菜和火腿，糊状	BABYFOOD,DINNER, VEG & HAM,STR	1.6	0.035	0.054	0.676	0.151	0.072	3	0	3	3	12.7	0.06
355	婴儿食品，正餐，蔬菜和火腿，一段	BABYFOOD,DINNER, VEG & HAM,JR	1.1	0.032	0.04	0.512		0.046	8	0	8	8	4.2	0.03
356	婴儿食品，正餐，蔬菜和羊肉，糊状	BABYFOOD,DINNER, VEG & LAMB,STR	1.2	0.018	0.034	0.529	0.16	0.046	4	0	4	4	9.5	0.16
357	婴儿食品，正餐，蔬菜和羊肉，一段	BABYFOOD,DINNER, VEG & LAMB,JR	1.7	0.021	0.032	0.554	0.159	0.044	4	0	4	4		0.16
358	婴儿食品，正餐，鸡肉面条，糊状	BABYFOOD,DINNER, CHICK NOODLE,STR	0.1	0.044	0.061	0.723	0.198	0.064	11	3	8	13	10.5	0.02
359	婴儿食品，正餐，鸡肉面条，一段	BABYFOOD,DINNER, CHICK NOODLE,JR	0.1	0.032	0.04	0.703	0.178	0.052	7	2	5	8	7.7	0.01

(续表)

序号	食品描述	英文描述	VC (mg)	硫胺素 (mg)	核黄素 (mg)	烟酸 (mg)	泛酸 (mg)	维生素 B$_6$ (mg)	总叶酸 (μg)	叶酸 (μg)	食物叶酸 (μg)	总膳食叶酸当量 (μg)	总胆碱 (mg)	VB$_{12}$ (μg)
360	婴儿食品，正餐，鸡肉汤，糊状	BABYFOOD,DINNER, CHICK SOUP,STR	1	0.017	0.032	0.293		0.037	5	0	5	5	6.4	0.12
361	婴儿食品，正餐，炖鸡肉，幼儿	BABYFOODDINNER-CHICK STEWTODD	1.9	0.031	0.074	1.153		0.046	16	15	1	27	20.6	0.14
362	婴儿食品，正餐，蔬菜鸡肉，糊状	BABYFOOD,DINNER, VEG CHICK,STR	0.1	0.032	0.052	0.72	0.107	0.072	5	0	5	5	9.7	0.01
363	婴儿食品，正餐，蔬菜，面条和鸡肉，糊状	BABYFOOD,DINNER, VEG, NOODLES & CHICK,STR	0.7	0.032	0.049	0.407	0.19	0.021	3	0	3	3		0.08
364	婴儿食品，正餐，蔬菜，面条和鸡肉，一段	BABYFOOD,DINNER, VEG, NOODLES & CHICK,JR	0.8	0.042	0.037	0.675	0.204	0.023	3	0	3	3		0.09
365	婴儿食品，正餐，含蔬菜意式面食	BABYFOOD,DINNER, PASTA W/VEG	2.9	0.06	0.05	0.56	0.178	0.11	9	0	9	9	6.4	0
366	婴儿食品，正餐，蔬菜，面条和火鸡肉，糊状	BABYFOOD, DINNER, VEG & NOODLES & TURKEY, STR	0.8	0.018	0.044	0.25	0.186	0.016	2	0	2	2		0.1

3 奶制品、调味剂及婴幼儿食品维生素（1）

（续表）

序号	食品描述	英文描述	VC (mg)	硫胺素 (mg)	核黄素 (mg)	烟酸 (mg)	泛酸 (mg)	维生素 B_6 (mg)	总叶酸 (μg)	叶酸 (μg)	食物叶酸 (μg)	总膳食叶酸当量 (μg)	总胆碱 (mg)	VB_{12} (μg)
367	婴儿食品，正餐，蔬菜，面条和火鸡肉，一段	BABYFOOD,DINNER, VEG & NOODLES & TURKEY, JR	0.8	0.024	0.04	0.299	0.217	0.018	3	0	3	3		0.12
368	婴儿食品，正餐，火鸡肉和米饭，糊状	BABYFOOD,DINNER, TURKEY & RICE, STR	0.2	0.022	0.04	0.648	0.177	0.052	4	0	4	4	6.8	0.02
369	婴儿食品，正餐，火鸡肉和米饭，一段	BABYFOOD,DINNER, TURKEY & RICE, JR	0.3	0.033	0.044	0.692	0.2	0.052	8	0	8	8	7.7	0.02
370	婴儿食品，正餐，蔬菜和火鸡肉，糊状	BABYFOOD,DINNER, VEG & TURKEY, STR	0.7	0.02	0.024	0.466	0.224	0.044	10	0	10	10	6.7	0.02
371	婴儿食品，正餐，蔬菜和火鸡肉，一段	BABYFOOD,DINNER, VEG & TURKEY, JR	0.4	0.022	0.032	0.539	0.162	0.052	7	0	7	7	9.4	0.01
372	婴儿食品，正餐，通心面和奶酪，糊状	BABYFOOD,DINNER, MACARONI & CHS, STR	0.1	0.038	0.076	0.516	0.176	0.036	11	6	5	15	10.5	0.27
373	婴儿食品，正餐，通心面和奶酪，一段	BABYFOOD,DINNER, MACARONI & CHS, JR	1.3	0.056	0.064	0.545		0.016	11	10	2	18	3.2	0.03

（续表）

序号	食品描述	英文描述	VC (mg)	硫胺素 (mg)	核黄素 (mg)	烟酸 (mg)	泛酸 (mg)	维生素B_6 (mg)	总叶酸 (μg)	叶酸 (μg)	食物叶酸 (μg)	总膳食叶酸当量 (μg)	总胆碱 (mg)	VB_{12} (μg)
374	婴儿食品，蔬菜，青豆，糊状	BABYFOOD, VEG, GRN BNS, STR	0.3	0.026	0.079	0.361	0.041	0.038	24	0	24	24	22.6	0
375	婴儿食品，蔬菜，青豆，一段	BABYFOOD, VEG, GRN BNS, JR	8.4	0.021	0.102	0.321	0.151	0.035	33	0	33	33	22.6	0
376	婴儿食品，青豆，小块，幼儿	BABYFOOD, GRN BNS, DICES, TODD	1.7	0.02	0.04	0.23	0.051	0.03	32	0	32	32	22.6	0
377	婴儿食品，蔬菜，青豆和土豆	BABYFOOD, VEG, GRN BNS & POTATOES	1.1	0.04	0.11	0.46	0.286	0.08	10	0	10	10	10	0.15
378	婴儿食品，甜菜，糊状	BABYFOOD, VEG, BEETS, STR	2.4	0.011	0.043	0.132	0.1	0.024	31	0	31	31	4.8	0
379	婴儿食品，蔬菜，胡萝卜，糊状	BABYFOOD, VEG, CARROTS, STR	5.7	0.023	0.04	0.463	0.24	0.073	15	0	15	15	6.9	0
380	婴儿食品，蔬菜，胡萝卜，一段	BABYFOOD, VEG, CARROTS, JR	5.5	0.024	0.041	0.497	0.278	0.08	17	0	17	17	8	0

3 奶制品、调味剂及婴幼儿食品维生素（1）

（续表）

序号	食品描述	英文描述	VC (mg)	硫胺素 (mg)	核黄素 (mg)	烟酸 (mg)	泛酸 (mg)	维生素B_6 (mg)	总叶酸 (μg)	叶酸 (μg)	食物叶酸 (μg)	总膳食叶酸当量 (μg)	总胆碱 (mg)	VB_{12} (μg)
381	婴儿食品，蔬菜，笋瓜，糊状	BABYFOOD, VEG, SQUASH, STR	0.3	0.029	0.048	0.683	0.212	0.07	8	0	8	8	7.6	0
382	婴儿食品，蔬菜，笋瓜，一段	BABYFOOD, VEG, SQUASH, JR	0.3	0.029	0.048	0.683	0.212	0.07	8	0	8	8	7.6	0
383	婴儿食品，蔬菜，甜土豆，糊状	BABYFOOD, VEG, SWT POTATOES, STR	9.9	0.028	0.033	0.358	0.39	0.093	10	0	10	10	13.1	0
384	婴儿食品，蔬菜，甜土豆，一段	BABYFOOD, VEG, SWT POTATOES, JR	9.6	0.026	0.034	0.384	0.408	0.113	10	0	10	10	13.1	0
385	婴儿食品，土豆，幼儿	BABYFOOD, POTATOES, TODDLER	10.5	0.02	0.01	0.35	0.305	0.07	6	0	6	6	13.2	0
386	婴儿食品，蔬菜，南瓜笋瓜和玉米	BABYFOOD, VEG, BUTTERNUT SQUASH&CORN	4.9	0.06	0.06	0.56	0.314	0.11	23	0	23	23	12.5	0
387	婴儿食品，苹果，小块，幼儿	BABYFOOD, APPLE, DICES, TODD	31.3	0.01	0.02	0.08	0.039	0.05	1	0	1	1	3.4	0

(续表)

序号	食品描述	英文描述	VC (mg)	硫胺素 (mg)	核黄素 (mg)	烟酸 (mg)	泛酸 (mg)	维生素 B_6 (mg)	总叶酸 (μg)	叶酸 (μg)	食物叶酸 (μg)	总膳食叶酸当量 (μg)	总胆碱 (mg)	VB_{12} (μg)
388	婴儿食品，水果，苹果沙司，糊状	BABYFOOD, FRUIT, APPLSAUC, STR	38.3	0.012	0.028	0.061	0.11	0.031	2	0	2	2	3.4	0
389	婴儿食品，水果，苹果沙司，一段	BABYFOOD, FRUIT, APPLSAUC, JR	37.8	0.012	0.027	0.063	0.1	0.03	2	0	2	2	3.4	0
390	婴儿食品，水果，杏含木薯粉，糊状	BABYFOOD, FRUIT, APRICOT W/TAPIOCA, STR	21.6	0.008	0.013	0.195	0.13	0.03	2	0	2	2	1.3	0
391	婴儿食品，蔬菜，玉米混合，糊状	BABYFOOD, VEG, CORN, CRMD, STR	2.1	0.013	0.047	0.512	0.29	0.041	17	0	17	17	8.6	0.02
392	婴儿食品，蔬菜，玉米混合，一段	BABYFOOD, VEG, CORN, CRMD, JR	2.2	0.013	0.048	0.504	0.327	0.041	20	0	20	20	8.6	0.02
393	婴儿食品，蔬菜，豌豆，糊状	BABYFOOD, VEG, PEAS, STR	0.6	0.087	0.065	1.119	0.075	0.016	28	0	28	28	32.2	0
394	婴儿食品，蔬菜，豌豆，小块，幼童	BABYFOOD, PEAS, DICES, TODD	6	0.1	0.06	0.85	0.345	0.06	35	0	35	35	14.7	0

3 奶制品、调味剂及婴幼儿食品维生素（1）

（续表）

序号	食品描述	英文描述	VC (mg)	硫胺素 (mg)	核黄素 (mg)	烟酸 (mg)	泛酸 (mg)	维生素 B_6 (mg)	总叶酸 (μg)	叶酸 (μg)	食物叶酸 (μg)	总膳食叶酸当量 (μg)	总胆碱 (mg)	VB_{12} (μg)
395	婴儿食品，蔬菜，菠菜混合，糊状	BABYFOOD, VEG, SPINACH, CRMD, STR	8.7	0.015	0.104	0.216		0.075	61	0	61	61	16.1	0.06
396	婴儿食品，水果，杏含木薯粉，一段	BABYFOOD, FRUIT, APRICOT W/TAPIOCA, JR	17.9	0.008	0.013	0.196	0.138	0.028	2	0	2	2	1.2	0
397	婴儿食品，水果，香蕉，含木薯粉，糊状	BABYFOOD, FRUIT, BANANAS W/TAPIOCA, STR	16.7	0.012	0.031	0.183	0.15	0.115	6	0	6	6	4.1	0
398	婴儿食品，水果，桃，糊状	BABYFOOD, FRUIT, PEACHES, STR	46.1	0.015	0.077	1.64	0.083	0.018	21	0	21	21	8.5	0
399	婴儿食品，水果，桃，一段	BABYFOOD, FRUIT, PEACHES, JR	46.1	0.015	0.077	1.64	0.083	0.018	21	0	21	21	8.5	0
400	婴儿食品，水果，梨，糊状食品	BABYFOOD, FRUIT, PEARS, STR	24.5	0.013	0.028	0.189	0.09	0.008	4	0	4	4	3.6	0
401	婴儿食品，水果，梨，初级食品	BABYFOOD, FRUIT, PEARS, JR	22	0.014	0.03	0.188	0.095	0.01	4	0	4	4	2.3	0

(续表)

序号	食品描述	英文描述	VC (mg)	硫胺素 (mg)	核黄素 (mg)	烟酸 (mg)	泛酸 (mg)	维生素 B$_6$ (mg)	总叶酸 (μg)	叶酸 (μg)	食物叶酸 (μg)	总膳食叶酸当量 (μg)	总胆碱 (mg)	VB$_{12}$ (μg)
402	婴儿食品，水果，梅子，添加维生素C，糊状食品	BABYFOOD, FRUIT, PLUMS W/TAPIOCA, WO/VIT C, STR	1.1	0.008	0.028	0.213	0.11	0.024	2	0	2	2	1.1	0
403	婴儿食品，水果，梅子，添加维生素C，初级食品	BABYFOOD, FRUIT, PLUMS W/TAPIOCA, WO/VIT C, JR	0.8	0.006	0.03	0.206	0.114	0.029	1	0	1	1	1.1	0
404	婴儿食品，水果，梅子干，添加维生素C，糊状食品	BABYFOOD, FRUIT, PRUNES W/TAPIOCA, WO/VIT C, STR	0.8	0.022	0.075	0.525	0.14	0.081	0	0	1	1	1.1	0
405	婴儿食品，水果，梅子干，添加维生素C，糊状食品	BABYFOOD, FRUIT, PRUNES W/TAPIOCA, WO/VIT C, JR	0.8	0.022	0.083	0.526	0.141	0.086	1	0	1	1		0
406	婴儿食品，梅子干，未添加维生素C，糊状食品	BABYFOOD,PRUNES, WO/VIT C,STR	1.3	0.02	0.21	0.72	0.1	0.11	1	0	1	1	3.7	0
407	婴儿食品，水果甜点，芒果，添加西米	BABYFOOD, FRUIT DSSRT, MANGO W/ TAPIOCA	15.8	0.02	0.02	0.2		0.08	8	0	8	8	4.5	0
408	婴儿食品，梨，切块，幼儿	BABYFOOD, PEARS, DICES, TODD	31.3	0.01	0.02	0.13		0.04	1	0	1	1	3.6	0

3 奶制品、调味剂及婴幼儿食品维生素（1）

（续表）

序号	食品描述	英文描述	VC (mg)	硫胺素 (mg)	核黄素 (mg)	烟酸 (mg)	泛酸 (mg)	维生素 B_6 (mg)	总叶酸 (μg)	叶酸 (μg)	食物叶酸 (μg)	总膳食叶酸当量 (μg)	总胆碱 (mg)	VB_{12} (μg)
409	婴儿食品，水果，苹果泥 & 杏，糊状食品	BABYFOOD, FRUIT, APPLSAUC & APRICOTS, STR	18.9	0.014	0.029	0.14	0.119	0.03	2	0	2	2	3.1	0
410	婴儿食品，水果，苹果泥 & 杏，初级食品	BABYFOOD, FRUIT, APPLSAUC & APRICOTS, JR	17.9	0.014	0.03	0.145	0.125	0.03	1	0	1	1	3.1	0
411	婴儿食品，水果，苹果泥 & 樱桃，糊状食品	BABYFOOD, FRUIT, APPLSAUC & CHERRIES, STR	42.8	0.01	0.03	0.14	0.131	0.037	0	0	0	0	4.6	0
412	婴儿食品，水果，苹果泥 & 樱桃，初级食品	BABYFOOD, FRUIT, APPLSAUC & CHERRIES, JR	42.8	0.01	0.03	0.14	0.13	0.039	0	0	0	0	4.6	0
413	婴儿食品，水果，苹果泥 & 香蕉，初级食品	BABYFOOD, FRUIT, APPLSAUC W/BANANA, JR	17.3	0.01	0.031	0.163	0.135	0.1	3	0	3	3	4.9	0
414	婴儿食品，水果，苹果泥 & 菠萝，糊状食品	BABYFOOD, FRUIT, APPLSAUC & PNAPPL, STR	28.1	0.021	0.026	0.078	0.101	0.039	2	0	2	2		0
415	婴儿食品，水果，苹果泥 & 菠萝，初级食品	BABYFOOD, FRUIT, APPLSAUC & PNAPPL, JR	26.8	0.022	0.027	0.079	0.104	0.039	2	0	2	2		0

(续表)

序号	食品描述	英文描述	VC (mg)	硫胺素 (mg)	核黄素 (mg)	烟酸 (mg)	泛酸 (mg)	维生素 B₆ (mg)	总叶酸 (μg)	叶酸 (μg)	食物叶酸 (μg)	总膳食叶酸当量 (μg)	总胆碱 (mg)	VB₁₂ (μg)
416	婴儿食品,水果,苹果泥&树莓,糊状食品	BABYFOOD, FRUIT, APPL & RASPBERRY, STR	26.8	0.014	0.028	0.106	0.09	0.034	1	0	1	1	3.5	0
417	婴儿食品,水果,苹果泥&树莓,初级食品	BABYFOOD, FRUIT, APPL & RASPBERRY, JR	28.9	0.012	0.029	0.104	0.088	0.034	1	0	1	1	3.5	0
418	婴儿食品,水果&蔬菜,苹果&地瓜	BABYFOOD, FRUIT & VEG, APPL & SWT POTATO	6.4	0.01	0.02	0.1	0.103	0.05	2	0	2	2	4.4	0
419	婴儿食品,水果,香蕉&菠萝,添加西米,初级食品	BABYFOOD, FRUIT, BANANAS & PNAPPL W/TAPIOCA, JR	21.2	0.015	0.019	0.182	0.148	0.092	6	0	6	6	6.9	0
420	婴儿食品,水果,香蕉&菠萝,添加西米,糊状食品	BABYFOOD, FRUIT, BANANAS & PNAPPL W/TAPIOCA, STR	19.2	0.019	0.019	0.168	0.143	0.082	18	0	18	18	6.9	0
421	婴儿食品,水果,梨&菠萝,糊状食品	BABYFOOD, FRUIT, PEARS & PNAPPL, STR	27.5	0.021	0.028	0.207	0.089	0.016	3	0	3	3	3.2	0
422	婴儿食品,水果,梨&菠萝,初级食品	BABYFOOD, FRUIT, PEARS & PNAPPL, JR	16.8	0.024	0.023	0.183	0.095	0.013	3	0	3	3	3.2	0

3 奶制品、调味剂及婴幼儿食品维生素（1）

（续表）

序号	食品描述	英文描述	VC (mg)	硫胺素 (mg)	核黄素 (mg)	烟酸 (mg)	泛酸 (mg)	维生素 B_6 (mg)	总叶酸 (μg)	叶酸 (μg)	食物叶酸 (μg)	总膳食叶酸当量 (μg)	总胆碱 (mg)	VB_{12} (μg)
423	婴儿食品，水果，番石榴＆番木瓜，添加西米，糊状食品	BABYFOOD, FRUIT, GUAVA & PAPAYA W/TAPIOCA, STR	80.9	0.01	0.022	0.263		0.014	2	0	2	2		0
424	婴儿食品，桃子，块状，幼儿	BABYFOOD, PEACHES, DICES, TODD	31.3	0.01	0.02	0.47	0.17	0.04	5	0	5	5	8.5	0
425	婴儿食品，水果，番木瓜＆苹果泥，添加西米，糊状食品	BABYFOOD, FRUIT, PAPAYA & APPLSAUC W/TAPIOCA, STR	113.1	0.01	0.028	0.108	0.28	0.023	2	0	2	2		0
426	婴儿食品，水果，添加水果&香蕉，糊状食品	BABYFOOD, FRUIT, BANANAS W/APPLS & PEARS, STR	13.9	0.01	0.03	0.55	0.145	0.29	5	0	5	5	7.1	0
427	婴儿食品，水果，苹果&蓝莓，糊状食品	BABYFOOD, FRUIT, APPLE & BLUEBERRY, STR	27.8	0.017	0.034	0.12	0.163	0.037	4	0	4	4	3.2	0
428	婴儿食品，水果，苹果&蓝莓，初级食品	BABYFOOD, FRUIT, APPLE & BLUEBERRY, JR	13.9	0.018	0.043	0.103	0.164	0.042	3	0	3	3	3.2	0
429	婴儿食品，果汁，苹果	BABYFOOD, JUICE, APPLE	57.9	0.007	0.016	0.083	0.116	0.029	0	0	0	0	1.8	0
430	婴儿食品，苹果－香蕉果汁	BABYFOOD,APPLE-BANANA JUC	27.9	0.01	0.01	0.14	0.125	0.06	1	0	1	1	2.3	0

(续表)

序号	食品描述	英文描述	VC (mg)	硫胺素 (mg)	核黄素 (mg)	烟酸 (mg)	泛酸 (mg)	维生素 B$_6$ (mg)	总叶酸 (µg)	叶酸 (µg)	食物叶酸 (µg)	总膳食叶酸当量 (µg)	总胆碱 (mg)	VB$_{12}$ (µg)
431	婴儿食品，果汁，苹果 & 桃子	BABYFOOD, JUC, APPLE & PEACH	58.5	0.008	0.011	0.213	0.082	0.022	1	0	1	1	2.5	0
432	婴儿食品，苹果-蔓越莓果汁	BABYFOOD,APPLE-CRANBERRY JUC	27.9	0	0.02	0.07		0.03	0	0	0	0	3.4	0
433	婴儿食品，果汁，苹果 & 梅子	BABYFOOD, JUC, APPLE & PLUM	58.2	0.02	0.017	0.195	0.123	0.028	0	0	0	0	1.6	0
434	婴儿食品，果汁，苹果 & 李子干	BABYFOOD, JUC, APPLE & PRUNE	67.5	0.005	0.002	0.301	0.181	0.035	0	0	0	0	1.8	0
435	婴儿食品，果汁，橙子	BABYFOOD, JUICE, ORANGE	62.5	0.045	0.028	0.239	0.137	0.054	26	0	26	26	6.2	0
436	婴儿食品，果汁，橙 & 苹果	BABYFOOD, JUC, ORANGE & APPLE	76.9	0.038	0.028	0.185	0.12	0.038	12	0	12	12		0
437	婴儿食品，果汁，橙 & 苹果 & 香蕉	BABYFOOD, JUC, ORANGE & APPLE & BANANA	32.1	0.043	0.027	0.263	0.134	0.062	10	0	10	10	4.1	0
438	婴儿食品，果汁，橙 & 杏	BABYFOOD, JUC, ORANGE & APRICOT	85.9	0.058	0.028	0.267	0.096	0.056	20	0	20	20		0
439	婴儿食品，果汁，橙 & 香蕉	BABYFOOD, JUC, ORANGE & BANANA	34	0.051	0.042	0.18	0.148	0.054	24	0	24	24		0
440	婴儿食品，果汁，橙 & 菠萝	BABYFOOD, JUC, ORANGE & PNAPPLE	53.4	0.05	0.023	0.194	0.059	0.062	19	0	19	19		0

3 奶制品、调味剂及婴幼儿食品维生素（1）

（续表）

序号	食品描述	英文描述	VC (mg)	硫胺素 (mg)	核黄素 (mg)	烟酸 (mg)	泛酸 (mg)	维生素 B_6 (mg)	总叶酸 (μg)	叶酸 (μg)	食物叶酸 (μg)	总膳食叶酸当量 (μg)	总胆碱 (mg)	VB_{12} (μg)
441	婴儿食品，果汁，李子干&橙子	BABYFOOD, JUC, PRUNE & ORANGE	63.8	0.044	0.12	0.396	0.137	0.061	13	0	13	13		0
442	婴儿食品，果汁，混合水果	BABYFOOD, JUC, MXD FRUIT	63.6	0.023	0.014	0.123	0.115	0.043	7	0	7	7	3.5	0
443	婴儿食品，谷类，大麦，强化干燥	BABYFOOD, CRL, BARLEY, DRY FORT	0	0.892	1.07	14.28	4.92	0.714	179	156	23	287	45.4	3.57
444	婴儿食品，谷类，全麦，添加苹果，强化干燥	BABYFOOD, CRL, WHL WHEAT, W/ APPLS, DRY FORT	58.3	0.33	1	13.33	0.953	0.66	166	142	24	265	42.1	3.33
445	婴儿食品，谷类，混合，干制强化	BABYFOOD, CRL, MXD, DRY FORT	58.3	1.166	1.333	15	1.074	1.166	167	132	35	259	23.2	5
446	婴儿食品，谷类，混合，添加香蕉，干制	BABYFOOD, CRL, MXD, W/ BANANAS, DRY	3.6	3.78	3.56	20.56		0.408	17	0	17	17	28.6	0.24
447	婴儿食品，谷类，混合，添加苹果泥&香蕉，糊状食品	BABYFOOD, CRL, MXD, W/ APPLSAUC & BANANAS, STR	15.9	0.126	0.156	2.02	0.195	0.101	25	25	0	43	3.5	0.51
448	婴儿食品，谷类，混合，添加香蕉，初级食品，强化	BABYFOOD, CRL, MXD, W/ APPLSAUC & BANANAS, JR, FORT	15.9	0.126	0.156	2.02	0.195	0.101	25	25	0	43	3.5	0.51
449	婴儿食品，谷类，燕麦片，干制强化	BABYFOOD, CRL, OATMEAL, DRY FORT	0	1.431	1.586	21.348	1.871	0.853	247	212	35	396	27	4.6

（续表）

序号	食品描述	英文描述	VC (mg)	硫胺素 (mg)	核黄素 (mg)	烟酸 (mg)	泛酸 (mg)	维生素B$_6$ (mg)	总叶酸 (μg)	叶酸 (μg)	食物叶酸 (μg)	总膳食叶酸当量 (μg)	总胆碱 (mg)	VB$_{12}$ (μg)
450	婴儿食品，谷类，燕麦片，添加香蕉，干制	BABYFOOD, CRL, OATMEAL, W/ BANANAS, DRY	58.3	0.833	1	13		0.66	167	132	35	259	28.7	3.33
451	婴儿食品，谷类，燕麦片，添加苹果泥&香蕉，糊状食品	BABYFOOD, CRL, OATMEAL, W/ APPLSAUC & BANANAS, STR	13.9	0.111	0.133	1.77	0.227	0.089	22	22	0	38	4.1	0
452	婴儿食品，谷类，燕麦片，添加苹果&香蕉，初级食品，强化	BABYFOOD, CRL, OATMEAL, W/ APPLSAUC & BANANAS, JR, FORT	13.9	0.111	0.133	1.77	0.227	0.089	22	22	0	38	4.1	0.44
453	婴儿食品，谷类，燕麦片，添加蜂蜜，干制	BABYFOOD, CRL, OATMEAL, W/ HONEY, DRY	0	2.771	2.842	36.292	1.54	0.154	35	0	35	35		0
454	婴儿食品，谷类，大米，干制，强化	BABYFOOD, CRL, RICE, DRY, FORT	2.4	1.195	1.459	23.006	1.601	0.885	230	206	24	375	20.9	4.6
455	婴儿食品，谷类，大米，添加苹果泥&香蕉，糊状食品	BABYFOOD, CRL, RICE, W/ APPLSAUC & BANANAS, STR	31.6	0.26	0.422	4.017		0.234	3	0	3	3	1.9	0
456	婴儿食品，谷类，添加蛋黄，糊状食品	BABYFOOD, CRL, W/EGG YOLKS, STR	0.7	0.009	0.044	0.049	0.878	0.021	3	0	3	3		0.07

3 奶制品、调味剂及婴幼儿食品维生素（1）

（续表）

序号	食品描述	英文描述	VC (mg)	硫胺素 (mg)	核黄素 (mg)	烟酸 (mg)	泛酸 (mg)	维生素 B_6 (mg)	总叶酸 (μg)	叶酸 (μg)	食物叶酸 (μg)	总膳食叶酸当量 (μg)	总胆碱 (mg)	VB_{12} (μg)
457	婴儿食品，谷类，添加蛋黄，糊状食品	BABYFOOD, CRL, W/EGG YOLKS, STR	0.7	0.008	0.045	0.048	0.878	0.02	3	0	3	3		0.06
458	婴儿食品，谷类，添加整蛋，糊状食品	BABYFOOD, CRL, W/EGGS, STR	0.8	0.01	0.05	0.056	1.003	0.024	9	0	9	9		0.08
459	婴儿食品，谷类，蛋黄粉&培根，初级食品	BABYFOOD, CRL, EGG YOLKS & BACON, JR	0.9	0.05	0.077	0.266	1.105	0.026	4	0	4	4		0.09
460	婴儿食品，燕麦谷类，添加水果，干制品，速溶，强化婴儿食品	BABYFOOD, OATMEAL CRL W/FRUIT, DRY, INST, TODD FORT	2.7	0.75	0.86	9.6	0.389	0.38	234	199	35	374	31.6	0
461	婴儿食品，小饼干，婴儿食品，强化	BABYFOOD, COOKIE, BABY, FRUIT	1.5	0.44	0.42	3.6		0.21	110	82	28	167	12	0.22
462	婴儿食品，薄饼干，蔬菜	BABYFOOD, CRACKERS, VEG	50.5	0.35	0.33	4.05	0.466	0.12	86	70	16	135	10.4	0
463	婴儿食品，谷类，高蛋白质，添加苹果&橙子，干制	BABYFOOD, CRL, HI PROT, W/APPLE & ORANGE, DRY	3.1	3.79	4.33	23.83		0.351	190	0	190	190		0.3

（续表）

序号	食品描述	英文描述	VC (mg)	硫胺素 (mg)	核黄素 (mg)	烟酸 (mg)	泛酸 (mg)	维生素B₆ (mg)	总叶酸 (μg)	叶酸 (μg)	食物叶酸 (μg)	总膳食叶酸当量 (μg)	总胆碱 (mg)	VB₁₂ (μg)
464	婴儿食品，谷类，大米，添加香蕉，干制	BABYFOOD, CRL, RICE, W/ BANANAS, DRY	2	3.97	3.8	23.32		0.686	12	0	12	12	25.8	0
465	婴儿食品，小饼干	BABYFOOD, COOKIES	7	1.459	3.229	15.966	0.529	5.899	93	74	19	145	28.3	0.46
466	婴儿食品，小饼干，竹芋粉/葛粉	BABYFOOD, COOKIES, ARROWROOT	5.5	0.499	0.429	5.739	0.531	0.04	35	25	10	53		0.07
467	婴儿食品，椒盐卷饼	BABYFOOD, PRETZELS	3.8	0.463	0.357	3.56	0.54	0.083	85	65	20	131	0	0
468	婴儿食品，磨牙饼干	BABYFOOD, TEETHING BISCUITS	9.1	0.233	0.537	4.33	0.526	0.111	49	29	20	69	33.8	0.07
469	烤干面包	ZWIEBACK	5.3	0.208	0.239	1.319	0.537	0.082	87	67	20	134	10.7	0
470	婴儿食品，甜点，荷兰苹果，糊状食品	BABYFOOD, DSSRT, DUTCH APPLE, STR	21.4	0.011	0.013	0.048		0.011	1	0	1	1	2.5	0
471	婴儿食品，甜点，荷兰苹果，初级食品	BABYFOOD, DSSRT, DUTCH APPLE, JR	18	0.01	0.012	0.048	0.017	0.017	0	0	0	0	2.5	0
472	婴儿食品，樱桃馅饼，初级食品	BABYFOOD, CHERRY COBBLER, JR	9.3	0.01	0.01	0.06	0.043	0.02	2	0	2	2	1.5	0
473	婴儿食品，点心，樱桃香草布丁，糊状食品	BABYFOOD, DSSRT, CHERRY VANILLA PUDD, STR	1.1	0.008	0.011	0.038		0.011	0	0	0	0	4.7	0.01

3 奶制品、调味剂及婴幼儿食品维生素（1）

（续表）

序号	食品描述	英文描述	VC (mg)	硫胺素 (mg)	核黄素 (mg)	烟酸 (mg)	泛酸 (mg)	维生素 B_6 (mg)	总叶酸 (μg)	叶酸 (μg)	食物叶酸 (μg)	总膳食叶酸当量 (μg)	总胆碱 (mg)	VB_{12} (μg)
474	婴儿食品，点心，樱桃香草布丁，初级食品	BABYFOOD, DSSRT, CHERRY VANILLA PUDD, JR	1.1	0.007	0.011	0.038		0.012	0	0	0	0	4.7	0.01
475	婴儿食品，点心，水果布丁，橙子，糊状食品	BABYFOOD, DSSRT, FRUIT PUDD, ORANGE, STR	9.1	0.04	0.057	0.119	0.251	0.027	8	0	8	8		0.01
476	婴儿食品，点心，桃子馅饼，糊状食品	BABYFOOD, DSSRT, PEACH COBBLER, STR	20.5	0.009	0.014	0.259		0.007	2	0	2	2	1.1	0
477	婴儿食品，点心，桃子馅饼，初级食品	BABYFOOD, DSSRT, PEACH COBBLER, JR	20.5	0.01	0.015	0.259		0.007	3	1	2	4	1.1	0
478	婴儿食品，点心，桃子冰淇淋，糊状食品	BABYFOOD, DSSRT, PEACH MELBA, STR	31.4	0.006	0.036	0.343		0.006	2		2	2		0
479	婴儿食品，点心，桃子冰淇淋，初级食品	BABYFOOD, DSSRT, PEACH MELBA, JR	26	0.007	0.03	0.272		0.006	2		2	2		0
480	婴儿食品，点心，水果布丁，菠萝，糊状食品	BABYFOOD, DSSRT, FRUIT PUDD, PNAPPL, STR	27.2	0.038	0.046	0.107	0.192	0.04	5	0	5	5	5.4	0.06
481	婴儿食品，点心，添加维生素C，糊状食品	BABYFOOD, DSSRT, FRUIT DSSRT, WO/VIT C, STR	2.5	0.016	0.009	0.143	0.104	0.037	3	0	3	3	4.5	0

(续表)

序号	食品描述	英文描述	VC (mg)	硫胺素 (mg)	核黄素 (mg)	烟酸 (mg)	泛酸 (mg)	维生素 B$_6$ (mg)	总叶酸 (μg)	叶酸 (μg)	食物叶酸 (μg)	总膳食叶酸当量 (μg)	总胆碱 (mg)	VB$_{12}$ (μg)
482	婴儿食品，点心，水果点心，添加维生素C，初级食品	BABYFOOD, DSSRT, FRUIT DSSRT, WO/VIT C, JR	3	0.021	0.012	0.144	0.1	0.033	4	0	4	4	4.5	0
483	婴儿食品，点心，热带水果，初级食品	BABYFOOD, DSSRT, TROPICAL FRUIT, JR	18.8	0.011	0.031	0.08	0.094	0.031	3	0	3	3		0
484	婴儿食品，点心，鸡蛋布丁，香草，糊状食品	BABYFOOD, DSSRT, CUSTARD PUDD, VANILLA, STR	0.8	0.012	0.08	0.04	0.25	0.02	6	0	6	6	29.9	0.01
485	婴儿食品，点心，鸡蛋布丁，香草，初级食品	BABYFOOD, DSSRT, CUSTARD PUDD, VANILLA, JR	0.4	0.012	0.054	0.076	0.232	0.03	6	0	6	6	29.9	0.23
486	婴儿食品，果汁，苹果&葡萄	BABYFOOD, JUC, APPLE & GRAPE	31.5	0.007	0.021	0.109	0.075	0.034	1	0	1	1	1.9	0
487	婴儿食品，果汁，果汁喷趣酒，添加钙	BABYFOOD, JUC, FRUIT PUNCH, W/CA	21.2	0.01	0.02	0.1	0.056	0.05	1	0	1	1	2.2	0
488	婴儿食品，果汁，苹果&樱桃	BABYFOOD, JUC, APPLE & CHERRY	58.3	0.008	0.015	0.094	0.102	0.031	0	0	0	0	2.4	0

3 奶制品、调味剂及婴幼儿食品维生素（1）

（续表）

序号	食品描述	英文描述	VC (mg)	硫胺素 (mg)	核黄素 (mg)	烟酸 (mg)	泛酸 (mg)	维生素B_6 (mg)	总叶酸 (μg)	叶酸 (μg)	食物叶酸 (μg)	总膳食叶酸当量 (μg)	总胆碱 (mg)	VB_{12} (μg)
489	婴儿食品，果汁，苹果，添加钙	BABYFOOD, JUC, APPLE, W/CA	21.2	0.02	0.02	0.08	0.06	0.03	0	0	0	0	1.8	0
490	婴儿食品，主餐，蔬菜 & 鸡肉，初级食品	BABYFOOD, DINNER, VEG & CHICK, JR	0.2	0.025	0.046	0.628	0.127	0.046	3	0	3	3	9.4	0.02
491	婴儿食品，主餐，混合蔬菜，糊状食品	BABYFOOD,DINNER, MIX VEG, STR	2.8	0.015	0.031	0.502	0.277	0.075	8	0	8	8		0
492	婴儿食品，主餐，混合蔬菜，初级食品	BABYFOOD,DINNER, MIX VEG, JR	3.3	0.014	0.042	0.566	0.348	0.114	11	0	11	11	7.9	0
493	婴儿食品，水果，香蕉，添加西米，初级食品	BABYFOOD, FRUIT, BANANAS W/TAPIOCA, JR	25.7	0.015	0.02	0.218	0.173	0.139	6	0	6	6	3.1	0
494	婴儿食品，蔬菜，混合蔬菜，初级食品	BABYFOOD, VEG, MIX VEG JR	2.5	0.029	0.032	0.665	0.259	0.081	4	0	4	4	9.7	0
495	婴儿食品，蔬菜，田园蔬菜，糊状	BABYFOOD, VEG, GARDEN VEG, STR	5.7	0.061	0.069	0.779	0.26	0.1	40	0	40	40	13.4	0

(续表)

序号	食品描述	英文描述	VC (mg)	硫胺素 (mg)	核黄素 (mg)	烟酸 (mg)	泛酸 (mg)	维生素 B_6 (mg)	总叶酸 (μg)	叶酸 (μg)	食物叶酸 (μg)	总膳食叶酸当量 (μg)	总胆碱 (mg)	VB_{12} (μg)
496	婴儿食品，蔬菜，混合蔬菜，糊状食品	BABYFOOD, VEG, MIX VEG STR	1.7	0.022	0.025	0.327	0.25	0.055	4	0	4	4	9.8	0
497	婴儿食品，主餐，牛肉面，初级食品	BABYFOOD, DINNER, BF NOODLE, JR	1.4	0.028	0.036	0.582	0.23	0.031	12	7	6	17	12.1	0.1
498	婴儿食品，苹果添加火腿，糊状食品	BABYFOOD, APPLE W/HAM, STR	0.1	0.06	0.06	0.73	0.097	0.07	2	0	2	2	11.8	0.02
499	婴儿食品，胡萝卜&牛肉，糊状食品	BABYFOOD, CARROTS & BF, STR	0.8	0.02	0.06	0.93		0.1	17	0	17	17	15.9	0.3
500	婴儿食品，梅子，香蕉&大米，糊状食品	BABYFOOD, PLUMS, BANANAS & RICE, STR	12.3	0.04	0.05	0.8		0.13	6	0	6	6	3.4	0
501	婴儿食品，火鸡，大米&蔬菜，幼儿食品	BABYFOOD, TURKEY, RICE & VEG, TODD	0.3	0.07	0.07	2.11	0.264	0.13	3	0	3	3	13.7	0.1
502	婴儿食品，主餐，苹果&鸡肉，糊状食品	BABYFOOD, DINNER, APPLE & CHICK, STR	0.2	0.02	0.057	0.577	0.098	0.083	1	0	1	1	9.1	0.02

3 奶制品、调味剂及婴幼儿食品维生素（1）

（续表）

序号	食品描述	英文描述	VC (mg)	硫胺素 (mg)	核黄素 (mg)	烟酸 (mg)	泛酸 (mg)	维生素 B_6 (mg)	总叶酸 (μg)	叶酸 (μg)	食物叶酸 (μg)	总膳食叶酸当量 (μg)	总胆碱 (mg)	VB_{12} (μg)
503	婴儿食品，主餐，西兰花 & 鸡肉，初级食品	BABYFOOD, DINNER, BROCCOLI & CHICK, JR	17.7	0.019	0.098	0.964	0.273	0.052	69	10	59	76	31.1	0.33
504	婴儿食品，饮料，嘉宝 GRADUATE 果汁泥	BABYFOOD, BEVERAGE, GERBER GRADUATE FRUIT SPLASHERS	35.3	0.007	0.013	0.06	0.22	0.022	1	0	1	1	1.4	0
505	婴儿食品，点心，嘉宝 GRADUATES 酸奶小饼干	BABYFOOD, SNACK, GERBER, GRADUATES, YOGURT MELTS	57.1	0.113	0.817	3.301	1.47	0.168	55	0	55	55	78	1.7
506	婴儿食品，主餐，甘薯 & 鸡肉，糊状食品	BABYFOOD, DINNER, SWT POTATOES & CHICK, STR	0	0.02	0.04	1.04	0.329	0.137	6	0	6	6	11.8	0.05
507	婴儿食品，主餐，土豆添加奶酪 & 火腿，幼儿食品	BABYFOOD, DINNER, POTATOES W/CHS & HAM, TODD	0.1	0.05	0.1	1.06	0.345	0.16	6	0	6	6	15.4	0.07
508	婴儿食品，谷类，大麦，用全脂牛奶准备	BABYFOOD, CRL, BARLEY, PREP W/ WHL MILK	0.2	0.242	0.353	2.707	0.384	0.06	7	0	7	7	16.6	0.42
509	婴儿食品，谷类，高蛋白质，用全脂牛奶准备	BABYFOOD, CRL, HI PROT, PREP W/ WHL MILK		0.47	0.579	5.668	0.465	0.113	35	0	35	35		0.3

奶制品、调味剂及婴幼儿食品养分数据参考指南

（续表）

序号	食品描述	英文描述	VC (mg)	硫胺素 (mg)	核黄素 (mg)	烟酸 (mg)	泛酸 (mg)	维生素 B_6 (mg)	总叶酸 (μg)	叶酸 (μg)	食物叶酸 (μg)	总膳食叶酸当量 (μg)	总胆碱 (mg)	VB_{12} (μg)
510	婴儿食品，谷类，混合，用全脂牛奶准备	BABYFOOD, CRL, MXD, PREP W/ WHL MILK	0.3	0.308	0.448	3.88	0.45	0.053	9	0	9	9	15.3	0.4
511	婴儿食品，谷类，混合，添加香蕉，用全脂牛奶准备	BABYFOOD, CRL, MXD, W/BANANAS, PREP W/WHL MILK	0.4	0.315	0.437	1.605	0.345	0.065	6	0	6	6	15.4	0.43
512	婴儿食品，谷类，燕麦片，用全脂牛奶准备	BABYFOOD, CRL, OATMEAL, PREP W/WHL MILK	1.3	0.506	0.563	5.981	0.514	0.06	10	0	10	10		0.3
513	婴儿食品，谷类，燕麦片，添加香蕉，用全脂牛奶准备	BABYFOOD, CRL, OATMEAL, W/BANANAS, PREP W/WHL MILK	0.4	0.315	0.437	1.605	0.345	0.104	6	0	6	6	15.4	0.43
514	婴儿食品，谷类，燕麦片，添加蜂蜜，用全脂牛奶准备	BABYFOOD, CRL, OATMEAL, W/HONEY, PREP W/WHL MILK		0.487	0.602	6.034	0.514	0.06	10	0	10	10		0.3
515	婴儿食品，谷类，大米，用全脂牛奶准备	BABYFOOD, CRL, RICE, PREP W/ WHL MILK	0.2	0.243	0.324	2.449	0.345	0.069	6	0	6	6	14.6	0.41
516	婴儿食品，谷类，大米，添加蜂蜜，用全脂牛奶准备	BABYFOOD, CRL, RICE, W/HONEY, PREP W/WHL MILK	0	0.476	0.608	6.083		0.115	8	0	8	8		0.3

3 奶制品、调味剂及婴幼儿食品维生素（1）

（续表）

序号	食品描述	英文描述	VC (mg)	硫胺素 (mg)	核黄素 (mg)	烟酸 (mg)	泛酸 (mg)	维生素B$_6$ (mg)	总叶酸 (μg)	叶酸 (μg)	食物叶酸 (μg)	总膳食叶酸当量 (μg)	总胆碱 (mg)	VB$_{12}$ (μg)
517	婴儿食品，谷类，混合，添加蜂蜜，用全脂牛奶准备	BABYFOOD, CRL, MXD, W/HONEY, PREP W/WHL MILK		0.447	0.583	6.26	0.443	0.067	11	0	11	11		0.3
518	婴儿食品，谷类，高蛋白质，添加苹果/橙子，用全脂牛奶准备	BABYFOOD, CRL, HI PROT, W/APPLE & ORANGE, PREP W/ WHL MILK		0.655	0.847	3.987		0.092	28	0	28	28		0.35
519	婴儿食品，谷类，大米，添加香蕉，用全脂牛奶准备	BABYFOOD, CRL, RICE, W/BANANAS, PREP W/WHL MILK	0.2	0.684	0.444	1.849	0.345	0.085	6	0	6	6	15.2	0.43
520	婴幼儿配方奶粉，雀巢，GOOD START SUPREME，加铁，已稀释液体奶	INF FORMULA, NESTLE, GOOD START SUPREME, W/IRON, RTF	5.9	0.066	0.092	0.693		0.05	10	10	0	17	8	0.22
521	婴幼儿配方奶粉，雀巢，G START SUPR，加铁，浓缩液体奶，非复原乳	INF FORMULA, NES, G START SUPR, W/IRON, LIQ CONC, NOT RECON	11	0.127	0.178	1.33		0.095	19	19	0	32	15.4	0.42
522	婴幼儿配方奶粉，雀巢，G START SUPR，加铁，浓缩液体奶，奶粉	INF FORMULA, NESTLE, GOOD START SUPREME, W/IRON, POW	46.1	0.512	0.717	5.38		0.384	77	77	0	131	61.4	1.1
523	婴幼儿配方奶粉，美赞臣，安婴儿，加铁，已稀释液体奶	INF FORMULA, MEAD JOHNSON, EN-FAMIL, W/IRON, RTF	7.9	0.052	0.092	0.66		0.04	11	11	0	18	16	0.19

(续表)

序号	食品描述	英文描述	VC (mg)	硫胺素 (mg)	核黄素 (mg)	烟酸 (mg)	泛酸 (mg)	维生素B$_6$ (mg)	总叶酸 (μg)	叶酸 (μg)	食物叶酸 (μg)	总膳食叶酸当量 (μg)	总胆碱 (mg)	VB$_{12}$ (μg)
524	婴幼儿配方奶粉,美赞臣,安婴儿,加铁,奶粉	INF FORMULA, MEAD JOHNSON, ENFAMIL, W/IRON, POW	62	0.41	0.72	5.2		0.31	83	83	0	141	124	1.55
525	婴幼儿配方奶粉,美赞臣,安婴儿,低铁,已稀释液体奶	INF FORMULA, MEAD JOHNSON, ENFAMIL, LO IRON, RTF	7.9	0.052	0.092	0.66	0.294	0.04	11	11	0	18	8	0.19
526	婴幼儿配方奶粉,美赞臣,安婴儿,加铁,奶粉,添加ARA & DHA	INF FORMULA, MEAD JOHNSON, ENFAMIL, W/IRON, POW, W/ARA & DHA	62	0.41	0.72	5.2		0.31	83	83	0	141	62	1.55
527	婴幼儿配方奶粉,美赞臣,安婴儿,奶粉,非复原奶	INF FORMULA, MEAD JOHNSON, ENFAMIL, LO IRON, POWD, NOT RECON	62	0.41	0.72	5.2		0.31	83	83	0	141	62	1.55
528	婴幼儿配方奶粉,美赞臣,安婴初生铁,浓缩液态奶,添加ARA & DHA	INF FORMULA, MEAD JOHNSON, ENFAMIL, LIPIL, W/IRON, LIQ CONC, W/ARA & DHA	15.8	0.105	0.184	1.313		0.079	21	21	0	36	17.9	0.39
529	婴幼儿配方奶粉,美赞臣,安婴儿,深度水解配方,加铁,已稀释液体奶	INF FORMULA, MEAD JOHNSON, ENFAMIL, NUTRAMIGEN, W/IRON, RTF	7.9	0.052	0.059	0.66		0.04	11	11	0	18	8.2	0.19

3 奶制品、调味剂及婴幼儿食品维生素（1）

（续表）

序号	食品描述	英文描述	VC (mg)	硫胺素 (mg)	核黄素 (mg)	烟酸 (mg)	泛酸 (mg)	维生素 B$_6$ (mg)	总叶酸 (μg)	叶酸 (μg)	食物叶酸 (μg)	总膳食叶酸当量 (μg)	总胆碱 (mg)	VB$_{12}$ (μg)
530	婴幼儿配方奶粉，美赞臣，安婴儿，深度水解配方，加铁，奶粉，非复原奶粉	INF FORMULA, MEAD JOHNSON, ENFAMIL, NUTRAMIGEN, W/IRON, POW, NOT RECON	60	0.4	0.45	5		0.3	79	79	0	134	59	1.49
531	婴幼儿配方奶粉，美赞臣，安婴初生，加铁，已稀释液态奶，添加 ARA & DHA	INF FORMULA, MEAD JOHNSON, ENFAMIL LIPIL, W/IRON, RTF, W/ARA & DHA	7.9	0.052	0.092	0.66	0.33	0.04	11	11	0	18	8	0.19
532	婴幼儿配方奶粉，美赞臣，安婴儿，深度水解配方，浓缩液态奶，非复原奶粉	INF FORMULA, MEAD JOHNSON, ENFAMIL, NUTRAMIGEN, W/IRON, LIQ CONC, NOT RECON	15.1	0.101	0.114	1.27		0.077	20	20	0	34	23	0.37
533	婴幼儿配方奶粉，美赞臣，安婴儿，牛奶过敏配方，低铁，浓缩液态奶，添加 ARA & DHA	INF FORMULA, MEAD JOHNSON, ENFAMIL, LIP, LO IRON, LIQ CONC, W/ARA & DHA	15.8	0.105	0.184	1.313		0.079	21	21	0	36	17	0.39
534	儿童配方奶粉，美赞臣，宝健，加铁，奶粉，非复原奶粉	CHILD FORMULA, MEAD JOHNSON, PORTAGEN, W/IRON, POW, NOT RECON	38	0.74	0.88	9.8		0.98	74	74	0	126	61	2.9
535	儿童配方奶粉，美赞臣，宝健，加铁，冲调	CHILD FORMULA, MEAD JOHNSON, PORTAGEN, W/IRON, PREPRING	7.6	0.148	0.176	1.944		0.194	15	15	0	25	11.3	0.57

(续表)

序号	食品描述	英文描述	VC (mg)	硫胺素 (mg)	核黄素 (mg)	烟酸 (mg)	泛酸 (mg)	维生素 B$_6$ (mg)	总叶酸 (μg)	叶酸 (μg)	食物叶酸 (μg)	总膳食叶酸当量 (μg)	总胆碱 (mg)	VB$_{12}$ (μg)
536	婴幼儿配方奶粉，美赞臣，哺力美，加铁，奶粉，非复原奶粉	INF FORMULA, MEAD JOHNSON, PREGESTIMIL, W/IRON, POW, NOT RECON	60	0.4	0.45	5		0.3	80	80	0	136	60	1.5
537	婴幼儿配方奶粉，美赞臣，哺力美，加铁，冲调	INF FORMULA, MEAD JOHNSON, PREGESTIMIL, W/IRON, PREPRING	7.8	0.052	0.059	0.654		0.039	10	10	0	18	8	0.19
538	婴幼儿配方奶粉，美赞臣，大豆配方奶，加铁，已稀释液体奶	INF FORMULA, MEAD JOHNSON, PROSOBEE, W/IRON, RTF	7.9	0.052	0.059	0.66		0.04	11	11	0	18	8.2	0.19
539	婴幼儿配方奶粉，美赞臣，大豆配方奶，加铁，浓缩液体奶，非复原乳	INF FORMULA, MEAD JOHNSON, PROSOBEE, W/IRON, LIQ CNC, NOT REC	15.3	0.102	0.115	1.28		0.077	20	20	0	34	16.8	0.38
540	婴幼儿配方奶粉，美赞臣，安婴初生，低铁，已稀释液体奶，添加 ARA & DHA	INF FORMULA, MEAD JOHNSON, ENFAMIL, LIPIL, LO IRON, RTF, W/ARA & DHA	7.9	0.052	0.092	0.66		0.04	11	11	0	18	8.2	0.19
541	婴幼儿配方奶粉，美赞臣，安婴儿，大豆，加铁，配方奶，非复原奶粉	INF FORMULA, MEAD JOHNSON, ENFAMIL, PROSOBEE, IRON, POW, NOT RECON	60	0.4	0.45	5		0.3	80	80	0	136	61	1.5

3 奶制品、调味剂及婴幼儿食品维生素（1）

（续表）

序号	食品描述	英文描述	VC (mg)	硫胺素 (mg)	核黄素 (mg)	烟酸 (mg)	泛酸 (mg)	维生素B_6 (mg)	总叶酸 (μg)	叶酸 (μg)	食物叶酸 (μg)	总膳食叶酸当量 (μg)	总胆碱 (mg)	VB_{12} (μg)
542	婴幼儿配方奶粉，美赞臣，安婴初生，无乳糖配方，加铁，奶粉，添加ARA & DHA	INF FORMULA, MEAD JOHNSON, ENFAMIL, LACTOSE FREE FORMULA, W/IRON, POW, W/ARA & DHA	62	0.42	0.73	5.2		0.31	83	83	0	141	60	1.56
543	婴幼儿配方奶粉，美赞臣，安婴初生，乳糖，加铁，浓缩液态奶，非复原乳，添加ARA & DHA	INF FORMULA, MEAD JOHNSON, ENFAMIL, LAC LACTOSE, W/IRON, LIQ CONC, N RE, W/ARA & DHA	15.3	0.102	0.179	1.283		0.077	20	20	0	34	15	0.38
544	婴幼儿配方奶粉，美赞臣，安婴初生，稀释液态奶，添加ARA & DHA	INF FORMULA, MEAD JOHNSON, ENFAMIL, LIPIL, RTF, W/ARA & DHA	7.9	0.052	0.092	0.66		0.04	11	11	0	18	8	0.19
545	婴幼儿配方奶粉，雅培，营养，宝康营养（金盾），水解蛋白配方（60%乳清蛋白：40%酪蛋白），奶粉，非复原奶粉	INF FORMULA, ABBOTT NUTR, SIMILAC, PM 60/40, POW NOT RECON	46.2	0.514	0.77	5.392	2.311	0.308	77	77	0	131	61.6	1.28
546	婴幼儿配方奶粉，美赞臣，安婴儿（抗过敏湿疹防腹泻），加铁，奶粉，非复原奶粉，添加ARA & DHA	INF FORMULA, MEAD JOHNSON, ENFAMIL, NUTR LIPIL, W/IRON, POW, NOT RECON, W/ARA & DHA	60	0.4	0.45	5		0.3	79	79	0	134	60	1.49

(续表)

序号	食品描述	英文描述	VC (mg)	硫胺素 (mg)	核黄素 (mg)	烟酸 (mg)	泛酸 (mg)	维生素B₆ (mg)	总叶酸 (μg)	叶酸 (μg)	食物叶酸 (μg)	总膳食叶酸当量 (μg)	总胆碱 (mg)	VB₁₂ (μg)
547	婴幼儿配方奶粉，雅培营养，喜康宝（金盾），天然钙，一段，已稀释液体奶，添加ARA & DHA	INF FORMULA, ABBOTT NUTRITION, SIMI NAT CA, AD, RTF, W/ARA & DHA	28.9	0.195	0.484	3.902	1.483	0.195	29	29	0	49	6	0.43
548	婴幼儿配方奶粉，雅培营养，喜康宝（金盾），多种钙，二段，加铁，已稀释液体奶，添加ARA & DHA	INF FORMULA, ABBOTT NUTRITION, SIM, SP CA, ADV 24, W/IRON, RTF, W/ARA & DHA	29.1	0.196	0.487	3.927	1.492	0.196	29	29	0	49	7	0.43
549	婴幼儿配方奶粉，雅培营养，喜康宝（金盾），大豆配方，加铁，已稀释液体奶	INF FORMULA, ABBO NUTR, SIMIL, ISOMI, W/IRON, RTF	5.9	0.039	0.059	0.887	0.493	0.039	10	10	0	17	8	0.3
550	婴幼儿配方奶粉，雅培营养，喜康宝（金盾），大豆配方，加铁，浓缩液体奶	INF FORMULA, ABBOTT NUTR, SIMILAC, ISOMIL, W/IRON, LIQ NC	11.5	0.077	0.115	1.725	0.958	0.077	19	19	0	33	15.5	0.58

(续表)

序号	食品描述	英文描述	VC (mg)	硫胺素 (mg)	核黄素 (mg)	烟酸 (mg)	泛酸 (mg)	维生素 B$_6$ (mg)	总叶酸 (μg)	叶酸 (μg)	食物叶酸 (μg)	总膳食叶酸当量 (μg)	总胆碱 (mg)	VB$_{12}$ (μg)
551	婴幼儿配方奶粉，雅培营养，康宝（金盾），大豆配方，加铁，奶粉，非复原奶粉	INF FORMULA, ABBOTT NUTRITION, SIMILA, ISOMIL, W/IRON, POW, NOT RECON	46.3	0.309	0.463	6.943	3.857	0.309	77	77	0	131	60	2.31
552	婴幼儿配方奶粉，美赞臣，安婴儿，水解湿疹防腹泻（抗过敏），加铁，浓缩液态奶，非复原乳，添加 ARA & DHA	INF FORMULA, MEAD JOHNSON, ENFAMIL, NUTR LIPIL, W/IRON, LIQ CONC NOT RE, W/ARA & DHA	15.1	0.101	0.114	1.271		0.077	20	20	0	34	15.4	0.37
553	婴幼儿配方奶粉，美赞臣，安婴儿，水解湿疹防腹泻（抗过敏），加铁，即稀释液态奶，添加 ARA & DHA	INF FORMULA, MEAD JOHNSON, ENFAMIL, NUTRA LIPIL, W/IRON, RTF, W/ARA & DHA	7.9	0.052	0.059	0.66	0.491	0.04	11	11	0	18	8	0.19
554	婴幼儿配方奶粉，雅培营养，康宝（金盾），深度水解配方，低敏配方，即稀释液态奶	INF FORMULA, ABBOTT NUTR, SIMILAC, ALIMENTUM, W/IRON, RTF	5.9	0.039	0.059	0.885		0.039	10	10	0	17	8	0.3
555	婴幼儿配方奶粉，美赞臣，安婴儿，早产儿配方，加铁，奶粉，添加 ARA & DHA	INF FORMULA, MEAD JOHNSON, ENFAMIL, ENFA LIP, W/IRON, POW, W/ARA & DHA	79	0.2	0.99	9.9	0.561	0.49	128	84	44	187	124	1.48

(续表)

序号	食品描述	英文描述	VC (mg)	硫胺素 (mg)	核黄素 (mg)	烟酸 (mg)	泛酸 (mg)	维生素B$_6$ (mg)	总叶酸 (μg)	叶酸 (μg)	食物叶酸 (μg)	总膳食叶酸当量 (μg)	总胆碱 (mg)	VB$_{12}$ (μg)
556	婴幼儿配方奶粉，雅培营养，营养(金盾)，加铁，已稀释液态奶	INF FORMULA, AB-BOTT NUTR, SIMI-LAC, W/IRON, RTF	5.9	0.066	0.099	0.69	0.296	0.039	10	10	0	17	8	0.16
557	婴幼儿配方奶粉，雅培营养，营养(金盾)，加铁，浓缩液态奶，非复原乳	INF FORMULA, AB NUTR, SIMILAC, W/IRON, LIQ CONC, NOT RECON	11.5	0.127	0.191	1.339	0.574	0.076	19	19	0	33	15.6	0.32
558	婴幼儿配方奶粉，美赞臣，安婴儿，大豆配方奶，加铁，非复原奶粉，非复原乳，添加ARA & DHA	INF FORMULA, MEAD JOHNSON, ENFAMIL, PR LIPI, W/IRON, PD, NOT RECON, W/ARA & DHA	60	0.4	0.45	5		0.3	80	80	0	136	60	1.42
559	婴幼儿配方奶粉，雅培营养，营养(金盾)，加铁，非复原奶粉	INF FORMULA, AB-BOTT NUTRITION, SIMILAC, W/IRON, POW, NOT RECON	47.3	0.526	0.789	5.522	2.367	0.316	79	79	0	134	64	1.32
560	婴幼儿配方奶粉，美赞臣，安婴儿，大豆配方奶，LIPI，浓缩液态奶，非复原乳，添加，ARA & DHA	INF FORMULA, MEAD JOHNSON, EN-FAMIL, LIQ CONC, NOTREC, ARA & DHA	15.3	0.102	0.115	1.283		0.077	20	20	0	34	16.8	0.38
561	婴幼儿配方奶粉，雅培营养，营养(金盾)，低铁，已稀释液态奶	INF FORMULA, AB-BOTT NUTR, SIMI-LAC, LO IRON, RTF	5.9	0.066	0.099	0.69	0.296	0.039	10	10	0	17	11	0.16

3 奶制品、调味剂及婴幼儿食品维生素（1）

（续表）

序号	食品描述	英文描述	VC (mg)	硫胺素 (mg)	核黄素 (mg)	烟酸 (mg)	泛酸 (mg)	维生素 B_6 (mg)	总叶酸 (μg)	叶酸 (μg)	食物叶酸 (μg)	总膳食叶酸当量 (μg)	总胆碱 (mg)	VB_{12} (μg)
562	婴幼儿配方奶粉，雅培营养（金盾），低铁，浓缩液态奶，非复原乳	INF FORMULA, ABBOTT NUTR, SIMILAC, LO IRON, LIQ CONC, NOT RECO	11.5	0.127	0.191	1.339	0.579	0.076	19	19	0	33	21.6	0.32
563	婴幼儿配方奶粉，美赞臣，大豆配方奶，安婴儿，加铁，已稀释液态奶，添加 ARA & DHA	INF FORMULA, MEAD JOHNSON, PROSOBE ENFAMIL W/IRON, RTF, W/ ARA & DHA	7.9	0.052	0.059	0.66		0.04	11	11	0	18	8	0.19
564	婴幼儿配方奶粉，雅培营养（金盾），低铁，粉，非复原奶粉	INF FORMULA, ABBOTT NUTR, SIMILAC, LO IRON, POW, NOT RECON	47.3	0.526	0.789	5.522	2.367	0.316	79	79	0	134	88.9	1.32
565	婴幼儿配方奶粉，雀巢，GOOD START 豆奶，添加 ARA & DHA，已稀释液态奶	INF FORMULA, NESTLE, GOOD START SOY, W/ DHA & ARA, RTF	7.7	0.039	0.06	0.864		0.038	10	10	0	17	7	0.19
566	儿童配方奶粉，雅培营养，小安素，已稀释液态奶（前雅培罗斯奶业公司）	CHILD FORMULA, ABBOTT NUTRITION, PEDIASURE, RTF (FORMERLY ROSS)	9.5	0.258	0.201	1.614	0.955	0.248	35	36	0	60	29	0.57
567	婴幼儿配方奶粉，美赞臣，3段，大豆配方奶，安婴儿，奶粉，添加 ARA & DHA	INF FORMULA, MEAD JOHNSON, NEXT STEP, PROS ENFAMIL, POW, W/ARA & DHA	57	0.38	0.43	4.7		0.28	76	76	0	129	57	1.42

（续表）

序号	食品描述	英文描述	VC (mg)	硫胺素 (mg)	核黄素 (mg)	烟酸 (mg)	泛酸 (mg)	维生素 B_6 (mg)	总叶酸 (μg)	叶酸 (μg)	食物叶酸 (μg)	总膳食叶酸当量 (μg)	总胆碱 (mg)	VB_{12} (μg)
568	婴幼儿配方奶粉，美赞臣，3段，大豆配方奶，安婴儿，已稀释液态奶，添加 ARA & DHA	INF FORMULA, MEAD JOHNSON, NEXT STEP, PROSO, ENFAMIL, RTF, W/ ARA & DHA	7.9	0.052	0.059	0.66	0.33	0.04	11	11	0	18		0.19
569	婴幼儿配方奶粉，雀巢，GOOD START 豆奶，添加 ARA & DHA，奶粉	INF FORMULA, NESTLE, GOOD START SOY, W/ARA & DHA, POW60.1	0.30	0.471	6.764		0.301	80	80	0	136	60	1.5	
570	婴幼儿配方奶粉，美赞臣，安婴儿，不含乳糖，已稀释液态奶	INF FORMULA, MEAD JOHNSON, ENFAMIL, LACTOFREE, RTF	7.9	0.052	0.092	0.66		0.04	11	11	0	18	8.2	0.19
571	婴幼儿配方奶粉，美赞臣，安婴儿，不含乳糖，加铁，奶粉，非复原奶粉	INF FORMULA, MEAD JOHNSON, ENFAMIL, LACTOFREE, W/IRON, POW, NOT RECON	62	0.42	0.13	5.2		0.31	83	83	0	141	60	1.56
572	儿童配方奶粉，雅培营养素，小安素，已稀释液态奶，加铁 & 膳食纤维 (前摩尔罗斯奶业公司)	CHI FORMU, ABBOTT NUTRITION, PEDIASU, RTF, W/IRON & FIB (FORMER ROSS)	9.6	0.256	0.2	0.96	0.96	0.248	28	28	0	48	28.4	0.56
573	婴幼儿配方奶粉，雀巢，GOOD START 2 段奶粉，营养奶粉，加铁，已稀释液态奶	INF FORMULA, NESTLE, GOOD START 2 ESSENTIALS, W/IRON, RTF	5.9	0.052	0.091	0.65		0.042	10	10	0	17	8	0.16

3 奶制品、调味剂及婴幼儿食品维生素（1）

（续表）

序号	食品描述	英文描述	VC (mg)	硫胺素 (mg)	核黄素 (mg)	烟酸 (mg)	泛酸 (mg)	维生素B$_6$ (mg)	总叶酸 (μg)	叶酸 (μg)	食物叶酸 (μg)	总膳食叶酸当量 (μg)	总胆碱 (mg)	VB$_{12}$ (μg)
574	婴幼儿配方奶粉，雀巢，营养奶粉，GOOD START 2段奶粉，加铁，浓缩液态奶，非复原乳	INF FORMULA, NE, GOO STAR 2 ESSENT, W/IRON, LIQ CONC, NOT RECON	11	0.1	0.175	1.25		0.081	19	19	0	32	15.4	0.31
575	婴幼儿配方奶粉，雀巢，GOOD START 2段营养奶粉，加铁，奶粉	INF FORMULA, NESTLE, GOOD START 2 ESSENTIALS, W/IRON, POW	42	0.377	0.659	4.71		0.306	71	71	0	121	56.5	1.2
576	婴幼儿配方奶粉，雀巢，GOOD START营养奶粉，加铁，已稀释液态奶	INF FORMULA, NESTLE, GOOD START ESSENTIALS SOY, W/IRON, RTF	7.8	0.039	0.061	0.845		0.039	10	10	0	17	8	0.2
577	婴幼儿配方奶粉，雀巢养豆奶，加铁，浓缩液态原乳	INF FORMULA, NEST, GOOD START ESSENT SOY, W/IRON, LIQ CONC, NOT RECO	15.2	0.076	0.119	1.65		0.076	20	20	0	35	15.7	0.38
578	婴幼儿配方奶粉，雀巢，GOOD START营养豆奶，加铁，奶粉	INF FORMULA, NESTLE, GOOD START ESSENTIALS SOY, W/IRON, POW	60.1	0.301	0.471	6.513		0.301	80	80	0	136	61.3	1.5
579	婴幼儿配方奶粉，美赞臣，3段大豆配方奶，奶粉，非复原奶	INF FORMULA, MEAD JOHNSON, NEXT STEP PROSOBEE, POW, NOT RECON	57	0.38	0.43	4.7		0.28	76	76	0	129	62	1.42

(续表)

序号	食品描述	英文描述	VC (mg)	硫胺素 (mg)	核黄素 (mg)	烟酸 (mg)	泛酸 (mg)	维生素B$_6$ (mg)	总叶酸 (μg)	叶酸 (μg)	食物叶酸 (μg)	总膳食叶酸当量 (μg)	总胆碱 (mg)	VB$_{12}$ (μg)
580	婴幼儿配方奶粉，美赞臣，3段大豆配方奶，冲调	INF FORMULA, MEAD JOHNSON, NEXT STEP PROSOBEE,PREPRING	7.9	0.052	0.059	0.66	0.33	0.04	11	11	0	18	8	0.19
581	婴儿食品，玉米 & 甘薯，糊状食品	BABYFOOD, CORN & SWT POTATOES, STR	5	0.018	0.041	0.444	0.323	0.06	14	0	14	14	10.2	0.01
582	婴幼儿配方奶粉，雅培营盾（金盾）低敏配方（金盾），已稀释液态奶，添加ARA & DHA	INF FORMULA, ABBO NUTR, SIMIL, ALIMENT, ADVAN, RTF, W/ARA & DHA	5.9	0.039	0.059	0.885	0.491	0.039	10	10	0	17	8	0.3
583	婴幼儿配方奶粉，PBM产品，自有品牌，已稀释液态奶（前惠氏）	INF FORMULA, PBM PRODUC, STO BRA, RTF (FORMERLY WYETH-AYERST)	5.6	0.07	0.1	0.49		0.04	5	5	0	9	10	0.13
584	婴幼儿配方奶粉，PBM产品，自有品牌，浓缩液态奶，非复原乳（前惠氏）	INF FORMULA, PBM PROD, STORE BRAND, LIQ CONC, NOT REC (FORM WYETH-AYERST)	11.2	0.13	0.2	0.99		0.08	10	10	0	17	20	0.26
585	婴幼儿配方奶粉，PBM产品，自有品牌，奶粉	INF FORMULA, PBM PRODUCTS, STORE BRAND, POW	43.3	0.53	0.79	3.94		0.33	39	39	0	66	81.7	1.02

3 奶制品、调味剂及婴幼儿食品维生素（1）

（续表）

序号	食品描述	英文描述	VC (mg)	硫胺素 (mg)	核黄素 (mg)	烟酸 (mg)	泛酸 (mg)	维生素B_6 (mg)	总叶酸 (μg)	叶酸 (μg)	食物叶酸 (μg)	总膳食叶酸当量 (μg)	总胆碱 (mg)	VB_{12} (μg)
586	婴幼儿配方奶粉，PBM 产品，自有品牌，豆奶，已稀释液态奶	INF FORMULA, PBM PRODUCTS, STORE BRAND, SOY, RTF	5.4	0.07	0.1	0.49		0.04	5	5	0	9	9	0.2
587	婴幼儿配方奶粉，PBM 产品，自有品牌，豆奶，奶液态，非复液态原乳	INF FORMULA, PBM PRODU, STORE BR, SOY, LIQ CONC, NOT RECON	10.8	0.14	0.2	0.98		0.08	10	10	0	17	18	0.4
588	婴幼儿配方奶粉，PBM 产品，自有品牌，豆奶，奶粉	INF FORMULA, PBM PRODUCTS, STORE BRAND, SOY, POW	42	0.5	0.76	3.78		0.32	38	38	0	64	73	1.5
589	婴幼儿配方奶粉，美赞臣，安婴儿，安婴宝，已稀释液态奶，添加 ARA & DHA	INF FORMULA, MEAD JOHNSON, ENFAMI, AR ENFAM IL, RTF, W/ARA & DHA	8.2	0.055	0.096	0.684		0.041	11	11	0	19	8	0.21
590	婴幼儿配方奶粉，美赞臣，安婴儿，安婴宝，奶粉，添加 ARA & DHA	INF FORMULA, MEAD JOHNSON, ENFAMIL, AR LIP IL, POW, W/ARA & DHA	61.1	0.408	0.713	5.088		0.306	82	82	0	139	62	1.53
591	婴幼儿配方奶粉，雅培营养，喜康宝（金盾），早产儿配方，已稀释液态奶，添加 ARA & DHA	INF FORMULA, ABBOTT NUTRITION, SIMIL NEOSU, RTF, W/ARA & DHA	10.3	0.151	0.102	1.336	0.548	0.068	17	17	0	29	11	0.27

（续表）

序号	食品描述	英文描述	VC (mg)	硫胺素 (mg)	核黄素 (mg)	烟酸 (mg)	泛酸 (mg)	维生素B_6 (mg)	总叶酸 (μg)	叶酸 (μg)	食物叶酸 (μg)	总膳食叶酸当量 (μg)	总胆碱 (mg)	VB_{12} (μg)
592	婴幼儿配方奶粉，雅培康宝（金盾），喜康宝早产儿配方，奶粉，添加ARA & DHA	INF FORMULA, AB-BOTT, SIMILAC, NEOSURE, POW, W/ARA & DHA	77.2	1.133	0.773	10.043	4.12	0.515	128	128	0	218	82.4	2.06
593	婴幼儿配方奶粉，雅培营养，喜康宝营养（金盾），乳糖过敏配方（无乳糖），已稀释液态奶，添加DHA & ARA	INF FORMULA, ABB NUTR, SIMI, SENS (LACT FRE) RTF W/ARA & DHA	6	0.069	0.104	0.726	0.311	0.042	10	10	0	18	11.1	0.17
594	婴幼儿配方奶粉，雅培营养，喜康宝营养（金盾），乳糖过敏配方（无乳糖），浓缩液态奶，添加ARA & DHA	INF FORMULA, ABBOTT NUTRITION, SIMIL, SENS, (LACT FR), LIQ CONC, W/ARA & DHA	11.5	0.129	0.279	1.351	0.579	0.077	19	19	0	33	20.6	0.32
595	婴幼儿配方奶粉，雅培营养，喜康宝（金盾），乳糖过敏（无乳糖），奶粉，添加ARA & DHA	INF FORMULA, ABBOTT NUTRITION, SIMIL, SENS, (LACTO FR), PD, W/ ARA & DHA	45.1	0.519	0.782	5.462	2.33	0.316	75	75	0	128	83.5	1.28
596	婴幼儿配方奶粉，雅培营养，喜康宝（金盾），一段，加铁，已稀释液态奶	INF FORMULA, ABBOTT NUTRITION, SIMILAC, ADVANCE, W/IRON, RTF	5.9	0.066	0.099	0.69	0.296	0.039	10	10	0	17	8	0.16

3 奶制品、调味剂及婴幼儿食品维生素（1）

（续表）

序号	食品描述	英文描述	VC (mg)	硫胺素 (mg)	核黄素 (mg)	烟酸 (mg)	泛酸 (mg)	维生素 B₆ (mg)	总叶酸 (μg)	叶酸 (μg)	食物叶酸 (μg)	总膳食叶酸当量 (μg)	总胆碱 (mg)	VB₁₂ (μg)
597	婴幼儿配方奶粉，雅培营养（金盾），喜宝，一段，加铁，奶粉，非复原	INF FORMULA, ABBOTT NUTRITION, SIMILAC, ADVANC, W/IRON, POW, NOT RECON	47.3	0.526	0.789	5.522	2.367	0.316	79	79	0	134	64	1.32
598	婴幼儿配方奶粉，雅培营养（金盾），喜宝，一段，加铁，浓缩液态奶，非复原乳	INF FORMULA, ABBOTT NUTRITION, SIMILAC, ADVAN, W/IRON, LIQ CONC, NOT RECON	11.5	0.127	0.191	1.339	0.574	0.076	19	19	0	33	15.6	0.32
599	婴幼儿配方奶粉，雅培营养（金盾），喜宝，一段，大豆配方，加铁，浓缩液态奶	INF FORMULA, ABBOTT NUTRITION, SIMIL, ISOMIL, ADVA W/IRON, LIQ CONC	11.5	0.077	0.115	1.725	0.958	0.077	19	19	0	33	15.5	0.58
600	婴幼儿配方奶粉，雅培营养（金盾），喜宝，一段，大豆配方，加铁，已稀释液态奶	INF FORMULA, ABBOTT NUTRITION, SIMIL, ISOMIL, ADVANCE W/IRON, RTF	5.9	0.039	0.059	0.887	0.493	0.039	10	10	0	17	8	0.3
601	婴幼儿配方奶粉，雅培营养（金盾），喜宝，一段，大豆配方，加铁，奶粉，非复原奶粉	INF FORMULA, ABBOTT NUTRITION, SIMI, ISOMI, ADVAN W/IRON, PD, NOT RECON	46.3	0.309	0.463	6.943	3.857	0.309	77	77	0	131	60	2.31

（续表）

序号	食品描述	英文描述	VC (mg)	硫胺素 (mg)	核黄素 (mg)	烟酸 (mg)	泛酸 (mg)	维生素 B_6 (mg)	总叶酸 (μg)	叶酸 (μg)	食物叶酸 (μg)	总膳食叶酸当量 (μg)	总胆碱 (mg)	VB_{12} (μg)
602	婴幼儿配方奶粉，美赞臣，安婴儿，早产儿&体重过轻配方，已稀释液态奶，添加 ARA & DHA	INF FORMULA, MEAD JOHNSON, ENFAMIL, ENFACARE LIPIL, RTF, W/ARA & DHA	11.3	0.141	0.141	1.423	0.605	0.071	19	19	0	31	17.1	0.21
603	婴儿食品，酸奶，全脂牛奶，添加水果，多种谷物 & 添加强化 DHA	BABYFOOD, YOG, WHL MILK, W/FRUIT, MULTIG CRL & ADD DHA FORT	1.4	0.047	0.129	0.119	0.354	0.034	8	0	8	8	14.2	0.32
604	婴幼儿配方奶粉，雅培，深度水解低敏配方一段，加铁，奶粉，非复原奶粉，添加 DHA & ARA	INF FORMULA, AB-BOTT, ALIMENTUM ADVANCE, IRON, PDR, NOT RECON, DHA & ARA	45.8	0.305	0.458	6.87	3.817	0.305	76	76	0	130	40.7	2.29
605	婴儿食品，糊状切达芝士土豆 & 西兰花，幼儿食品	BABYFOOD, MSHD CHEDDAR POTATOES & BROCC OLI, TODDLER	1.5	0.03	0.02	0.419	0.194	0.089	6	0	6	6	5.8	0.01
606	婴幼儿配方奶粉，雀巢，GOOD START SUPREME，加铁，添加 DHA & ARA，已稀释液态奶	INF FORMULA, NESTLE, GOOD START SUPREME, W/IRON, DHA & ARA, RTF	5.9	0.066	0.092	0.693		0.05	10	10	0	17	8	0.22

3 奶制品、调味剂及婴幼儿食品维生素（1）

（续表）

序号	食品描述	英文描述	VC (mg)	硫胺素 (mg)	核黄素 (mg)	烟酸 (mg)	泛酸 (mg)	维生素 B_6 (mg)	总叶酸 (μg)	叶酸 (μg)	食物叶酸 (μg)	总膳食叶酸当量 (μg)	总胆碱 (mg)	VB_{12} (μg)
607	婴幼儿配方奶粉，雀巢，GOOD START SUPREME，加铁，添加 DHA & ARA，浓缩液态奶	INF FORMULA, NESTLE, GOOD START SUPREME, I-RON, DHA & ARA, PRP FR LIQ CONC	5.9	0.066	0.092	0.693		0.05	10	10	0	17	8	0.22
608	婴幼儿配方奶粉，美赞臣，安婴儿防胀气奶粉，加铁，冲调	INF FORMULA, MEAD JOHNSON, ENFAMIL GENTLEASE W/ IRON, PREPRING	7.9	0.052	0.092	0.66	0.33	0.039	10	10	0	18	15.7	0.21
609	婴儿食品，强化谷类棒，水果馅料	BABYFOOD, FORT CRL BAR, FRUIT FILLING	2.4	0.921	1.053	11.842	0.345	1.105	65	48	17	98	13.9	0.19
610	婴儿食品，酸奶，全脂牛奶，添加水果，多种谷物 & 加铁强化	BABYFOOD, YOGU, WHL MILK, W/ FRUI, MULTIGRA CRL & ADD IRON FORT	3.6	0.048	0.12	0.119	0.333	0.036	7	0	7	7	13.4	0.29
611	婴幼儿配方奶粉，雀巢，GOOD START 豆奶，添加 DHA & ARA，浓缩液态奶	INF FORMULA, NESTLE, GOOD START SOY, W/ DHA & ARA, LIQ CONC	15.9	0.079	0.125	1.784		0.08	21	21	0	36	31.8	0.4
612	幼儿配方，美赞臣，安婴儿，金樽系列，奶粉	TODDL FORM, MEAD JOHNSON, ENFAMIL, POW	45	0.5	0.75	5.3		0.3	81	81	0	138	121	1.52

(续表)

序号	食品描述	英文描述	VC (mg)	硫胺素 (mg)	核黄素 (mg)	烟酸 (mg)	泛酸 (mg)	维生素 B₆ (mg)	总叶酸 (μg)	叶酸 (μg)	食物叶酸 (μg)	总膳食叶酸当量 (μg)	总胆碱 (mg)	VB₁₂ (μg)
613	幼儿配方，美赞臣金樽2段，已稀释液态奶	TODDLER FORMULA, MEAD JOHNSON, ENFAGROW PREMIUM, RTF	8.2	0.055	0.096	0.684		0.041	11	11	0	19	8	0.21
614	婴幼儿配方奶粉，美赞臣，安婴儿防胀气，奶粉	INF FORMULA, MEAD JOHNSON, ENFAMIL, GENTLEASE, POW	62	0.41	0.72	5.1	2.6	0.31	82	82	0	139	123	1.54
615	婴幼儿配方奶粉，美赞臣，安婴儿，幼儿防胀气，已稀释液态奶	INF FORMULA, MEAD JOHNSON, ENFAMIL, ENFAGROW GENTLEA, TODD, RTF	7.9	0.053	0.092	0.657	0.328	0.039	11	11	0	18	15.8	0.2
616	婴幼儿配方奶粉，美赞臣，安婴儿，豆奶，已稀释液态奶	INF FORMULA, MEAD JOHNSON, ENFAMIL, ENFAGROW SOY, TODD RTF	7.9	0.053	0.059	0.657	0.328	0.039	11	11	0	18	15.8	0.2
617	婴幼儿配方奶粉，美赞臣，安婴儿，氨基酸配方防过敏，已稀释液态奶	INF FORMULA, MEAD JOHNSON, ENFAMIL, NUTRAMIGEN AA, RTF	7.9	0.053	0.059	0.657	0.328	0.039	11	11	0	18	15.8	0.2
618	婴幼儿配方奶粉，美赞臣，早产儿配方，20卡路里，已稀释液态奶	INF FORMULA, MEAD JOHNSON, ENFAMIL, PREMATURE, 20 CAL RTF	13.1	0.131	0.197	2.623	0.787	0.098	26	26	0	45	13.2	0.16

3 奶制品、调味剂及婴幼儿食品维生素（1）

（续表）

序号	食品描述	英文描述	VC (mg)	硫胺素 (mg)	核黄素 (mg)	烟酸 (mg)	泛酸 (mg)	维生素 B_6 (mg)	总叶酸 (μg)	叶酸 (μg)	食物叶酸 (μg)	总膳食叶酸当量 (μg)	总胆碱 (mg)	VB_{12} (μg)
619	婴幼儿配方奶粉,美赞臣,安婴儿,早产儿配方,24卡路里,已稀释液态奶	INF FORMULA, MEAD JOHNSON, ENFAMIL, PREMATURE, 24 CALO RTF	13.1	0.131	0.197	2.623	0.787	0.098	26	26	0	45	13.2	0.16
620	婴幼儿配方奶粉,美赞臣,金樽系列,新生儿奶粉,已稀释液态奶	INF FORMULA, MEAD JOHNSON, ENFAMIL PREMIUM, NEWBORN, RTF	7.9	0.053	0.092	0.657	0.328	0.039	11	11	0	18	15.8	0.2
621	婴幼儿配方奶粉,嘉宝,GOOD START 2段豆豆奶,加铁,已稀释液态奶	INF FORMULA, GERBER, GOOD START 2 SOY, W/IRON, RTF	7.9	0.039	0.062	0.689	0.328	0.039	10	10	0	17	15.7	0.2
622	婴幼儿配方奶粉,嘉宝,GOOD START,进阶保护配方,已稀释液态奶	INF FORMULA, GERBER, GOOD START, PROTECT PLUS, RTF	10	0.066	0.092	0.689	0.295	0.049	10	10	0	17	15.7	0
623	婴幼儿配方奶粉,嘉宝,GOOD START 2段,防胀气进阶配方,已稀释液态奶	INF FORMULA, GERBER GOOD START 2, GENTLE PLUS, RTF	7.9	0.066	0.092	0.689	0.295	0.049	10	10	0	17	15.8	0.22
624	婴幼儿配方奶粉,嘉宝,GOOD START 2段,进阶保护配方,已稀释液态奶	INF FORMULA, GERBER, GOOD START 2, PROTECT PLUS, RTF	10	0.066	0.092	0.689	0.295	0.049	10	10	0	17	15.7	0

(续表)

序号	食品描述	英文描述	VC (mg)	硫胺素 (mg)	核黄素 (mg)	烟酸 (mg)	泛酸 (mg)	维生素B$_6$ (mg)	总叶酸 (μg)	叶酸 (μg)	食物叶酸 (μg)	总膳食叶酸当量 (μg)	总胆碱 (mg)	VB$_{12}$ (μg)
625	婴幼儿配方奶粉，雅培营养，宝康喜盾（金盾），GO & GR，已稀释液态奶，添加 ARA & DHA	INF FORMULA, ABBOTT NUTRITION, SIMIL, GO & GR, RTF, W/ARA & DHA	7.9	0.066	0.098	0.689	0.295	0.039	10	10	0	17	10.5	0.2
626	婴幼儿配方奶粉，雅培营养，宝康喜盾（金盾），特殊护理配方，防腹泻，已稀释液态奶	INF FORMULA, ABBOTT NUTRITION, SIMIL, EXPERT CARE, DIARRH RTF	5.9	0.039	0.059	0.885	0.492	0.039	10	10	0	17	7.9	0.3
627	婴幼儿配方奶粉，雅培营养，宝康喜盾（金盾），防吐奶配方，已稀释液态奶，添加 DHA & ARA	INF FORMULA, ABBOTT NUTRITION, SIMIL, FOR SPIT UP, RTF, W/ARA & DHA	5.9	0.066	0.098	0.689	0.295	0.039	10	10	0	17	10.6	0.16
628	婴儿食品，水果，香蕉和草莓，果汁	BABYFD, FRU, BAN AND STRAW, JU	12.9	0.035	0.08	0.728	0.368	0.395	22	0	22	22	10.8	0
629	婴儿食品，香蕉和混合浆果，糊状	BABYFOO, BAN WI MIX BERR, STR	18.2	0.028	0.058	0.623	0.295	0.257	20	0	20	20	8.9	0
630	婴儿食品，杂粮全合类，干制强化	BABYFOOD, MULTIGRAIN WHOLE GRAIN CEREAL, DRY FORTIFIED	58.3	1.166	1.33	15	0.916	1.166	167	139	27	264	27.1	4.69
631	婴儿食品，BABY MUM MUM 米饼	BABYFOOD, BABY MUM MUM RICE BISCUITS	0	0.174	0.037	2.896	0.623	0.571	14	0	14	14	21.3	0
632	婴幼儿配方奶粉，雅培营养，宝康喜盾（金盾），防吐奶配方，奶粉	INF FORMULA, ABBOTT NUTRIT, SIMILAC, FOR SPIT UP, POW	46	0.514	0.771	5.396	2.313	0.308	77	77	0	131	82	1.28

4 奶制品、调味剂及婴幼儿食品维生素（2）

4 奶制品、调味剂及婴幼儿食品维生素（2）

序号	食品描述	英文描述	VA (IU)	VA视黄醇活性当量 (RAE)	视黄醇 (μg)	胡萝卜素 (μg)	β胡萝卜素 (μg)	β隐黄质 (μg)	番茄红素 (μg)	叶黄素玉米黄质 (μg)	VE (mg)	VD (μg)	VD (IU)	VK (μg)
1	黄油，带盐	BUTTER, WITH SALT	2 499	684	671	0	158	0	0	0	2.32	0	0	7
2	黄油，搅打型，带盐	BUTTER, WHIPPED, W/ SALT	2 468	683	671	1	135	6	0	13	1.37	0	0	4.6
3	黄油，无水	BUTTER OIL, AN-HYDROUS	3 069	840	824	0	193	0	0	0	2.8	0	0	8.6
4	蓝奶酪	CHEESE, BLUE	721	198	192	0	74	0	0	0	0.25	0.5	21	2.4
5	砖型干酪	CHEESE, BRICK	1 080	292	286	0	76	0	0	0	0.26	0.5	22	2.5
6	法国布里奶酪	CHEESE, BRIE	592	174	173	0	9	0	0	0	0.24	0.5	20	2.3
7	卡门塔尔干酪	CHEESE, CAMEMBERT	820	241	240	0	12	0	0	0	0.21	0.4	18	2
8	藏茴香奶酪	CHEESE, CARAWAY	1 054	271	262	0								
9	车达奶酪	CHEESE, CHEDDAR	1 242	330	330	0	85	0	0	0	0.71	0.6	24	2.4
10	柴郡奶酪	CHEESE, CHESHIRE	985	233	220	0								
11	科尔比干酪	CHEESE, COLBY	994	264	257	0	82	0	0	0	0.28	0.6	24	2.7
12	农家奶酪，奶油奶酪，大或小的凝乳块	CHEESE, COTTAGE, CRMD, LRG OR SML CURD	140	37	36	0	12	0	0	0	0.08	0.1	3	0

(续表)

序号	食品描述	英文描述	VA (IU)	VA视黄醇活性当量 (RAE)	视黄醇 (μg)	胡萝卜素 (μg)	β胡萝卜素 (μg)	β隐黄质 (μg)	番茄红素 (μg)	叶黄素玉米黄质 (μg)	VE (mg)	VD (μg)	VD (IU)	VK (μg)
13	农家奶酪，奶油奶酪，带水果	CHEESE, COTTAGE, CRMD, W/FRUIT	146	38	37	0	14	0	0	0	0.04	0	0	0.4
14	农家奶酪，无脂，无奶油，干制的，大或小的凝乳块	CHEESE, COTTAGE, NONFAT, UNCRMD, DRY, LRG OR SML CURD	8	2	2	0	0	0	0	0	0.01	0	0	0
15	农家奶酪，低脂，2%乳脂	CHEESE, COTTAGE, LOWFAT, 2% MILKFAT	225	68	68	0	6	0	0	0	0.08	0	0	0
16	农家奶酪，低脂，1%乳脂	CHEESE, COTTAGE, LOWFAT, 1% MILKFAT	41	11	11	0	3	0	0	0	0.01	0	0	0.1
17	奶油乳酪	CHEESE, CREAM	1 111	308	303	1	59	2	0	7	0.86	0	0	2.1
18	艾丹姆干酪	CHEESE, EDAM	825	243	242	0	11	0	0	0	0.24	0.5	20	2.3
19	菲达奶酪	CHEESE, FETA	422	125	125	0	3	0	0	0	0.18	0.4	16	1.8
20	芳提娜干酪	CHEESE, FONTINA	913	261	258	0	32	0	0	0	0.27	0.6	23	2.6
21	盖特干酪/挪威羊奶干酪	CHEESE, GJETOST	1 113	334	334									
22	高达奶酪	CHEESE, GOUDA	563	165	164	0	10	0	0	0	0.24	0.5	20	2.3
23	格律耶尔奶酪	CHEESE, GRUYERE	948	271	268	0	33	0	0	0	0.28	0.6	24	2.7

4 奶制品、调味剂及婴幼儿食品维生素（2）

（续表）

序号	食品描述	英文描述	VA (IU)	VA视黄醇活性当量 (RAE)	视黄醇 (μg)	胡萝卜素 (μg)	β胡萝卜素 (μg)	β隐黄质 (μg)	番茄红素 (μg)	叶黄素玉米黄质 (μg)	VE (mg)	VD (μg)	VD (IU)	VK (μg)
24	林堡干酪	CHEESE, LIMBURGER	1 155	340	339	0	15	0	0	0	0.23	0.5	20	2.3
25	蒙特利干酪	CHEESE, MONTEREY	769	198	192	0	78	0	0	0	0.26	0.6	22	2.5
26	马苏里拉奶酪，全脂牛奶	CHEESE, MOZZARELLA, WHL MILK	676	179	174	0	57	0	0	0	0.19	0.4	16	2.3
27	马苏里拉奶酪，全脂牛奶，低水分	CHEESE, MOZZARELLA, WHL MILK, LO MOIST	745	197	192	0	63	0	0	0	0.21	0.5	18	2.5
28	马苏里拉脱脂奶酪	CHEESE, MOZZARELLA, PART SKIM MILK	481	127	124	0	41	0	0	0	0.14	0.3	12	1.6
29	马苏里拉脱脂奶酪，低水分	CHEESE, MOZZARELLA, LO MOIST, PART-SKIM	829	223	223	0	51	0	0	0	0.5	0.4	15	1.3
30	明斯特干酪	CHEESE, MUENSTER	1 012	298	297	0	13	0	0	0	0.26	0.6	22	2.5
31	纽沙特尔干酪	CHEESE, NEUFCHATEL	841	241	239	0	27	0	0	0	0.4			1.7
32	帕尔玛奶酪，磨碎的	CHEESE, PARMESAN, GRATED	974	262	255	0	73	0	0	0	0.53	0.5	21	1.7

(续表)

序号	食品描述	英文描述	VA (IU)	VA视黄醇活性当量 (RAE)	视黄醇 (μg)	胡萝卜素 (μg)	β胡萝卜素 (μg)	β隐黄质 (μg)	番茄红素 (μg)	叶黄素玉米黄质 (μg)	VE (mg)	VD (μg)	VD (IU)	VK (μg)
33	帕尔玛奶酪,硬质	CHEESE, PARMESAN, HARD	781	207	201	0	66	0	0	0	0.22	0.5	19	1.7
34	波特撒鲁特奶酪	CHEESE, PORT DE SALUT	1 092	315	313	0	29	0	0	0	0.24	0.5	21	2.4
35	波萝伏洛干酪	CHEESE, PROVOLONE	880	236	230	0	68	0	0	0	0.23	0.5	20	2.2
36	里科塔/乳清奶酪,全脂牛奶	CHEESE, RICOTTA, WHOLE MILK	445	120	117	0	33	0	0	0	0.11	0.2	10	1.1
37	里科塔/乳清奶酪,脱脂牛奶	CHEESE, RICOTTA, PART SKIM MILK	384	107	105	0	20	0	0	0	0.07	0.1	6	0.7
38	罗马诺干酪	CHEESE, ROMANO	415	96	90	0	69	0	0	0	0.23	0.5	20	2.2
39	洛克福特奶酪	CHEESE, ROQUEFORT	1 047	294	290									
40	瑞士干酪	CHEESE, SWISS	1 047	288	283	1	61	2	1	8	0.6	0	0	1.4
41	泰尔西特干酪	CHEESE, TILSIT	1 045	249	236									
42	巴氏杀菌过程奶酪,美国奶酪,强化维生素D	CHEESE, PAST PROCESS, AMERICAN, FORT W/ VITAMIN D	1 131	317	313	0	49	7	0	21	0.8	7.5	301	3.7

4 奶制品、调味剂及婴幼儿食品维生素（2）

（续表）

序号	食品描述	英文描述	VA (IU)	VA视黄醇活性当量(RAE)	视黄醇(μg)	胡萝卜素(μg)	β胡萝卜素(μg)	β隐黄质(μg)	番茄红素(μg)	叶黄素玉米黄质(μg)	VE (mg)	VD (μg)	VD (IU)	VK (μg)
43	巴氏杀菌过程奶酪，甜椒奶酪	CHEESE, PAST PROCESS, PIMENTO	1 030	244	231	12	150	0	0	18	0.29	0.5	22	2.9
44	巴氏杀菌过程奶酪，瑞士奶酪	CHEESE, PAST PROCESS, SWISS	746	198	192	0	63	0	0	0	0.34	0.5	18	2.2
45	奶酪食品，冷装，美国奶酪	CHEESE FD, COLD PK, AMERICAN	705											
46	奶酪食品，巴氏杀菌过程，美国奶酪，维生素D强化	CHEESE FD, PAST PROCESS, AMERICAN VITAMIN D FORT	761	201	196	0	65	0	0	0	0.63	2.5	102	3.4
47	奶酪食品，巴氏杀菌过程，瑞士奶酪	CHEESE FD, PAST PROCESS, SWISS	856	237	233									
48	涂抹干酪/软干酪，巴氏杀菌过程，美国奶酪	CHEESE SPRD, PAST PROCESS, AMERICAN	653	173	168	0	55	0	0	0	0.19	0.4	16	1.8
49	奶油，液态，半脂奶油	CREAM, FLUID, HALF AND HALF	354	97	95	0	22	0	0	0	0.25	0	2	1.3
50	奶油，液态，淡奶油（咖啡奶油或餐桌稀奶油）	CREAM, FLUID, LT (COFFEE CRM OR TABLE CRM)	656	181	178	0	37	0	0	0	0.12	1.1	44	1.7

221

(续表)

序号	食品描述	英文描述	VA (IU)	VA视黄醇活性当量 (RAE)	视黄醇 (μg)	胡萝卜素 (μg)	β胡萝卜素 (μg)	β隐黄质 (μg)	番茄红素 (μg)	叶黄素玉米黄质 (μg)	VE (mg)	VD (μg)	VD (IU)	VK (μg)
51	奶油，液态，轻打发	CREAM, FLUID, LT WHIPPING	1 013	279	274	0	60	0	0	0	0.88	0.6	23	2.7
52	奶油，液态，重打发	CREAM, FLUID, HVY WHIPPING	1 470	411	405	0	72	0	0	0	0.92	1.6	63	3.2
53	打发奶油，奶油装饰材料，气溶胶包装	CREAM, WHIPPED, CRM TOPPING, PRESSURIZED	685	188	184	0	43	0	0	0	0.64	0.4	16	1.9
54	酸奶油，低脂肪，发酵的、	CREAM, SOUR, RED FAT, CULTURED	372	102	100	0	23	0	0	0	0.34	0.2	9	0.6
55	发酵酸奶油	CREAM, SOUR, CULTURED	447	124	121	0	25	1	0	4	0.38	0	0	1.5
56	蛋奶酒	EGGNOG	206	59	58	0	7	0	0	54	0.21	1.2	49	0.3
57	酸沙拉酱，非乳脂，发酵的，填充奶油型	SOUR DRSNG, NON-BUTTERFAT, CULTURED, FILLED CREAM-TYPE	10	3	3	0	0	0	0	0	1.34	0	0	4.1

4 奶制品、调味剂及婴幼儿食品维生素（2）

（续表）

序号	食品描述	英文描述	VA (IU)	VA视黄醇活性当量 (RAE)	视黄醇 (μg)	胡萝卜素 (μg)	β胡萝卜素 (μg)	β隐黄质 (μg)	番茄红素 (μg)	叶黄素玉米黄质 (μg)	VE (mg)	VD (μg)	VD (IU)	VK (μg)
58	添加氢化植物油混合的液乳	MILK, FILLED, FLUID, W/BLEND OF HYDR VEG OILS	7	2	2									
59	添加月桂酸油的液乳	MILK, FILLED, FLUID, W/LAURIC ACID OIL	7	2	2	0	0	0	0	0	0.13	0	0	0.8
60	美国奶酪，不含脂肪	CHEESE, AMERICAN, NONFAT OR FAT FREE	189	56	55	0	3	0	0	0	0.27	0.1	5	0.2
61	液态奶油，带有氢化植物油和大豆蛋白	CREAM SUB, LIQ, W/HYDR VEG OIL & SOY PROT	15	1	0	0	9	0	0	0	0.81	0	0	2.5
62	液态植物油，带有月桂酸油和酪蛋白酸钠	CREAM SUB, LIQ, W/LAURIC ACID OIL & NA CASEINATE	89	4	0									
63	奶油替代品，粉状	CREAM SUBSTITUTE, POWDERED	0	0	0	0	0	0	0	0	1.26	0	0	1.7
64	奶油装饰配料，粉状	DESSERT TOPPING, POWDERED	0	0	0	0	0	0	0	0	1.52	0	0	9.9
65	奶油装饰配料，粉状，1.5盎司用1/2杯牛奶准备	DESSERT TOPPING, PDR, 1.5 OZ PREP W/1/2 CUP MILK	120	34	34	0	5	0	0	0	0.45	0.9	38	2.7

(续表)

序号	食品描述	英文描述	VA (IU)	VA视黄醇活性当量 (RAE)	视黄醇 (μg)	胡萝卜素 (μg)	β胡萝卜素 (μg)	β隐黄质 (μg)	番茄红素 (μg)	叶黄素玉米黄质 (μg)	VE (mg)	VD (μg)	VD (IU)	VK (μg)
66	奶油装饰配料，气溶胶包装	DESSERT TOPPING, PRESSURIZED	78	4	0	0	47	0	0	0	0.85	0	0	5.5
67	奶油装饰配料，半固体，冷冻	DESSERT TOPPING, SEMI SOLID, FRZ	143	7	0	0	85	0	0	0	0.96	0	0	6.3
68	酸奶油，仿制，发酵	SOUR CRM, IMITN CULTURED	0	0	0	0	0	0	0	0	0.74	0	0	4.8
69	液乳替代品，带有月桂酸油	MILK SUBSTITUTES, FLUID, W/LAURIC ACID OIL	0	0	0										
70	全脂牛奶，3.25%乳脂，添加维生素D	MILK, WHL, 3.25% MILKFAT, W/ ADDED VITAMIN D	162	46	45	0	7	0	0	0	0.07	1.3	51	0.3
71	液乳再制品，3.7%乳脂	MILK, PRODUCER, FLUID, 3.7% MILKFAT	138	33	31										
72	液乳，低脂肪，2%乳脂，添加维生素A和维生素D	MILK, RED FAT, FLUID, 2% MILKFAT, W/ ADDED VIT A & VITAMIN D	190	55	55	0	4	0	0	0	0.03	1.2	49	0.2

4 奶制品、调味剂及婴幼儿食品维生素（2）

（续表）

序号	食品描述	英文描述	VA (IU)	VA视黄醇活性当量 (RAE)	视黄醇 (μg)	胡萝卜素 (μg)	β胡萝卜素 (μg)	β隐黄质 (μg)	番茄红素 (μg)	叶黄素玉米黄质 (μg)	VE (mg)	VD (μg)	VD (IU)	VK (μg)
73	液乳，低脂肪，2%乳脂，添加非乳脂固体，维生素A和维生素D	MILK, RED FAT, FLUID, 2% MILKFAT, W/ ADDED NFMS, VIT A & VIT D	204	56	55							1	40	
74	液乳，低脂肪，2%乳脂，添加蛋白质，维生素A和维生素D	MILK, RED FAT, FLUID, 2% MILKFAT, PROT, W/ ADDED VIT A & D	5	0		0	3	0	0	0	0.04	1	40	0.1
75	液乳，低脂，1%乳脂，添加维生素A和维生素D	MILK, LOWFAT, FLUID, 1% MILKFAT, W/ ADDED VIT A & VITAMIN D	196	58	58	0	2	0	0	0	0.01	1.2	48	0.1
76	液乳，低脂，1%乳脂，添加非乳脂固体，维生素A和维生素D	MILK, LOWFAT, FLUID, 1% MILKFAT, W/ ADD NONFAT MILK SOL, VIT A/D	204	59	58							1	40	
77	液乳，低脂，1%乳脂，蛋白质强化，添加维生素A和维生素D	MILK, LOWFAT, FLUID, 1% MILKFAT, PROT FORT, W/ ADDED VIT A & D	203	61	61							1	40	
78	液乳，无脂，添加维生素A和维生素D（无脂或脱脂）	MILK, NONFAT, FLUID, W/ ADDED VIT A & VIT D (FAT FREE OR SKIM)	204	61	61	0	0	0	0	0	0.01	1.2	47	0

(续表)

序号	食品描述	英文描述	VA (IU)	VA视黄醇活性当量 (RAE)	视黄醇 (μg)	胡萝卜素 (μg)	β胡萝卜素 (μg)	β隐黄质 (μg)	番茄红素 (μg)	叶黄素玉米黄质 (μg)	VE (mg)	VD (μg)	VD (IU)	VK (μg)
79	液乳，无脂，添加非乳脂固体，维生素A和维生素D	MILK, NONFAT, FLUID, W/ ADDED NONFAT MILK SOL, VIT A & VIT D	214	64	64	0	0	0	0	0	0.01	1.2	49	0
80	液乳，无脂，强化蛋白质，添加维生素A和维生素D（无脂或脱脂）	MILK, NONFAT, FLUID, PROT FORT, W/ ADD VIT A & D (FAT FREE/SKIM)	203	61	61							1	40	
81	液乳，脱脂乳，发酵，低脂	MILK, BTTRMLK, FLUID, CULTURED, LOWFAT	47	14	13	0	1	0	0	0	0.05	0	1	0.1
82	液乳，低钠	MILK, LO NA, FLUID	105	29	28	0	7	0	0	0	0.08	1.3	51	0.3
83	奶粉，全脂，添加维生素D	MILK, DRY, WHL, W/ ADDED VITAMIN D	934	258	253	0	55	0	0	0	0.58	10.5	420	2.2
84	奶粉，无脂，普通牛奶，不添加维生素A和维生素D	MILK, DRY, NONFAT, REG, WO/ ADDED VIT A & VITAMIN D	22	6	6	0	1	0	0	0	0	0	0	0.1
85	奶粉，无脂，速溶的，添加维生素A和维生素D	MILK, DRY, NONFAT, INST, W/ ADDED VIT A & VITAMIN D	2365	709	709	0	1	0	0	0	0.01	11	440	0

4 奶制品、调味剂及婴幼儿食品维生素（2）

（续表）

序号	食品描述	英文描述	VA (IU)	VA视黄醇活性当量 (RAE)	视黄醇 (μg)	胡萝卜素 (μg)	β胡萝卜素 (μg)	β隐黄质 (μg)	番茄红素 (μg)	叶黄素玉米黄质 (μg)	VE (mg)	VD (μg)	VD (IU)	VK (μg)
86	奶粉，无脂肪，低钙	MILK, DRY, NONFAT, CA RED	8	2	1									
87	脱脂乳，奶粉	MILK, BUTTERMILK, DRIED	175	49	48	0	9	0	0	0	0.1	0.5	20	0.4
88	罐装奶，炼乳，加糖的	MILK, CND, COND, SWTND	267	74	73	0	14	0	0	0	0.16	0.2	6	0.6
89	牛奶，罐装，浓缩的，添加维生素D，不添加维生素A	MILK, CND, EVAP, W/ ADDED VITAMIN D & WO/ ADDED VIT A	233	65	64	0	12	0	0	0	0.14	2	79	0.5
90	牛奶，罐装，浓缩的，无脂，添加维生素A和维生素D	MILK, CND, EVAP, NONFAT, W/ ADDED VIT A & VITAMIN D	394	118	118	0	0	0	0	0	0	2	79	0
91	巧克力牛奶，液态，商品奶，全脂，添加维生素A和维生素D	MILK, CHOC, FLUID, COMM, WHL, W/ ADDED VIT A & VITAMIN D	98	27	26	0	7	0	0	0	0.07	1.3	51	0.3

227

(续表)

序号	食品描述	英文描述	VA (IU)	VA 视黄醇活性当量 (RAE)	视黄醇 (μg)	胡萝卜素 (μg)	β 胡萝卜素 (μg)	β 隐黄质 (μg)	番茄红素 (μg)	叶黄素玉米黄质 (μg)	VE (mg)	VD (μg)	VD (IU)	VK (μg)
92	巧克力牛奶，液态，商品奶，低脂肪	MILK, CHOC, FLUID, COMM RED FAT	227	64	63	0	11	0	0	0	0.04	1.2	49	0.2
93	巧克力牛奶，低脂，添加维生素 A 和维生素 D	MILK, CHOC, LOWFAT, W/ ADDED VIT A & VITAMIN D	174	52	51	0	2	0	0	0	0	1.1	43	0.1
94	巧克力饮料牛奶，热可可，自制	MILK, CHOC BEV, HOT COCOA, HOMEMADE	176	51	51	0	4	0	0	0	0.03	1.1	45	0.2
95	山羊奶，液态，添加维生素 D	MILK, GOAT, FLUID, W/ ADDED VITAMIN D	198	57	56	0	7	0	0	0	0.07	1.3	51	0.3
96	人乳，成熟乳，液态	MILK, HUMAN, MATURE, FLUID	212	61	60	0	7	0	0	0	0.08	0.1	3	0.3
97	印度水牛奶，液态	MILK, INDIAN BUFFALO, FLUID	178	53	53									
98	绵羊奶，液态	MILK, SHEEP, FLUID	147	44	44									

4 奶制品、调味剂及婴幼儿食品维生素（2）

（续表）

序号	食品描述	英文描述	VA (IU)	VA视黄醇活性当量 (RAE)	视黄醇 (μg)	胡萝卜素 (μg)	β胡萝卜素 (μg)	β隐黄质 (μg)	番茄红素 (μg)	叶黄素玉米黄质 (μg)	VE (mg)	VD (μg)	VD (IU)	VK (μg)
99	奶昔，厚巧克力	MILK SHAKES, THICK CHOC	67	18	18	0	4	0	0	0	0.05	1	41	0.2
100	奶昔，厚香草	MILK SHAKES, THICK VANILLA	91	25	25	0	5	0	0	0	0.05	1.2	48	0.2
101	酸乳清，液态	WHEY, ACID, FLUID	7	2	2	0	0	0	0	0	0			0
102	酸乳清，干制	WHEY, ACID, DRIED	59	17	17	0	1	0	0	0	0			0
103	甜乳清，液态	WHEY, SWEET, FLUID	12	3	3	0	1	0	0	0	0			0
104	甜乳清，干制	WHEY, SWEET, DRIED	30	8	8	0	2	0	0	0	0.02	0	0	0.1
105	原味酸奶，全脂牛奶，8克蛋白质每8盎司	YOGURT, PLN, WHL MILK, 8 GRAMS PROT PER 8 OZ	99	27	27	0	5	0	0	0	0.06	0.1	2	0.2
106	原味酸奶，低脂，12克蛋白质每8盎司	YOGURT, PLN, LOFAT, 12 GRAMS PROT PER 8 OZ	51	14	14	0	2	0	0	0	0.03	0	1	0.2

序号	食品描述	英文描述	VA (IU)	VA 视黄醇活性当量 (RAE)	视黄醇 (μg)	胡萝卜素 (μg)	β胡萝卜素 (μg)	β隐黄质 (μg)	番茄红素 (μg)	叶黄素玉米黄质 (μg)	VE (mg)	VD (μg)	VD (IU)	VK (μg)
107	原味酸奶，脱脂，13克蛋白质每8盎司	YOGURT, PLN, SKIM MILK, 13 GRAMS PROT PER 8 OZ	7	2	2	0	0	0	0	0	0	0	0	0.2
108	香草酸奶，低脂，11克蛋白质每8盎司	YOGURT, VANILLA, LOFAT, 11 GRAMS PROT PER 8 OZ	43	12	12	0	2	0	0	0	0.02	0	1	0.1
109	水果酸奶，低脂，9克蛋白质每8盎司	YOGURT, FRUIT, LOFAT, 9 GRAMS PROT PER 8 OZ	40	11	11	0	2	0	0	0	0.02	0	1	0.1
110	水果酸奶，低脂，10克蛋白质每8盎司	YOGURT, FRUIT, LOFAT, 10 GRAMS PROT PER 8 OZ	36	10	10	0	2	0	0	0	0.02	0	1	0.1
111	水果酸奶，低脂，11克蛋白质每8盎司	YOGURT, FRUIT, LOFAT, 11 GRAMS PROT PER 8 OZ	60											
112	整蛋，生的，新鲜的	EGG, WHL, RAW, FRSH	540	160	160	0	0	9	0	503	1.05	2	82	0.3
113	蛋白，生的，新鲜的	EGG, WHITE, RAW, FRESH	0	0	0	0	0	0	0	0	0	0	0	0
114	蛋黄，生的，新鲜的	EGG, YOLK, RAW, FRSH	1 442	381	371	38	88	33	0	1 094	2.58	5.4	218	0.7
115	蛋黄，未加工的，冷冻的，巴氏杀菌	EGG, YOLK, RAW, FRZ, PAST	1 469	419	419	36	10	32	0	904	2.24	6	238	0.7

4 奶制品、调味剂及婴幼儿食品维生素（2）

（续表）

序号	食品描述	英文描述	VA (IU)	VA视黄醇活性当量 (RAE)	视黄醇 (μg)	胡萝卜素 (μg)	β胡萝卜素 (μg)	β隐黄质 (μg)	番茄红素 (μg)	叶黄素玉米黄质 (μg)	VE (mg)	VD (μg)	VD (IU)	VK (μg)
116	蛋黄，生的，冷冻，糖的，巴氏杀菌	EGG, YOLK, RAW, FRZ, SUGARED, PAST	1 103	316	313	38	0	33	0	967	2.25	3.1	123	0.7
117	整蛋，熟的，煎蛋	EGG, WHL, CKD, FRIED	787	219	216	0	35	10	0	543	1.31	2.2	88	5.6
118	整蛋，熟的，煮得较熟的水煮蛋	EGG, WHL, CKD, HARD-BOILED	520	149	148	0	11	10	0	353	1.03	2.2	87	0.3
119	整蛋，熟的，煎蛋	EGG, WHOLE, COOKED, OMELET	617	172	169	0	28	8	0	423	1.29	1.7	69	4.5
120	整蛋，熟的，水煮的	EGG, WHL, CKD, POACHED	538	160	159	0	0	9	0	501	1.04	2	82	0.3
121	整蛋，熟的，炒的	EGG, WHL, CKD, SCRMBLD	578	161	159	0	26	7	0	372	1.15	1.8	72	4
122	整蛋，干制的	EGG, WHL, DRIED	999	300	300	0	0	36	0	835	3.88	8.3	331	1.2
123	整蛋，干制的，均质的，低葡萄糖	EGG, WHL, DRIED, STABILIZED, GLUCOSE RED	2 050	616	616	0	0	0	0	0	0	0	0	
124	整蛋，干制的，片状的，均质，低葡萄糖	EGG, WHITE, DRIED, FLAKES, STABILIZED, GLUCOSE RED	0	0	0	0	0	0	0	0	0	0	0	0

(续表)

序号	食品描述	英文描述	VA (IU)	VA视黄醇活性当量(RAE)	视黄醇(μg)	胡萝卜素(μg)	β胡萝卜素(μg)	β隐黄质(μg)	番茄红素(μg)	叶黄素玉米黄质(μg)	VE (mg)	VD (μg)	VD (IU)	VK (μg)
125	蛋白，干制的，粉状的，均质的，低葡萄糖	EGG, WHITE, DRIED, PDR, STABILIZED, GLUCOSE RED	0	0	0	0	0	0	0	0	0	0	0	0
126	蛋黄，干制的	EGG, YOLK, DRIED	1 590	477	477	79	0	70	0	1 133	4.81	10.4	417	1.5
127	鸭蛋，整蛋，新鲜的，生的	EGG, DUCK, WHOLE, FRESH, RAW	674	194	192	0	14	12	0	459	1.34	1.7	69	0.4
128	鹅蛋，整蛋，新鲜的，生的	EGG, GOOSE, WHOLE, FRESH, RAW	650	187	185	0	13	12	0	442	1.29	1.7	66	0.4
129	鹌鹑蛋，整蛋，新鲜的，生的	EGG, QUAIL, WHOLE, FRESH, RAW	543	156	155	0	11	10	0	369	1.08	1.4	55	0.3
130	火鸡蛋，整蛋，新鲜的，生的	EGG, TURKEY, WHL, FRSH, RAW	554	166	166									
131	蛋替代品，粉末状的	EGG SUBSTITUTE, POWDER	1 230	369	369	0	0	0	0	0	1.26	0	0	0.4
132	无盐黄油	BUTTER, WITHOUT SALT	2 499	684	671	0	158	0	0	0	2.32	0	0	7

4 奶制品、调味剂及婴幼儿食品维生素（2）

（续表）

序号	食品描述	英文描述	VA (IU)	VA视黄醇活性当量 (RAE)	视黄醇 (μg)	胡萝卜素 (μg)	β胡萝卜素 (μg)	β隐黄质 (μg)	番茄红素 (μg)	叶黄素玉米黄质 (μg)	VE (mg)	VD (μg)	VD (IU)	VK (μg)
133	帕尔玛/帕森奶酪，碎的	CHEESE, PARMESAN, SHREDDED	865	229	223	0	73	0	0	0	0.25	0.5	21	1.9
134	无脂牛奶，液态。不添加维生素A和维生素D（无脂或脱脂）	MILK, NONFAT, FLUID, W/O ADDED VIT A & VIT D (FAT FREE OR SKIM)	15	2	1	0	7	0	0	0	0.01	0	0	0
135	牛奶，低脂肪，液态，2%乳脂。非乳脂固体，未添加维生素A	MILK, RED FAT, FLUID, 2% MILKFAT, W/ NONFAT MILK SOL, WO/ VIT A	75	17	16										
136	罐装牛奶，浓缩的，添加维生素A	MILK, CND, EVAP, W/ VIT A	397												
137	奶粉，无脂，普通牛奶，添加维生素A和维生素D	MILK, DRY, NONFAT, REG, W/ ADDED VIT A & VITAMIN D	2 179	653	653	0	1	0	0	0	0	11	440	0.1
138	奶粉，无脂，速溶的，未添加维生素A和维生素D	MILK, DRY, NONFAT, INST, WO/ ADDED VIT A & VITAMIN D	15	4	4	0	1	0	0	0	0.01	0	0	0
139	山羊奶酪，硬质	CHEESE, GOAT, HARD TYPE	1 745	486	478	0	91	0	0	0	0.31	0.7	26	3
140	山羊奶酪，半软	CHEESE, GOAT, SEMISOFT TYPE	1 464	407	401	0	77	0	0	0	0.26	0.5	22	2.5

序号	食品描述	英文描述	VA (IU)	VA视黄醇活性当量 (RAE)	视黄醇 (μg)	胡萝卜素 (μg)	β胡萝卜素 (μg)	β隐黄质 (μg)	番茄红素 (μg)	叶黄素玉米黄质 (μg)	VE (mg)	VD (μg)	VD (IU)	VK (μg)
141	山羊奶酪，软质	CHEESE, GOAT, SOFT TYPE	1 033	288	283	0	54	0	0	0	0.18	0.4	15	1.8
142	蛋黄，生的，冷冻，咸的，巴氏杀菌	EGG, YOLK, RAW, FRZ, SALTED, PAST	1 043	313	313	38	0	33	0	712	2.28	3.1	126	0.7
143	马苏里拉奶酪替代品	CHEESE SUB, MOZZARELLA	1 457	437	437	0	0	0	0	0	0.11	0	0	1
144	起司酱，做法来自食谱	CHEESE SAU, PREP FROM RECIPE	310	82	80	0	26	0	0	0	0.09	1	41	0.9
145	墨西哥奶酪，陈年奶酪	CHEESE, MEXICAN, QUESO ANEJO	220	64	64	0	4	0	0	0	0.26	0.5	22	2.5
146	墨西哥奶酪，烤奶酪	CHEESE, MEXICAN, QUESO ASADERO	190	55	55	0	4	0	0	0	0.24	0.5	21	2.4
147	墨西哥奶酪，奇瓦瓦奶酪	CHEESE, MEXICAN, QUESO CHIHUAHUA	193	56	56	0	4	0	0	0	0.26	0.5	22	2.5
148	低脂奶酪，切达奶酪或科尔比奶酪	CHEESE, LOFAT, CHEDDAR OR COLBY	207	60	60	0	4	0	0	0	0.06	0.1	5	0.6
149	低钠奶酪，切达奶酪或科尔比奶酪	CHEESE, LOW-SODIUM, CHEDDAR OR COLBY	996	264	257	0	84	0	0	0	0.28	0.6	24	2.7

(续表)

4 奶制品、调味剂及婴幼儿食品维生素（2）

（续表）

序号	食品描述	英文描述	VA (IU)	VA 视黄醇活性当量 (RAE)	视黄醇 (μg)	胡萝卜素 (μg)	β胡萝卜素 (μg)	β隐黄质 (μg)	番茄红素 (μg)	叶黄素玉米黄质 (μg)	VE (mg)	VD (μg)	VD (IU)	VK (μg)
150	整蛋，未加工的，冷冻的，巴氏杀菌的	EGG, WHL, RAW, FRZ, PAST	570	171	171	0	0	9	0	471	0.72	2.6	105	0.3
151	蛋白，未加工的，冷冻的，巴氏杀菌的	EGG, WHITE, RAW, FRZ, PAST	0	0	0	0	0	0	0	20	0	0	0	0
152	蛋白，干制的	EGG, WHITE, DRIED	0	0	0	0	0	0	0	0	0	0	0	0
153	牛奶，低脂肪，液态，2%乳脂，不添加维生素 A 和维生素 D	MILK, RED FAT, FLUID, 2% MILKFAT, WO/ ADDED VIT A & VIT D	102	28	27	0	7	0	0	0	0.03	0	1	0.2
154	液乳，1%脂肪，不添加维生素 A 和维生素 D	MILK, FLUID, 1% FAT, WO/ ADDED VIT A & VIT D	47	14	13	0	2	0	0	0	0.01	0	1	0.1
155	酸奶油，低脂肪	SOUR CREAM, REDUCED FAT	436	119	117	0	27	0	0	0	0.4	0.3	10	0.7
156	酸奶油，淡奶油	SOUR CREAM, LIGHT	328	90	88	0	21	0	0	0	0.3	0.2	8	0.5
157	酸奶油，无脂肪	SOUR CREAM, FAT FREE	255	73	72	0	9	0	0	0	0	0	0	0
158	美国农业部商品，切达奶酪，低脂肪	USDA COMMODITY, CHS, CHEDDAR, RED FAT	633	150	142	0	95	0	0	0	0.16	0.3	13	1.5

(续表)

序号	食品描述	英文描述	VA (IU)	VA视黄醇活性当量 (RAE)	视黄醇 (μg)	胡萝卜素 (μg)	β胡萝卜素 (μg)	β隐黄质 (μg)	番茄红素 (μg)	叶黄素玉米黄质 (μg)	VE (mg)	VD (μg)	VD (IU)	VK (μg)
159	酸奶，香草或柠檬风味，无脂牛奶，加糖的，低热量甜味剂	YOGURT, VAN OR LEM FLAV, NONFAT MILK, SWTND W/LOW-CALORIE SWTNR	6	2	2	0	0	0	0	0	0	0	0	0
160	帕尔玛/帕玛森奶酪装饰配料，无脂肪	PARMESAN CHS TOPPING, FAT FREE	151	40	39	0	13	0	0	0	0.04	0	0	0.4
161	奶油奶酪，无脂肪	CHEESE, CREAM, FAT FREE	53	11	10	0	11	0	0	0	0.02	0	0	0.2
162	巧克力酸奶，无脂牛奶	YOGURT, CHOC, NONFAT MILK	0	0	0	0	0	0	0	0	0	0	0	0
163	卡夫原味巴氏杀菌过程芝士酱	KRAFT CHEEZ WHIZ PAST PROCESS CHS SAU	649											
164	卡夫原味芝士酱巴氏杀菌过程芝士产品	KRAFT CHEEZ WHIZ LT PAST PROCESS CHS PRODUCT	628											
165	卡夫独立片装芝士，美国无脂肪巴氏杀菌过程奶酪产品	KRAFT FREE SINGLES AMERICAN NONFAT PAST PROCESS CHS PRODUCT	2 166											
166	卡夫巴氏杀菌过程维他软芝士奶酪	KRAFT VELVEETA PAST PROCESS CHS SPRD	1 107											

4 奶制品、调味剂及婴幼儿食品维生素（2）

（续表）

序号	食品描述	英文描述	VA (IU)	VA视黄醇活性当量 (RAE)	视黄醇 (μg)	胡萝卜素 (μg)	β胡萝卜素 (μg)	β隐黄质 (μg)	番茄红素 (μg)	叶黄素玉米黄质 (μg)	VE (mg)	VD (μg)	VD (IU)	VK (μg)
167	卡夫维他低脂低巴氏杀菌过程轻奶酪产品	KRAFT VELVEETA LT RED FAT PAST PROCESS CHS PRODUCT	982											
168	卡夫 BREAKSTONE'S 低脂酸奶油	KRAFT BREAKSTONE'S RED FAT SOUR CRM	1 053											
169	卡夫 BREAKSTONE'S 无脂无酸奶油	KRAFT BREAKSTONE'S FREE FAT FREE SOUR CRM	679											
170	半脂奶油，无脂肪	CREAM, HALF & HALF, FAT FREE	43	12	12	0	3	0	0	0	0.04	0	0	0.2
171	生奶油，无脂肪，喷射奶油	REDDI WIP, FAT FREE, WHIPPED TOPPING	175	49	48	0	9	0	0	0	0.09	0	0	0.3
172	牛奶，巧克力味，液态，商业奶，低脂，加钙	MILK, CHOC, FLUID, COMM, RED FAT, W/ ADDED CA	227	64	63	0	11	0	0	0	0.04	0	0	0.2
173	酸奶，水果味，低脂，添加低热量甜味剂	YOGURT, FRUIT, LOFAT, W/LO CAL SWEETENER	443	131	131	0	4	0	0	0	0.06	0	1	1.2

(续表)

序号	食品描述	英文描述	VA (IU)	VA视黄醇活性当量 (RAE)	视黄醇 (μg)	胡萝卜素 (μg)	β胡萝卜素 (μg)	β隐黄质 (μg)	番茄红素 (μg)	叶黄素玉米黄质 (μg)	VE (mg)	VD (μg)	VD (IU)	VK (μg)
174	帕玛森奶酪，干燥磨碎，低脂	CHEESE, PARMESAN, DRY GRATED, RED FAT	605	160	156	0	51	0	0	0	0.17	0.4	15	1.7
175	奶油替代品，调味，液态	CREAM SUB, FLAV, LIQ	0	0	0	0	0	0	0	1	1.58	0	0	3.3
176	奶油替代品，调味，粉状	CREAM SUB, FLAV, POW	0	0	0	0	0	0	0	1	0.41	0	0	9.1
177	波萝伏洛奶酪，低脂	CHEESE, PROVOLONE, RED FAT	532	141	137	0	45	0	0	0	0.15	0.3	13	1.5
178	墨西哥奶酪，混合奶酪，低脂	CHEESE, MEXICAN, BLEND, RED FAT	586	155	151	0	50	0	0	0	0.17	0.4	14	1.6
179	蛋混合物，美国农业部商品	EGG MIX, USDA CMDTY	398	117	116	0	0	13	0	0	2.04	7.4	296	0.7
180	全脂牛奶，3.25%乳脂，未添加维生素A和维生素D	MILK, WHL, 3.25% MILKFAT, WO/ ADDED VIT A & VITAMIN D	162	46	45	0	7	0	0	0	0.07	0.1	2	0.3

4 奶制品、调味剂及婴幼儿食品维生素（2）

（续表）

序号	食品描述	英文描述	VA (IU)	VA视黄醇活性当量 (RAE)	视黄醇 (μg)	胡萝卜素 (μg)	β胡萝卜素 (μg)	β隐黄质 (μg)	番茄红素 (μg)	叶黄素玉米黄质 (μg)	VE (mg)	VD (μg)	VD (IU)	VK (μg)
181	奶粉，全脂，未添加维生素D	MILK, DRY, WHL, WO/ ADDED VITAMIN D	934	258	253	0	55	0	0	0	0.58	0.5	20	2.2
182	牛奶，罐装，浓缩未添加维生素A和维生素D	MILK, CND, EVAP, WO/ ADDED VIT A & VITAMIN D	239	65	64	0	15	0	0	0	0.16	0.1	6	0.6
183	奶酪产品，巴氏杀菌过程，美国奶酪低脂，添加维生素D强化	CHEESE PRODUCT, PAST PROCESS, AMERICAN, RED FAT, FORT W/ VIT D	945	250	243	0	80	0	0	0	0.27	5.3	212	2.6
184	酸奶，水果味，低脂，9克蛋白质每8盎司，添加强化维生素D	YOGURT, FRUIT, LOFAT, 9 GRAMS PROT PER 8 OZ, FORT W/ VITAMIN D	40	11	11	0	2	0	0	0	0.02	1.3	52	0.1
185	酸奶，水果味，低脂，10克蛋白质每8盎司，添加强化维生素D	YOGURT, FRUIT, LOFAT, 10 GRAMS PROT PER 8 OZ, FORT W/ VITAMIN D	36	10	10	0	2	0	0	0	0.02	1.3	52	0.1
186	酸奶，多种水果，低脂，添加强化维生素D	YOGURT, FRUIT VAR, NONFAT, FORT W/ VITAMIN D	12	2	2	0	4	0	0	8	0.06	1.3	52	1.1

(续表)

序号	食品描述	英文描述	VA (IU)	VA视黄醇活性当量(RAE)	视黄醇(μg)	胡萝卜素(μg)	β胡萝卜素(μg)	β隐黄质(μg)	番茄红素(μg)	叶黄素玉米黄质(μg)	VE (mg)	VD (μg)	VD (IU)	VK (μg)
187	酸奶，水果味，低脂，添加低热量甜味剂，添加强化维生素D	YOGURT, FRUIT, LOWFAT, W/ LO CAL SWTNR, FORT W/ VITAMIN D	443	131	131	0	4	0	0	0	0.06	1.3	52	1.2
188	酸奶，香草味，低脂，11克蛋白质每8盎司，添加强化维生素D	YOGURT, VANILLA, LOFAT, 11 GRAMS PROT PER 8 OZ, FORT W/ VIT D	43	12	12	0	2	0	0	0	0.02	1.2	47	0.1
189	酸奶，香草/柠檬风味，低脂甜味奶，低热量甜味剂，添加强化维生素D	YOGURT, VAN/LEM FLAV, NONFAT MILK W/ LO-CAL SWTNR, FORT W/VIT D	6	2	2	0	0	0	0	0	0	1.2	47	0
190	酸奶，巧克力味，无脂牛奶，添加强化维生素D	YOGURT, CHOC, NONFAT MILK, FORT W/ VITAMIN D	0	0	0	0	0	0	0	0	0	1.2	47	0
191	蛋白质补充剂，以牛奶为主料的，肌肉牛奶，粉状	PROTEIN SUPP, MILK BSD, MUSCLE MILK, POW	2 500	750	750	0	0	0	0	0	7.07	5	200	0.5
192	蛋白质补充剂，以牛奶为主料的，轻型肌肉牛奶，粉状	PROTEIN SUPP, MILK BSD, MUSCLE MILK LT, POW	3 500	1 050	1 050	0	0	0	0	0	9.45	7	280	0.5
193	牛奶焦糖酱	DULCE DE LECHE	267	74	73	0	14	0	0	0	0.2	0.2	6	1.3

4 奶制品、调味剂及婴幼儿食品维生素（2）

（续表）

序号	食品描述	英文描述	VA (IU)	VA视黄醇活性当量 (RAE)	视黄醇 (µg)	胡萝卜素 (µg)	β胡萝卜素 (µg)	β隐黄质 (µg)	番茄红素 (µg)	叶黄素玉米黄质 (µg)	VE (mg)	VD (µg)	VD (IU)	VK (µg)
194	蛋替代品，液态或冷冻，无脂	EGG SUB, LIQ OR FRZ, FAT FREE	225	11	0	0	135	0	0	0	1.59	1.6	66	0.2
195	奶酪，干制白色，干奶酪	CHEESE, DRY WHITE, QUESO SECO	800	226	223	0	33	2	0	4	0.49	1.8	73	1.5
196	奶酪，新鲜的，新鲜奶酪	CHEESE, FRSH, QUESO FRESCO	806	224	221	0	41	2	0	3	0.37	2.7	110	1
197	奶酪，白色，白奶酪	CHEESE, WHITE, QUESO BLANCO	555	157	155	0	23	2	0	3	0.47	0.7	27	1.6
198	酪乳，液态，全脂牛奶	MILK, BTTRMLK, FLUID, WHL	165	47	46	0	7	0	0	0	0.07	1.3	52	0.3
199	酸奶，香草风味，低脂牛奶，加糖的，添加低热量甜味剂	YOGURT, VANILLA FLAVOR, LOWFAT MILK, SWTND W/ LO CAL SWTNR	43	12	12	0	2	0	0	0	0.02	0	1	0.1
200	酸奶，冷冻，不含巧克力风味，脱脂牛奶，含低热量甜味剂	YOGURT, FRZ, FLAVORS NOT CHOC, NONFAT MILK, W/ LOW-CALORIE SWTNR	17	2	1	0	8	0	0	0	0.08	0	0	0.3
201	冰淇淋，霜淇淋，巧克力	ICE CRM, SOFT SERVE, CHOC	589	162	159	5	30	5	0	151	0.61	0.7	29	0.9
202	冰淇淋，棒或者棍状，覆盖巧克力	ICE CRM, BAR OR STK, CHOC COVERED	123	19	15	0	44	0	0	0	0.42	0.2	7	1.3

241

(续表)

序号	食品描述	英文描述	VA (IU)	VA视黄醇活性当量 (RAE)	视黄醇 (μg)	胡萝卜素 (μg)	β胡萝卜素 (μg)	β隐黄质 (μg)	番茄红素 (μg)	叶黄素玉米黄质 (μg)	VE (mg)	VD (μg)	VD (IU)	VK (μg)
203	冰淇淋三明治	ICE CRM SNDWCH	286	86	86	0	0	0	0	6	0.4	0	0	1.3
204	冰淇淋曲奇三明治	ICE CRM COOKIE SNDWCH	122	37	37	0	0	0	0	6	0.4	0	0	1.3
205	冰淇淋球，覆盖巧克力，含坚果，不含巧克力风味	ICE CRM CONE, CHOC COVERED, W/ NUTS, FLAVORS OTHER THAN CHOC	104	32	31	0	11	0	0	4	0.18	0.1	3	1.1
206	冰淇淋三明治，含轻脂的冰淇淋，香草	ICE CRM SNDWCH, MADE W/ LT ICE CRM, VANILLA	321	96	96	0	0	0	0	2	0.14	0	0	0.5
207	冰淇淋三明治，香草，轻脂，无糖	ICE CRM SNDWCH, VANILLA, LT, NO SUGAR ADDED	429	129	129	0	0	0	0	2	0.14	0	0	0.5
208	全脂冰淇淋，无糖，不含巧克力风味	FAT FREE ICE CRM, NO SUGAR ADDED, FLAVORS OTHER THAN CHOC	461	133	132	0	12	0	0	0	0	0	0	0

(续表)

序号	食品描述	英文描述	VA (IU)	VA视黄醇活性当量 (RAE)	视黄醇 (μg)	胡萝卜素 (μg)	β胡萝卜素 (μg)	β隐黄质 (μg)	番茄红素 (μg)	叶黄素玉米黄质 (μg)	VE (mg)	VD (μg)	VD (IU)	VK (μg)
209	棒状牛奶甜点，冷冻，用低脂牛奶制作	MILK DSSRT BAR, FRZ, MADE FROM LOWFAT MILK	424	71	60	0	135	0	0	1	0.2	0.1	5	0.6
210	人的营养补充剂，含糖尿病人，液态	NUTRITIONAL SUPP FOR PEOPLE W/ DIABETES, LIQ	550	165	165	0	0	0	0	0	1.46	1.1	44	8.8
211	奶酪，墨西哥式混合	CHEESE, MEXICAN BLEND	659	174	170	0	56	0	0	0	0.25	0.5	21	2.5
212	奶酪产品，巴氏杀菌处理，美国，强化维生素D	CHEESE PRODUCT, PAST PROCESS, AMERICAN, VITAMIN D FORT	1 261	270	248	1	248	23	0	60	0.84	6.5	259	3.1
213	奶酪，巴氏杀菌处理，美国，不含维生素D添加	CHEESE, PAST PROCESS, AMERICAN, W/O ADDED VITAMIN D	945	250	243	0	80	0	0	0	0.8	0.6	23	2.6
214	奶酪食品，巴氏杀菌处理，美国，不含维生素D添加	CHEESE FD, PAST PROCESS, AMERICAN, W/O ADDED VITAMIN D	890	240	235	1	58	11	0	23	0.63	2.5	102	2.6

（续表）

序号	食品描述	英文描述	VA (IU)	VA视黄醇活性当量 (RAE)	视黄醇 (μg)	胡萝卜素 (μg)	β胡萝卜素 (μg)	β隐黄质 (μg)	番茄红素 (μg)	叶黄素玉米黄质 (μg)	VE (mg)	VD (μg)	VD (IU)	VK (μg)
215	生的全蛋，冷冻，腌制的，巴氏杀菌处理	EGG, WHL, RAW, FRZ, SALTED, PAST	497	149	149	0	0	9	0	417	0.8	1.5	61	0.3
216	蛋黄，希腊，原味，无脂	YOGURT, GREEK, PLN, NONFAT	4	1	1	0	0	0	0	0	0.01	0	0	0
217	蛋清粉，干的，均质，脱糖	EGG, WHITE, DRIED, STABILIZED, GLUCOSE RED	0	0	0	0	0	0	0	20	0	0	0	0
218	涂抹干酪，美国或（美国产的）切德干酪做基础，低脂	CHEESE SPRD, AMERICAN OR CHEDDAR CHS BASE, RED FAT	656	185	183	0	27	1	0	11	0.46	0	0	0
219	奶酪，切德干酪，低脂	CHEESE, CHEDDAR, RED FAT	522	145	142	0	28	1	0	4	0.48	0.3	13	1.5
220	冰淇淋，淡奶油，霜淇淋，巧克力	ICE CRM, LT, SOFT SERVE, CHOC	336	91	90	0	5	0	0	2	0.08	0.7	26	0.4
221	冰淇淋棒，棍状或块状，含脆皮涂层	ICE CRM BAR, STK OR NUGGET, W/ CRUNCH COATING	105	35	35	0	5	0	0	0	2.25	0.1	3	22.3
222	奶酪，切德干酪，无脂	CHEESE, CHEDDAR, NONFAT OR FAT FREE	207	60	60	0	4	0	0	0	0.06	0.1	5	0.6

4 奶制品、调味剂及婴幼儿食品维生素（2）

（续表）

序号	食品描述	英文描述	VA (IU)	VA视黄醇活性当量 (RAE)	视黄醇 (μg)	胡萝卜素 (μg)	β胡萝卜素 (μg)	β隐黄质 (μg)	番茄红素 (μg)	叶黄素玉米黄质 (μg)	VE (mg)	VD (μg)	VD (IU)	VK (μg)
223	奶酪，瑞士，无脂	CHEESE, SWISS, NONFAT OR FAT FREE	152	40	39	0	13	0	0	0	0.07	0.1	4	0.5
224	奶酪，墨西哥，科蒂哈奶酪	CHEESE, MEXICAN, QUESO COTIJA	865	229	223	0	73	0	0	0	0.25	0.5	21	1.9
225	奶酪，切德干酪，浓香，切片	CHEESE, CHEDDAR, SHARP, SLICED	994	263	256	0	85	0	0	0	0.78	1	41	2.4
226	奶酪，意大利莫泽雷勒干酪，低水分，部分脱脂，切碎的	CHEESE, MOZZARELLA, LO MOIST, PART-SKIM, SHREDDED	846	254	254	0	0	0	0	0	0.49	0.4	14	1.3
227	酸奶，希腊，无脂，乔巴尼	YOGURT, GREEK, NONFAT, VANILLA, CHOBANI												
228	酸奶，希腊，草莓，达能欧依蔻斯	YOGURT, GREEK, STRAWBERRY, DANNON OIKOS	13	1		0	8	0	0	3		0	0	
229	酸奶，希腊，无脂，香草，达能欧依蔻斯	YOGURT, GREEK, NONFAT, VANILLA, DANNON OIKOS										0.9	35	

245

（续表）

序号	食品描述	英文描述	VA (IU)	VA视黄醇活性当量 (RAE)	视黄醇 (μg)	胡萝卜素 (μg)	β胡萝卜素 (μg)	β隐黄质 (μg)	番茄红素 (μg)	叶黄素玉米黄质 (μg)	VE (mg)	VD (μg)	VD (IU)	VK (μg)
230	酸奶，希腊，无脂，草莓，达能欧依蔻斯	YOGURT, GREEK, NONFAT, STRAWBERRY, DANNON OIKOS										1	40	
231	酸奶，希腊，无脂，草莓，乔巴尼	YOGURT, GREEK, NONFAT, STRAWBERRY, CHOBANI												
232	酸奶，希腊，草莓，低脂	YOGURT, GREEK, STRAWBERRY, LOWFAT	111	31	30	0	7	0	0	7	0.02	0	0	0
233	酸奶，希腊，草莓，无脂	YOGURT, GREEK, STRAWBERRY, NONFAT	4	0	0	0	2	0	0	4	0.02	1	40	0
234	酸奶，希腊，香草，无脂	YOGURT, GREEK, VANILLA, NONFAT	0	0	0	0	0	0	0	0	0.02	0.9	35	0.1
235	酸奶，希腊，原味，低脂	YOGURT, GREEK, PLN, LOWFAT	309	90	90	0	6	0	0	1	0.04	0	0	0.2
236	酸牛乳酒，低脂，原味，莱弗威	KEFIR, LOWFAT, PLN, LIFEWAY	569	171	171	0	0	0	0	0	0.02	1	41	0.1
237	酸牛乳酒，低脂，草莓，莱弗威	KEFIR, LOWFAT, STRAWBERRY, LIFEWAY	599	178	178	0	3	0	0	0	0.06	1.1	44	1.2
238	牛奶，罐装，浓缩，不含维生素A	MILK, CND, EVAP, WO/ VIT A	192	56	56	0	4	0	0	0	0.18	4	160	0.2

4 奶制品、调味剂及婴幼儿食品维生素（2）

（续表）

序号	食品描述	英文描述	VA (IU)	VA视黄醇活性当量 (RAE)	视黄醇 (μg)	胡萝卜素 (μg)	β胡萝卜素 (μg)	β隐黄质 (μg)	番茄红素 (μg)	叶黄素玉米黄质 (μg)	VE (mg)	VD (μg)	VD (IU)	VK (μg)
239	牛奶，巧克力，脱脂，含维生素A和D	MILK, CHOC, FAT FREE, W/ ADDED VIT A & VITAMIN D	227	64	63	0	11	0	0	0	0.04	1.1	42	0.2
240	酸奶，希腊，原味，全脂	YOGURT, GREEK, PLN, WHL MILK	15	2	1	0	7	0	0	0	0.01	0	0	0
241	酸奶，希腊，水果，全脂	YOGURT, GREEK, FRUIT, WHL MILK	162	46	45	0	7	0	0	7	0.07	0	0	0.3
242	酸奶，香草，无脂	YOGURT, VANILLA, NON-FAT	204	61	61	0	0	0	0	0	0.01	0.9	35	0
243	酸奶，希腊，香草，低脂	YOGURT, GREEK, VANILLA, LOWFAT	371	110	110	0	3	0	0	0	0.02	0.9	35	0.2
244	酸奶，冷冻，不含巧克力风味，低脂	YOGURT, FRZ, FLAVORS OTHER THAN CHOC, LOWFAT	122	34	34	0	6	0	0	0	0.06	0	2	0.2
245	冰淇淋棒，覆盖巧克力和坚果	ICE CRM BAR, COVERED W/ CHOC & NUTS	281	61	56	0	56	0	0	0	0.54	0.2	9	1.7
246	冰淇淋圣代锥	ICE CRM SUNDAE CONE	410	117	116	0	14	0	0	2	0.11	0.1	4	0.5

（续表）

序号	食品描述	英文描述	VA (IU)	VA视黄醇活性当量(RAE)	视黄醇(μg)	胡萝卜素(μg)	β胡萝卜素(μg)	β隐黄质(μg)	番茄红素(μg)	叶黄素玉米黄质(μg)	VE (mg)	VD (μg)	VD (IU)	VK (μg)
247	轻脂冰淇淋，奶昔	LIGHT ICE CRM, CREAMSICLE	324	93	92	0	10	2	0	2	0.09	0.1	2	0.3
248	奶油，半奶油，低脂	CREAM, HALF & HALF, LOWFAT	170	47	46	0	11	0	0	0	0.12	0	1	0.6
249	牛奶，巧克力，低脂，少糖	MILK, CHOC, LOWFAT, RED SUGAR	319	96	96	0	2	0	0	0	0	1.5	60	0.1
250	冰淇淋，低脂，无糖，球，添加花生和巧克力酱	ICE CRM, LOWFAT, NO SUGAR ADDED CONE, ADDED PNUTS & CHOC SAU	89	26	26	0	1	0	0	6	0.7	0.2	8	0.7
251	多香果，磨碎的	ALLSPICE, GROUND	540	27	0							0	0	
252	茴香子	ANISE SEED	311	16	0							0	0	
253	香料，罗勒，干的	SPICES, BASIL, DRIED	744	37	0	113	378	24	393	1150	10.7	0	0	1714.5
254	香料，月桂树叶	SPICES, BAY LEAF	6185	309	0							0	0	
255	葛缕子籽	CARAWAY SEED	363	18	0	8	206	16	20	454	2.5	0	0	0
256	香料，小豆蔻	SPICES, CARDAMOM	0	0	0							0	0	0
257	西芹籽	CELERY SEED	52	3	0	0	31	0	0	0	1.07	0	0	0

4 奶制品、调味剂及婴幼儿食品维生素（2）

（续表）

序号	食品描述	英文描述	VA (IU)	VA视黄醇活性当量 (RAE)	视黄醇 (μg)	胡萝卜素 (μg)	β胡萝卜素 (μg)	β隐黄质 (μg)	番茄红素 (μg)	叶黄素玉米黄质 (μg)	VE (mg)	VD (μg)	VD (IU)	VK (μg)
258	细叶芹，干的	CHERVIL, DRIED	5 850	293	0							0	0	
259	红辣椒粉	CHILI POWDER	29 650	1 483	0	2 090	15 000	3 490	21	310	38.14	0	0	105.7
260	桂皮，磨碎的	CINNAMON, GROUND	295	15	0	1	112	129	15	222	2.32	0	0	31.2
261	丁香，磨碎的	CLOVES, GROUND	160	8	0	0	45	103	0	0	8.82	0	0	141.8
262	芫荽叶，干的	CORIANDER LEAF, DRIED	5 850	293	0	31	3 407	175	0	2 428	1.03	0	0	1 359.5
263	芫荽子	CORIANDER SEED	0	0	0							0	0	
264	枯茗籽	CUMIN SEED	1270	64	0	0	762	0	0	448	3.33	0	0	5.4
265	咖喱粉	CURRY POWDER	19	1	0	0	11	0	0	0	25.24	0	0	99.8
266	莳萝籽	DILL SEED	53	3	0							0	0	
267	莳萝籽，干的	DILL WEED, DRIED	5 850	293	0							0	0	
268	小茴香	FENNEL SEED	135	7	0							0	0	
269	胡芦巴籽	FENUGREEK SEED	60	3	0							0	0	

249

(续表)

序号	食品描述	英文描述	VA (IU)	VA 视黄醇活性当量 (RAE)	视黄醇 (μg)	胡萝卜素 (μg)	β胡萝卜素 (μg)	β隐黄质 (μg)	番茄红素 (μg)	叶黄素玉米黄质 (μg)	VE (mg)	VD (μg)	VD (IU)	VK (μg)
270	大蒜粉	GARLIC POWDER	0	0	0	0	0	0	0	0	0.67	0	0	0.4
271	姜，磨碎的	GINGER, GROUND	30	2	0	0	18	0	0	0	0	0	0	0.8
272	肉豆蔻衣，磨碎的	MACE, GROUND	800	40	0	0	0	0	0	0		0	0	
273	马乔莲，干的	MARJORAM, DRIED	8 068	403	0	0	4 806	70	0	1 895	1.69	0	0	621.7
274	香料，芥末籽，磨碎的	SPICES, MUSTARD SD, GROUND	31	2	0	0	18	0	0	568	5.07	0	0	5.4
275	肉豆蔻，磨碎的	NUTMEG, GROUND	102	5	0	0	28	66	0	0		0	0	0
276	洋葱粉	ONION POWDER	0	0	0	0	0	0	0	0	0.27	0	0	4.1
277	香料，牛至，干的	SPICES, OREGANO, DRIED	1 701	85	0	20	1 007	7	0	1 895	18.26	0	0	621.7
278	红辣椒	PAPRIKA	49 254	2 463	0	595	26 162	6 186	0	18 944	29.1	0	0	80.3
279	西芹，干的	PARSLEY, DRIED	1 939	97	0	17	1 152	4	0	2 428	8.96	0	0	1 359.5
280	黑胡椒	PEPPER, BLACK	547	27	0	12	310	25	20	454	1.04	0	0	163.7
281	红辣椒或红椒粉	PEPPER, RED OR CAYENNE	41 610	2081	0	0	21 840	6 252	0	13 157	29.83	0	0	80.3

4　奶制品、调味剂及婴幼儿食品维生素（2）

（续表）

序号	食品描述	英文描述	VA(IU)	VA视黄醇活性当量(RAE)	视黄醇(μg)	胡萝卜素(μg)	β胡萝卜素(μg)	β隐黄质(μg)	番茄红素(μg)	叶黄素玉米黄质(μg)	VE(mg)	VD(μg)	VD(IU)	VK(μg)
282	白胡椒	PEPPER, WHITE	0	0	0							0	0	
283	罂粟籽	POPPY SEED	0	0	0	0	0	0	0	0	1.77	0	0	0
284	禽类香料	POULTRY SEASONING	2 632	132	0	0	1 568	23	7	1 107	1.32	0	0	805.4
285	南瓜派香料	PUMPKIN PIE SPICE	261	13	0	1	99	114	7	100	1.93	0	0	28.4
286	迷迭香，干的	ROSEMARY, DRIED	3 128	156	0							0	0	
287	番红花	SAFFRON	530	27	0							0	0	
288	鼠尾草，磨碎的	SAGE, GROUND	5 900	295	0	0	3 485	109	0	1 895	7.48	0	0	1 714.5
289	香薄荷，磨碎的	SAVORY, GROUND	5 130	257	0							0	0	
290	香料，龙蒿，干的	SPICES, TARRAGON, DRIED	4 200	210	0							0	0	
291	香料，百里香，干的	SPICES, THYME, DRIED	3 800	190	0	0	2 264	33	0	1 895	7.48	0	0	1 714.5
292	姜黄，磨碎的	TURMERIC, GROUND	0	0	0	0	0	0	0	0	4.43	0	0	13.4
293	罗勒，鲜的	BASIL, FRESH	5 275	264	0	0	3 142	46	0	5 650	0.8	0	0	414.8

(续表)

序号	食品描述	英文描述	VA (IU)	VA视黄醇活性当量 (RAE)	视黄醇 (μg)	胡萝卜素 (μg)	β胡萝卜素 (μg)	β隐黄质 (μg)	番茄红素 (μg)	叶黄素玉米黄质 (μg)	VE (mg)	VD (μg)	VD (IU)	VK (μg)
294	莳萝叶,鲜的	DILL WEED, FRSH	7 718	386	0							0	0	
295	美式芥末,黄色	MUSTARD, PREPARED, YELLOW	109	5	0	1	51	27	0	113	0.36	0	0	1.4
296	食盐	SALT, TABLE	0	0	0	0	0	0	0	0	0	0	0	0
297	苹果醋	VINEGAR, CIDER	0	0	0	0	0	0	0	0	0	0	0	0
298	百里香,鲜的	THYME, FRSH	4 751	238	0	0	2 851	0	0	0	0	0	0	0
299	香草精	VANILLA EXTRACT	0	0	0	0	0	0	0	0	0	0	0	
300	香草精,人造,酒精	VANILLA EXTRACT, IMITN, ALCOHOL	0	0	0	0	0	0	0	0	0	0	0	0
301	香草精,人造,无酒精	VANILLA EXTRACT, IMITN, NO ALCOHOL	0	0	0	0	0	0	0	0	0	0	0	0
302	醋,蒸馏	VINEGAR, DISTILLED	0	0	0	0	0	0	0	0	0	0	0	0
303	刺山柑,罐装	CAPERS, CANNED	138	7	0	0	83	0	0	0	0.88	0	0	24.6
304	山葵,带包装	HORSERADISH, PREPARED	2	0	0	0	1	0	0	10	0.01	0	0	1.3
305	迷迭香,鲜的	ROSEMARY, FRESH	2 924	146	0							0	0	
306	薄荷,鲜的	PEPPERMINT, FRESH	4 248	212	0							0	0	

4　奶制品、调味剂及婴幼儿食品维生素（2）

（续表）

序号	食品描述	英文描述	VA (IU)	VA 视黄醇活性当量 (RAE)	视黄醇 (μg)	胡萝卜素 (μg)	β胡萝卜素 (μg)	β隐黄质 (μg)	番茄红素 (μg)	叶黄素玉米黄质 (μg)	VE (mg)	VD (μg)	VD (IU)	VK (μg)
307	荷兰薄荷，鲜的	SPEARMINT, FRESH	4 054	203	0							0	0	
308	荷兰薄荷，干的	SPEARMINT, DRIED	10 579	529	0							0	0	
309	红葡萄酒醋	VINEGAR, RED WINE	0	0										
310	意大利香醋	VINEGAR, BALSAMIC	0	0										
311	香辛调味料	PACE, DRY TACO SEAS MIX	9 381											
312	调味料，干的，香辛料，香菜和胭脂树	SEASONING MIX, DRY, SAZON, CORIANDER & ANNATTO	0											
313	调味料，干的，玉米面，原味	SEASONING MIX, DRY, TACO, ORIGINAL	3 744											
314	调味料，干的，红辣椒，原味	SEASONING MIX, DRY, CHILI, ORIGINAL	2 816											
315	克里夫营养棒（儿童）	CLIF Z BAR	7	0		0	4	0	0	61	0.98	0	0	8.7
316	婴儿食品，果汁软糖，水果什锦，幼儿	BABYFOOD, JUC TREATS, FRUIT MEDLEY, TODD	2	0		0	1	0	0	2	0.01	0	0	0

253

（续表）

序号	食品描述	英文描述	VA (IU)	VA 视黄醇活性当量 (RAE)	视黄醇 (μg)	胡萝卜素 (μg)	β胡萝卜素 (μg)	β隐黄质 (μg)	番茄红素 (μg)	叶黄素玉米黄质 (μg)	VE (mg)	VD (μg)	VD (IU)	VK (μg)
317	婴儿食品，肉，牛肉，糊状	BABYFOOD, MEAT, BF, STR	0	0	0	0	0	0	0	0	0.37	0.4	15	0.6
318	婴儿食品，肉，牛肉，一段	BABYFOOD, MEAT, BF, JR	0	0	0	0	0	0	0	0	0.37	0.4	15	0.6
319	婴儿食品，肉，小牛肉，糊状	BABYFOOD, MEAT, VEAL, STR	0	0	0	0	0	0	0	0	0.28	0.7	26	0
320	婴儿食品，肉，猪肉，糊状	BABYFOOD, MEAT, PORK, STR	38	11	11	0	0	0	0	0	0.4			
321	婴儿食品，肉，火腿，糊状	BABYFOOD, MEAT, HAM, STR	5	2	2	0	0	0	0	0	0.13	0.4	18	0
322	婴儿食品，肉，火腿，一段	BABYFOOD, MEAT, HAM, JR	0	0	0	0	0	0	0	0	0.4	0.4	18	0
323	婴儿食品，肉，羔羊，糊状	BABYFOOD, MEAT, LAMB, STR	0	0	0	0	0	0	0	0	0.19	0.1	4	0.6
324	婴儿食品，肉，羔羊，一段	BABYFOOD, MEAT, LAMB, JR	27	8	8	0	0		0	0	0.4	0.1	4	
325	婴儿食品，肉，鸡，糊状	BABYFOOD, MEAT, CHICK, STR	21	6	6	0	0	0	0	0	0.25	0.3	11	1
326	婴儿食品，肉，鸡，一段	BABYFOOD, MEAT, CHICK, JR	40	11	11	0	0	0	0	0	0.4	0	2	1.7
327	婴儿食品，肉，鸡排，一段	BABYFOOD, MEAT, CHICK STKS, JR	11	3	3	0	0	0	0	0	0.37	0.1	4	0.4
328	婴儿食品，肉，火鸡肉，糊状	BABYFOOD, MEAT, TURKEY, STR	0	0	0	0	0	0	0	0	0.08	0.8	34	0

4 奶制品、调味剂及婴幼儿食品维生素（2）

（续表）

序号	食品描述	英文描述	VA (IU)	VA视黄醇活性当量 (RAE)	视黄醇 (μg)	胡萝卜素 (μg)	β胡萝卜素 (μg)	β隐黄质 (μg)	番茄红素 (μg)	叶黄素玉米黄质 (μg)	VE (mg)	VD (μg)	VD (IU)	VK (μg)
329	婴儿食品，肉，火鸡，一段	BABYFOOD, MEAT, TURKEY, JR	0	0	0	0	0	0	0	0	0.08	0.8	34	0
330	婴儿食品，肉，火鸡排，一段	BABYFOOD, MEAT, TURKEY STICKS, JR	19	6	6	0	0	0	0	0	0.12	0.4	15	0
331	婴儿食品，点心，嘉宝GRADUATE水果条，真正的水果棒	BABYFOOD, SNACK, GERBER GRADUATE FRUIT STRIPS, REAL FRUIT BARS	233	12	0	0	102	76	0	81	0.96	0	0	2.5
332	婴儿食品，肉，猪排，一段	BABYFOOD, MEAT, MEAT STKS, JR	69	21	21	0	0	0	0	0	0.28	0.2	9	0.5
333	婴儿食品，嘉宝二段，苹果，胡萝卜和南瓜，有机	BABYFOOD, GERBER, 2ND FOODS, APPLE, CARROT & SQUASH, ORGANIC	417	21	0	78	206	11	0	17	0.07	0	0	1
334	婴儿食品，手指饼干，嘉宝，泡芙，苹果和肉桂	BABYFOOD, FINGER SNACKS, GERBER, GRADUATES, PUFFS, APPLE & CINN	13	1	0	0	6	4	0	45	10.33	0	0	1.3
335	婴儿食品，水，瓶装，嘉宝，不含氟化物	BABYFOOD, H2O, BTLD, GERBER, WO/ ADDED FLUORIDE.	0	0	0	0	0	0	0	0	0	0	0	0

(续表)

序号	食品描述	英文描述	VA (IU)	VA视黄醇活性当量 (RAE)	视黄醇 (μg)	胡萝卜素 (μg)	β胡萝卜素 (μg)	β隐黄质 (μg)	番茄红素 (μg)	叶黄素玉米黄质 (μg)	VE (mg)	VD (μg)	VD (IU)	VK (μg)
336	婴儿食品，嘉宝，三段食品，苹果，芒果和猕猴桃	BABYFOOD, GERBER, 3RD FOODS, APPLE, MANGO & KIWI	294	15	0	2	170	10	1	30	0.41	0	0	5.9
337	婴儿食品，热带水果混合	BABYFOOD, TROPICAL FRUIT MEDLEY	88	4	0	0	46	14	0	20	0.1	0	0	0.8
338	婴儿食品，正餐，蔬菜牛肉饺子，糊状	BABYFOOD, DINNER, VEG & DUMPLINGS & BF, STR	416	21	0						0.24			
339	婴儿食品，正餐，蔬菜牛肉饺子，一段	BABYFOOD, DINNER, VEG & DUMPLINGS & BF, JR	660	33	0									
340	婴儿食品，正餐，牛肉千层面，幼童	BABYFOOD, DINNER, BF LASAGNA, TODD	1 163	58	0									
341	婴儿食品，正餐，通心面和番茄和牛肉，糊状	BABYFOOD, DINNER, MACARONI & TOMATO & BF, STR	878	44	0	213	420	0	42	0	2.62	0	2	29.3
342	婴儿食品，正餐，通心面和番茄和牛肉，一段	BABYFOOD, DINNER, MACARONI & TOMATO & BF, JR	691	35	0	154	338	0	250	12	0.81	0	1	6.7

4 奶制品、调味剂及婴幼儿食品维生素（2）

（续表）

序号	食品描述	英文描述	VA (IU)	VA视黄醇活性当量 (RAE)	视黄醇 (µg)	胡萝卜素 (µg)	β胡萝卜素 (µg)	β隐黄质 (µg)	番茄红素 (µg)	叶黄素玉米黄质 (µg)	VE (mg)	VD (µg)	VD (IU)	VK (µg)
343	婴儿食品，馄饨，填充奶酪，含番茄沙司	BABYFOOD, RAVIOLI, CHS FILLED, W/TOMATO SAU	494	51	32	2	230	3	1 632	69	0.42	0	1	9.4
344	婴儿食品，正餐，牛肉面条，糊状	BABYFOOD, DINNER, BF NOODLE, STR	716	36	0	159	350	0	476	23	0.31	0	0	1.6
345	婴儿食品，通心面和奶酪，幼儿	BABYFOOD, MACARONI & CHS, TODD	73	19	19	0	6	0	0	2	0.03	0	2	0.2
346	婴儿食品，正餐，牛肉和米饭，幼儿	BABYFOOD, DINNER, BF & RICE, TODD	502	25	0									
347	婴儿食品，正餐，意面和番茄和肉，糊状	BABYFOOD, DINNER, SPAGHETTI & TOMATO & MEAT, STR	1 255	63	0	304	601	0	1 030	0	0.07	0	1	0.8
348	婴儿食品，正餐，意面和番茄和肉，幼儿	BABYFOOD, DINNER, SPAGHETTI & TOMATO & MEAT, TODD	443	22	0									
349	婴儿食品，正餐，炖牛肉，幼儿	BABYFOOD, DINNER, BF STEW, TODD	1 649	82	0	346	816	0	2 575	26	0.5	0	1	2.5

（续表）

序号	食品描述	英文描述	VA (IU)	VA视黄醇活性当量(RAE)	视黄醇(μg)	胡萝卜素(μg)	β胡萝卜素(μg)	β隐黄质(μg)	番茄红素(μg)	叶黄素玉米黄质(μg)	VE (mg)	VD (μg)	VD (IU)	VK (μg)
350	婴儿食品，正餐，疏菜和牛肉，糊状	BABYFOOD, DINNER, VEG & BF, STR	4 926	246	0	810	2 545	11	627	51	0.49	0	1	5.2
351	婴儿食品，正餐，疏菜和牛肉，一段	BABYFOOD, DINNER, VEG & BF, JR	4 926	246	0	810	2 545	11	627	51	0.49	0	1	5.2
352	婴儿食品，正餐，含疏菜，牛肉	BABYFOOD, DINNER, BF W/VEG	4 436	222	0	993	2 165	0	0	58	0.57	0	1	11.6
353	婴儿食品，正餐，疏菜和培根，糊状	BABYFOOD, DINNER, VEG & BACON, STR	2 284	114	0	515	1 112	0	1	225	0.51	0	1	9.1
354	婴儿食品，正餐，疏菜和火腿，糊状	BABYFOOD, DINNER, VEG & HAM, STR	2 872	144	0	645	1 401	0	685	49	0.31	0.1	4	2.7
355	婴儿食品，正餐，疏菜和火腿，一段	BABYFOOD, DINNER, VEG & HAM, JR	2 872	144	0	645	1 401	0	685	49	0.31	0	1	2.7
356	婴儿食品，正餐，疏菜和羔羊肉，糊状	BABYFOOD, DINNER, VEG & LAMB, STR	1 995	100	0	443	976	0	947	34	0.24	0	0	2.3
357	婴儿食品，正餐，羔羊肉，一段	BABYFOOD, DINNER, VEG & LAMB, JR	1 483	138	76						0.24	0	0	
358	婴儿食品，正餐，鸡肉面条，糊状	BABYFOOD, DINNER, CHICK NOODLE, STR	2 182	110	1	495	1 060	0	0	40	0.21	0.1	3	1.9

4 奶制品、调味剂及婴幼儿食品维生素（2）

（续表）

序号	食品描述	英文描述	VA (IU)	VA视黄醇活性当量 (RAE)	视黄醇 (μg)	胡萝卜素 (μg)	β胡萝卜素 (μg)	β隐黄质 (μg)	番茄红素 (μg)	叶黄素玉米黄质 (μg)	VE (mg)	VD (μg)	VD (IU)	VK (μg)
359	婴儿食品，正餐，鸡肉面条，一段	BABYFOOD, DINNER, CHICK NOODLE, JR	1 729	87	1	392	840	0	0	32	0.15	0	2	1.6
360	婴儿食品，正餐，鸡肉汤，糊状	BABYFOOD, DINNER, CHICK SOUP, STR	1 384	69	0	313	674	0	0	40	0.51	0.1	3	6.9
361	婴儿食品，正餐，炖鸡肉，幼儿	BABYFOODDINNER-CHICK STEWTODD	1 010	52	2	214	495			178	0.22	0.2	7	3.7
362	婴儿食品，正餐，蔬菜鸡肉，糊状	BABYFOOD, DINNER, VEG CHICK, STR	4 132	207	0	938	2 009	0	0	72	0.32	0.1	3	3.4
363	婴儿食品，正餐，蔬菜，面条和鸡肉，糊状	BABYFOOD, DINNER, VEG, NOODLES & CHICK, STR	1 417	71	0									
364	婴儿食品，正餐，蔬菜，面条和鸡肉，一段	BABYFOOD, DINNER, VEG, NOODLES & CHICK, JR	1 051	53	0									
365	婴儿食品，正餐，意式面食，含蔬菜	BABYFOOD, DINNER, PASTA W/VEG	555	41	16	39	282	0	290	341	0.23	0	0	2.1
366	婴儿食品，正餐，蔬菜，面条和火鸡肉，糊状	BABYFOOD, DINNER, VEG & NOODLES & TURKEY, STR	991	50	0									

(续表)

序号	食品描述	英文描述	VA (IU)	VA视黄醇活性当量 (RAE)	视黄醇 (μg)	胡萝卜素 (μg)	β胡萝卜素 (μg)	β隐黄质 (μg)	番茄红素 (μg)	叶黄素玉米黄质 (μg)	VE (mg)	VD (μg)	VD (IU)	VK (μg)
367	婴儿食品，正餐，蔬菜，面条和火鸡肉，一段	BABYFOOD, DINNER, VEG & NOODLES & TURKEY, JR	994	50	0									
368	婴鸡肉和米饭，正餐，火，糊状	BABYFOOD, DINNER, TURKEY & RICE, STR	1 622	81	0	368	789	0	0	38	0.14	0	0	1.5
369	婴鸡肉和米饭，正餐，火，一段	BABYFOOD, DINNER, TURKEY & RICE, JR	1 886	94	0	410	927	0	1 127	134	0.31	0	0	3
370	婴鸡肉和火鸡肉，正餐，蔬菜，糊状	BABYFOOD, DINNER, VEG & TURKEY, STR	4 396	220	0	998	2 139	0	0	76	0.3	0	1	3.9
371	婴鸡肉和火鸡肉，正餐，蔬菜，一段	BABYFOOD, DINNER, VEG & TURKEY, JR	4 325	216	0	976	2 107	0	0	174	0.31	0	0	4.8
372	婴心面和奶酪，正餐，通，糊状	BABYFOOD, DINNER, MACARONI & CHS, STR	56	15	14	0	5	0	0	0	0.02	0	2	0.2
373	婴心面和奶酪，正餐，通，一段	BABYFOOD, DINNER, MACARONI & CHS, JR	106	30	29	0	5	0	0	1	0.03	0	2	0.2
374	婴儿食品，蔬菜，青豆，糊状	BABYFOOD, VEG, GRN BNS, STR	355	18	0	15	197	17	0	526	0.07	0	0	42.4

4 奶制品、调味剂及婴幼儿食品维生素（2）

（续表）

序号	食品描述	英文描述	VA (IU)	VA视黄醇活性当量 (RAE)	视黄醇 (μg)	胡萝卜素 (μg)	β胡萝卜素 (μg)	β隐黄质 (μg)	番茄红素 (μg)	叶黄素玉米黄质 (μg)	VE (mg)	VD (μg)	VD (IU)	VK (μg)
375	婴儿食品，蔬菜，青豆，一段	BABYFOOD, VEG, GRN BNS, JR	433	24	0	0	292	0	0	493	0.32	0	0	11.1
376	婴儿食品，青豆块，幼儿	BABYFOOD, GRN BNS, DICES, TODD	481	24	0	0	288	0	0	487	0.31	0	0	11
377	婴儿食品，蔬菜，青豆和土豆	BABYFOOD, VEG, GRN BNS & POTATOES	85	14	12	0	28	0	0	50	0.08	0	0	1.4
378	婴儿食品，甜菜，糊状	BABYFOOD, VEG, BEETS, STR	27	1	0	0	16	0	0	0	0.03	0	0	0.2
379	婴儿食品，蔬菜，胡萝卜，糊状	BABYFOOD, VEG, CARROTS, STR	11 461	573	0	2 602	5 575	0	0	0	0.52	0	0	14.4
380	婴儿食品，蔬菜，胡萝卜，一段	BABYFOOD, VEG, CARROTS, JR	11 810	591	0	2 682	5 745	0	0	230	0.52	0	0	12.5
381	婴儿食品，蔬菜，笋瓜，糊状	BABYFOOD, VEG, SQUASH, STR	1 703	85	0	242	896	9	0	3 527	0.55	0	0	4.7
382	婴儿食品，蔬菜，笋瓜，一段	BABYFOOD, VEG, SQUASH, JR	1 703	85	0	242	896	9	0	3 527	0.55	0	0	4.7
383	婴儿食品，蔬菜，甜土豆，糊状	BABYFOOD, VEG, SWT POTATOES, STR	6 438	322	0	0	3 863	0	0	0	0.52	0	0	1.4
384	婴儿食品，蔬菜，甜土豆，一段	BABYFOOD, VEG, SWT POTATOES, JR	6 636	332	0	0	3 982	0	0	0	0.52	0	0	1.5
385	婴幼儿食品，土豆，幼儿	BABYFOOD, POTATOES, TODD	0	0	0	0	0	0	0	0	0.02	0	0	0.2

(续表)

序号	食品描述	英文描述	VA (IU)	VA视黄醇活性当量 (RAE)	视黄醇 (μg)	胡萝卜素 (μg)	β胡萝卜素 (μg)	β隐黄质 (μg)	番茄红素 (μg)	叶黄素玉米黄质 (μg)	VE (mg)	VD (μg)	VD (IU)	VK (μg)
386	婴儿食品,蔬菜,南瓜苇瓜和玉米	BABYFOOD, VEG, BUTTERNUT SQUASH & CORN	2 793	140	0	362	1 476	38	0	970	0.08	0	0	2.4
387	婴儿食品,苹果,小块,幼儿	BABYFOOD, APPLE, DICES, TODD	31	2	0	0	14	10	0	19	0.23	0	0	0.6
388	婴儿食品,水果,苹果沙司,糊状	BABYFOOD, FRUIT, APPLSAUC, STR	28	1	0	0	12	9	0	17	0.6	0	0	0.5
389	婴儿食品,水果,苹果沙司,一段	BABYFOOD, FRUIT, APPLSAUC, JR	9	0	0	0	2	2	0	9	0.6	0	0	0.3
390	婴儿食品,水果,杏含木薯粉,糊状	BABYFOOD, FRUIT, APRICOT W/TAPIOCA, STR	725	36	0	7	412	39	0	11	0.1	0	0	0.4
391	婴儿食品,蔬菜,玉米混合,糊状	BABYFOOD, VEG, CORN, CRMD, STR	69	5	2	20	26	5	0	357	0.04	0	0	0
392	婴儿食品,蔬菜,玉米混合,一段	BABYFOOD, VEG, CORN, CRMD, JR	34	2	0	10	13	3	0	423	0.04	0	0	0
393	婴儿食品,蔬菜,豌豆,糊状	BABYFOOD, VEG, PEAS, STR	216	11	0	11	124	0	0	1 465	0.02	0	0	15.5
394	婴儿食品,蔬菜,豌豆,小块,幼童	BABYFOOD, VEG, PEAS, DICES, TODD	304	15	0	8	178	0	0	1 805	0.45	0	0	18

4 奶制品、调味剂及婴幼儿食品维生素（2）

(续表)

序号	食品描述	英文描述	VA (IU)	VA视黄醇活性当量 (RAE)	视黄醇 (μg)	胡萝卜素 (μg)	β胡萝卜素 (μg)	β隐黄质 (μg)	番茄红素 (μg)	叶黄素玉米黄质 (μg)	VE (mg)	VD (μg)	VD (IU)	VK (μg)
395	婴儿食品，蔬菜，菠菜混合，糊状	BABYFOOD, VEG, SPINACH, CRMD, STR	4170	227	23	0	2 456	0	0	4 505	0.83	0	0	196.7
396	婴儿食品，水果，杏含木薯粉，一段	BABYFOOD, FRUIT, APRICOT W/TAPIOCA, JR	723	36	0	7	411	39	0	12	0.6	0	0	0.4
397	婴儿食品，水果，香蕉，含木薯粉，糊状	BABYFOOD, FRUIT, BANANAS W/TAPIOCA, STR	43	2	0	17	17	0	0	0	0.6	0	0	0
398	婴儿食品，水果，桃，糊状	BABYFOOD, FRUIT, PEACHES, STR	686	34	0	0	378	68	0	163	1.99	0	0	6.6
399	婴儿食品，水果，桃，一段	BABYFOOD, FRUIT, PEACHES, JR	686	34	0	0	378	68	0	163	1.99	0	0	6.6
400	婴儿食品，水果，梨，糊状食品	BABYFOOD, FRUIT, PEARS, STR	17	1	0	0	9	1	0	36	0.09	0	0	3.2
401	婴儿食品，水果，梨，初级食品	BABYFOOD, FRUIT, PEARS, JR	18	1	0	0	10	1	0	38	0.6	0	0	3.4
402	婴儿食品，水果，梅子，添加西米，未添加维生素C，糊状食品	BABYFOOD, FRUIT, PLUMS W/TAPIOCA, WO/VIT C, STR	142	7	0	0	78	14	0	30	0.14	0	0	3.5
403	婴儿食品，水果，梅子，添加西米，未添加维生素C，初级食品	BABYFOOD, FRUIT, PLUMS W/TAPIOCA, WO/VIT C, JR	94	5	0	0	52	10	0	29	0.6	0	0	3.4

(续表)

序号	食品描述	英文描述	VA (IU)	VA 视黄醇活性当量 (RAE)	视黄醇 (µg)	胡萝卜素 (µg)	β胡萝卜素 (µg)	β隐黄质 (µg)	番茄红素 (µg)	叶黄素玉米黄质 (µg)	VE (mg)	VD (µg)	VD (IU)	VK (µg)
404	婴儿食品，水果，梅子干，添加维生素C，糊状食品	BABYFOOD, FRUIT, PRUNES W/TAPIOCA, WO/VIT C, STR	453	23	0	33	228	54	0	39	0.6	0	0	15.6
405	婴儿食品，水果，梅子干，添加维生素C，糊状食品	BABYFOOD, FRUIT, PRUNES W/TAPIOCA, WO/VIT C, STR	208	10	0	15	105	25	0	39	0.11			15.8
406	婴儿食品，梅子干，未添加维生素C，糊状食品	BABYFOOD, PRUNES, WO/VIT C, STR	60	3	0	4	30	7	0	55	0.55	0	0	22.1
407	婴儿食品，水果甜点，芒果，添加西米	BABYFOOD, FRUIT DSSRT, MANGO W/TAPIOCA	450	23	0	10	262	6	0	0	0.66	0	0	2.5
408	婴儿食品，梨，切块，幼儿	BABYFOOD, PEARS DICES, TODD	21	1	0	0	12	2	0	44	0.11	0	0	4
409	婴儿食品，水果泥，苹果＆杏，糊状食品	BABYFOOD, FRUIT, APPLSAUC & APRICOTS, STR	339	17	0	3	189	26	0	28	0.18	0	0	1
410	婴儿食品，水果泥，苹果＆杏，初级食品	BABYFOOD, FRUIT, APPLSAUC & APRICOTS, JR	33	2	0	0	15	11	0	15	0.04	0	0	0.5

4 奶制品、调味剂及婴幼儿食品维生素（2）

（续表）

序号	食品描述	英文描述	VA (IU)	VA视黄醇活性当量 (RAE)	视黄醇 (μg)	胡萝卜素 (μg)	β胡萝卜素 (μg)	β隐黄质 (μg)	番茄红素 (μg)	叶黄素玉米黄质 (μg)	VE (mg)	VD (μg)	VD (IU)	VK (μg)
411	婴儿食品，水果，苹果泥 & 樱桃，糊状食品	BABYFOOD, FRUIT, APPLSAUC & CHERRIES, STR	45	2	0	0	25	4	0	56	0.12	0	0	2
412	婴儿食品，水果，苹果泥 & 樱桃，初级食品	BABYFOOD, FRUIT, APPLSAUC & CHERRIES, JR	45	2	0	0	24	6	0	47	0.06	0	0	1.2
413	婴儿食品，水果，苹果泥 & 香蕉，初级食品	BABYFOOD, FRUIT, APPLSAUC & BANANA, JR	6	0	0	0	3	2	0	8	0.02	0	0	0.3
414	婴儿食品，水果，苹果泥 & 菠萝，糊状食品	BABYFOOD, FRUIT, APPLSAUC & PNAPPL, STR	0	0	0						0.6			
415	婴儿食品，水果，苹果泥 & 菠萝，初级食品	BABYFOOD, FRUIT, APPLSAUC & PNAPPL, JR	21	1	0						0.6			
416	婴儿食品，水果，苹果泥 & 树莓，糊状食品	BABYFOOD, FRUIT, APPLESAUC & RASPBERRY, STR	22	1	0	0	10	7	0	21	0.21	0	0	0.8
417	婴儿食品，水果，苹果泥 & 树莓，初级食品	BABYFOOD, FRUIT, APPLSAUC & RASPBERRY, JR	34	2	0	1	15	9	0	21	0.07	0	0	0.8

序号	食品描述	英文描述	VA (IU)	VA 视黄醇活性当量 (RAE)	视黄醇 (μg)	胡萝卜素 (μg)	β 胡萝卜素 (μg)	β 隐黄质 (μg)	番茄红素 (μg)	叶黄素玉米黄质 (μg)	VE (mg)	VD (μg)	VD (IU)	VK (μg)
418	婴儿食品，水果 & 蔬菜，苹果 & 地瓜	BABYFOOD, FRUIT & VEG, APPLE & SWT POTATO	2 050	103	0	0	1 225	9	0	13	0.16	0	0	0.8
419	婴儿食品，水果，香蕉 & 菠萝，初级食品	BABYFOOD, FRUIT, BANANAS & PNAPPL W/ TAPIOCA, JR	40	2	0	1	23	0	0	2	0.02	0	0	0.6
420	婴儿食品，水果，香蕉 & 菠萝，添加西米，糊状食品	BABYFOOD, FRUIT, BANANAS & PNAPPL W/TAPIOCA, STR	60	3	0	12	30	0	0	11	0.06	0	0	0.6
421	婴儿食品，水果，梨 & 菠萝，糊状食品	BABYFOOD, FRUIT, PEARS & PNAPPL, STR	29	1	0	0	17	1	0	15	0.04	0	0	1.6
422	婴儿食品，水果，梨 & 菠萝，初级食品	BABYFOOD, FRUIT, PEARS & PNAPPL, JR	32	2	0	0	18	2	0	32	0.08	0	0	3
423	婴儿食品，水果，番石榴 & 番木瓜，添加西米，糊状食品	BABYFOOD, FRUIT, GUAVA & PAPAYA W/TAPIOCA, STR	184	9	0									
424	婴儿食品，桃子，块状，幼儿	BABYFOOD, PEACHES, DICES, TODD	138	7	0	0	69	28	0	103	0.83	0	0	2.9

（续表）

4 奶制品、调味剂及婴幼儿食品维生素（2）

（续表）

序号	食品描述	英文描述	VA (IU)	VA视黄醇活性当量 (RAE)	视黄醇 (μg)	胡萝卜素 (μg)	β胡萝卜素 (μg)	β隐黄质 (μg)	番茄红素 (μg)	叶黄素玉米黄质 (μg)	VE (mg)	VD (μg)	VD (IU)	VK (μg)
425	婴儿食品，水果，番木瓜 & 苹果泥，添加西米，糊状食品	BABYFOOD, FRUIT, PAPAYA & APPLSAUC W/ TAPIOCA, STR	76	4	0									
426	婴儿食品，水果，香蕉，添加苹果 & 梨，糊状食品	BABYFOOD, FRUIT, BANANAS W/APPLS & PEARS, STR	56	3	0	15	23	6	0	10	0.08	0	0	0.6
427	婴儿食品，水果，苹果 & 蓝莓，糊状食品	BABYFOOD, FRUIT, APPLE & BLUEBERRY, STR	20	1	0	0	10	5	0	24	0.12	0	0	3.5
428	婴儿食品，水果，苹果 & 蓝莓，初级食品	BABYFOOD, FRUIT, APPL & EBLUEBERRY, JR	41	2	0	0	22	6	0	43	0.27	0	0	8.8
429	婴儿食品，果汁，苹果	BABYFOOD, JUC, APPLE	18	1	0	0	8	6	0	16	0.6	0	0	0
430	婴儿食品，苹果-香蕉果汁	BABYFOOD, APPLE-BANANA JUC	9	0	0	3	4	0	0	16	0.02	0	0	0
431	婴儿食品，果汁，苹果 & 桃子	BABYFOOD, JUC, APPLE & PEACH	63	3	0	0	31	13	0	29	0.15	0	0	0.5
432	婴儿食品，苹果-蔓越莓果汁	BABYFOOD, APPLE-CRANBERRY JUC	28	1	0	0	17	0	0	49	0.56	0	0	2.4
433	婴儿食品，果汁，苹果 & 梅子	BABYFOOD, JUC, APPLE & PLUM	43	2	0	0	24	5	0	21	0.04	0	0	0.8

(续表)

序号	食品描述	英文描述	VA (IU)	VA视黄醇活性当量(RAE)	视黄醇 (μg)	胡萝卜素 (μg)	β胡萝卜素 (μg)	β隐黄质 (μg)	番茄红素 (μg)	叶黄素玉米黄质 (μg)	VE (mg)	VD (μg)	VD (IU)	VK (μg)
434	婴儿食品，果汁，苹果&李子干	BABYFOOD, JUC, APPLE & PRUNE	16	1	0	1	8	2	0	22	0.05	0	0	1.3
435	婴儿食品，果汁，橙子	BABYFOOD, JUC, ORANGE	55	3	0	2	9	47	0	113	0.04	0	0	0.1
436	婴儿食品，果汁，橙子&苹果	BABYFOOD, JUC, ORANGE & APPLE	73	4	0									
437	婴儿食品，果汁，橙子&苹果&香蕉	BABYFOOD, JUC, ORANGE & APPLE & BANANA	27	1	0	1	5	22	0	59	0.02	0	0	0.1
438	婴儿食品，果汁，橙子&杏	BABYFOOD, JUC, ORANGE & APRICOT	216	11	0						0.6			
439	婴儿食品，果汁，橙子&香蕉	BABYFOOD, JUC, ORANGE & BANANA	46	2	0									
440	婴儿食品，果汁，橙子&菠萝	BABYFOOD, JUC, ORANGE & PNAPPL	31	2	0						0.6			
441	婴儿食品，果汁，李子干&橙子	BABYFOOD, JUC, PRUNE & ORANGE	131	7	0									
442	婴儿食品，果汁，混合水果	BABYFOOD, JUC, MXD FRUIT	42	2	0	11	19	1	0	21	0.04	0	0	0.9

4 奶制品、调味剂及婴幼儿食品维生素（2）

（续表）

序号	食品描述	英文描述	VA (IU)	VA视黄醇活性当量 (RAE)	视黄醇 (μg)	胡萝卜素 (μg)	β胡萝卜素 (μg)	β隐黄质 (μg)	番茄红素 (μg)	叶黄素玉米黄质 (μg)	VE (mg)	VD (μg)	VD (IU)	VK (μg)
443	婴儿食品，谷类，大麦，强化干燥	BABYFOOD, CRL, BARLEY, DRY FORT	0	0	0	0	0	0	0	170	5	7.1	286	2.3
444	婴儿食品，谷类，全麦，添加苹果，干燥强化	BABYFOOD, CRL, WHL WHEAT, W/ APPLS, DRY FORT	0	0	0	0	0	0	0	203	50	0	0	8.3
445	婴儿食品，谷类，混合，干制强化	BABYFOOD, CRL, MXD, DRY FORT	0	0	0	0	0	0	0	148	4.21	0	0	1.5
446	婴儿食品，谷类，混合，添加香蕉，干制	BABYFOOD, CRL, MIX, W/ BANANAS, DRY	125	6	0	49	51	0	0	96	0.51	0	0	3.5
447	婴儿食品，谷类，混合，添加苹果泥 & 香蕉，糊状食品	BABYFOOD, CRL, MXD, W/ APPLSAUC & BANANAS, STR	0	0	0	0	0	0	0	10	0.03	0	0	0.3
448	婴儿食品，谷类，混合，添加苹果泥 & 蕉，初级食品强化	BABYFOOD, CRL, MXD, W/ APPLSAUC & BANANAS, JR, FORT	0	0	0	0	0	0	0	10	0.68	0	0	0.3
449	婴儿食品，谷类，燕麦片，干制强化	BABYFOOD, CRL, OATMEAL, DRY FORT	16	0	0	0	0	0	0	185	12.23	12.7	510	1.4
450	婴儿食品，谷类，燕麦片，添加香蕉，干制	BABYFOOD, CRL, OATMEAL, W/ BANANAS, DRY	0	0	0	0	0	0	0	157	5	0	0	3
451	婴儿食品，谷类，燕麦片，添加苹果泥 & 香蕉，糊状食品	BABYFOOD, CRL, OATMEAL, W/ APPLSAUC & BANANAS, STR	0	0	0	0	0	0	0	90	0.59	0	0	2.2

(续表)

序号	食品描述	英文描述	VA (IU)	VA视黄醇活性当量(RAE)	视黄醇(μg)	胡萝卜素(μg)	β胡萝卜素(μg)	β隐黄质(μg)	番茄红素(μg)	叶黄素玉米黄质(μg)	VE (mg)	VD (μg)	VD (IU)	VK (μg)
452	婴儿食品，谷类，燕麦片，添加苹果泥香蕉，初级强化食品	BABYFOOD, CRL, OATMEAL, W/ APPLSAUC & BANANAS, JR, FORT	0	0	0	0	0	0	0	17	0.59	0	0	0.6
453	婴儿食品，谷类，燕麦片，添加蜂蜜，干制	BABYFOOD, CRL, OATMEAL, W/ HONEY, DRY	23	1	0									
454	婴儿食品，谷类，大米，干制，强化	BABYFOOD, CRL, RICE, DRY, FORT	0	0	0	0	0	0	0	0	5	8.5	341	0.5
455	婴儿食品，谷类，大米，添加苹果泥&香蕉，糊状食品	BABYFOOD, CRL, RICE, W/ APPLSAUC & BANANAS, STR	21	1	0	0	9	7	0	4	0.04	0	0	0.2
456	婴儿食品，谷类，添加蛋黄，糊状食品	BABYFOOD, CRL, W/EGG YOLKS, STR	141	40	39									
457	婴儿食品，谷类，添加蛋黄，糊状食品。	BABYFOOD, CRL, W/EGG YOLKS, STR	144	41	40									
458	婴儿食品，谷类，添加整蛋，糊状食品	BABYFOOD, CRL, W/EGGS, STR	161											
459	婴儿食品，谷类，培根&蛋黄，初级食品	BABYFOOD, CRL, EGG YOLK & BACON, JR	94	28	28									

4 奶制品、调味剂及婴幼儿食品维生素（2）

（续表）

序号	食品描述	英文描述	VA (IU)	VA视黄醇活性当量(RAE)	视黄醇 (μg)	胡萝卜素 (μg)	β胡萝卜素 (μg)	β隐黄质 (μg)	番茄红素 (μg)	叶黄素玉米黄质 (μg)	VE (mg)	VD (μg)	VD (IU)	VK (μg)
460	婴儿食品，燕麦谷类，添加水果，速溶干制品，婴儿食品，强化	BABYFOOD, OATMEAL CRL W/ FRUIT, DRY, INST, BABYFOOD, FORT	89	4	0	12	41	13	0	32	2.48	0	0	7.5
461	婴儿食品，小饼干，婴儿食品，强化	BABYFOOD, COOKIES, BABYFOOD, FORT	2 348	117	0	810	1 002	2	0	175	1.48	0	0	3.2
462	婴儿食品，薄饼干，蔬菜	BABYFOOD, CRACKERS, VEG	3 571	179	0	739	1760	27	0	65	8.05	0	0	7.1
463	婴儿食品，谷类，高蛋白质，添加苹果&橙子，干制	BABYFOOD, CRL, HI PROT, W/ APPLE & ORANGE, DRY	54	3	0									
464	婴儿食品，谷类，大米。添加香蕉，干制	BABYFOOD, CRL, RICE, W/BANANAS, DRY	29	1	0	11	12	0	0	39	0.37	0	0	3.8
465	婴儿食品，小饼干	BABYFOOD, COOKIES	23	6	6	0	1	0	0	9	0.46	0	0	1.1
466	婴儿食品，小饼干，竹芋粉/葛粉	BABYFOOD, COOKIES, ARROWROOT	0	0	0					0	3.86	0	0	0.5
467	婴儿食品，椒盐卷饼	BABYFOOD, PRETZELS	8	0	0	1	4	1	0	72	0.28	0	0	0.3

(续表)

序号	食品描述	英文描述	VA (IU)	VA视黄醇活性当量 (RAE)	视黄醇 (μg)	胡萝卜素 (μg)	β胡萝卜素 (μg)	β隐黄质 (μg)	番茄红素 (μg)	叶黄素玉米黄质 (μg)	VE (mg)	VD (μg)	VD (IU)	VK (μg)
468	婴儿食品，磨牙饼干	BABYFOOD, TEETHING BISCUITS	116	28	27	6	13	0	0	169	1.1	0.5	21	0.5
469	烤干面包	ZWIEBACK	58	16	15	0	4	1	0	16	2.44	0	0	0.9
470	婴儿食品，甜点，荷兰苹果，糊状食品	BABYFOOD, DSSRT, DUTCH APPLE, STR	49	2	0	0	21	16	0	15	0.04	0	0	0.5
471	婴儿食品，甜点，荷兰苹果，初级食品	BABYFOOD, DSSRT, DUTCH APPLE, JR	18	1	0	0	8	6	0	11	0.04	0	0	0.5
472	婴儿食品，樱桃馅饼，初级食品	BABYFOOD, CHERRY COBBLER, JR	31	2	0	0	19	0	0	20	0.03	0	0	0.5
473	婴儿食品，点心，樱桃香草布丁，糊状食品	BABYFOOD, DSSRT, CHERRY VANILLA PUDD, STR	261	18	6	0	145	0	0	9	0.01	0	1	0.2
474	婴儿食品，点心，樱桃香草布丁，初级食品	BABYFOOD, DSSRT, CHERRY VANILLA PUDD, JR	261	18	6	0	145	0	0	9	0.01	0	1	0.2
475	婴儿食品，点心，水果布丁，橙子，糊状食品	BABYFOOD, DSSRT, FRUIT PUDD, ORANGE, STR	115	6	0									
476	婴儿食品，点心，桃子馅饼，糊状食品	BABYFOOD, DSSRT, PEACH COBBLER, STR	138	7	0	0	69	28	0	39	0.31	0	0	1.1

272

4　奶制品、调味剂及婴幼儿食品维生素（2）

（续表）

序号	食品描述	英文描述	VA (IU)	VA视黄醇活性当量 (RAE)	视黄醇 (μg)	胡萝卜素 (μg)	β胡萝卜素 (μg)	β隐黄质 (μg)	番茄红素 (μg)	叶黄素玉米黄质 (μg)	VE (mg)	VD (μg)	VD (IU)	VK (μg)
477	婴儿食品，点心，桃子馅饼，初级食品	BABYFOOD, DSSRT, PEACH COBBLER, JR	138	7	0	0	68	28	0	39	0.31	0	0	1.1
478	婴儿食品，点心，桃子冰淇淋，糊状食品	BABYFOOD, DSSRT, PEACH MELBA, STR	184	56										
479	婴儿食品，点心，桃子冰淇淋，初级食品	BABYFOOD, DSSRT, PEACH MELBA, JR	196	26										
480	婴儿食品，点心，水果布丁，菠萝，糊状食品	BABYFOOD, DSSRT, FRUIT PUDD, PNAPPL, STR	37	11	11	0	0	0	0	0	0	0	0	0
481	婴儿食品，点心，水果点心，添加维生素C，糊状食品	BABYFOOD, DSSRT, FRUIT DSSRT, WO/VIT C, STR	132	7	0	2	64	27	0	43	0.29	0	0	1.5
482	婴儿食品，点心，水果点心，添加维生素C，初级食品	BABYFOOD, DSSRT, FRUIT DSSRT, WO/VIT C, JR	132	7	0	2	64	27	0	43	0.29	0	0	1.5
483	婴儿食品，点心，热带水果，初级食品	BABYFOOD, DSSRT, TROPICAL FRUIT, JR	20	1	0									

（续表）

序号	食品描述	英文描述	VA (IU)	VA视黄醇活性当量 (RAE)	视黄醇 (μg)	胡萝卜素 (μg)	β胡萝卜素 (μg)	β隐黄质 (μg)	番茄红素 (μg)	叶黄素玉米黄质 (μg)	VE (mg)	VD (μg)	VD (IU)	VK (μg)
484	婴儿食品，点心，鸡蛋布丁，香草，糊状食品	BABYFOOD, DSSRT, CUSTARD PUDD, VANILLA, STR	64	18	18	1	2	1	0	39	0.23	0.5	21	0
485	婴儿食品，点心，鸡蛋布丁，香草，初级食品	BABYFOOD, DSSRT, CUSTARD PUDD, VANILLA, JR	47	13	13	1	1	1	0	39	0.09	0.5	19	0
486	婴儿食品，果汁，苹果 & 葡萄	BABYFOOD, JUC, APPLE & GRAPE	4	0	0	0	2	0	0	0	0	0	0	0
487	婴儿食品，果汁，果汁噎酒，添加钙	BABYFOOD, JUC, FRUIT PUNCH, W/CA	3	0	0	0	2	0	0	21	0.01	0	0	0.1
488	婴儿食品，果汁，苹果 & 樱桃	BABYFOOD, JUC, APPLE & CHERRY	5	0	0	0	3	0	0	26	0.02	0	0	0.4
489	婴儿食品，果汁，苹果，添加钙	BABYFOOD, JUC, APPLE, W/CA	0	0	0	0	0	0	0	0	0	0	0	0
490	婴儿食品，主餐，鸡肉 & 蔬菜，初级食品	BABYFOOD, DINNER, VEG & CHICK, JR	2 612	131	0	592	1 270	0	0	36	0.16	0	2	2.1

(续表)

序号	食品描述	英文描述	VA (IU)	VA视黄醇活性当量(RAE)	视黄醇 (μg)	胡萝卜素 (μg)	β胡萝卜素 (μg)	β隐黄质 (μg)	番茄红素 (μg)	叶黄素玉米黄质 (μg)	VE (mg)	VD (μg)	VD (IU)	VK (μg)
491	婴儿食品，主餐，混合蔬菜，糊状食品	BABYFOOD, DINNER, MIX VEG, STR	2 728	136	0									
492	婴儿食品，主餐，混合蔬菜，初级食品	BABYFOOD, DINNER, MIX VEG, JR	9 246	462	0	1 117	4 989	0	0	178	0.3	0	0	5.7
493	婴儿食品，水果，香蕉，添加西米，初级食品	BABYFOOD, FRUIT, BANANAS W/TAPIOCA, JR	44	2	0	17	18	0	0	6	0.6	0	0	0.2
494	婴儿食品，蔬菜，混合蔬菜，初级食品	BABYFOOD, VEG, MIX VEG, JR	4 195	210	0	915	2 060	0	0	497	0.52	0	0	7.4
495	婴儿食品，蔬菜，田园蔬菜，糊状	BABYFOOD, VEG, GARDEN VEG, STR	6 067	303	0	740	3 270	0	0	1 374	0.52	0	0	24.5
496	婴儿食品，蔬菜，混合蔬菜，糊状食品	BABYFOOD, VEG, MIX VEG, STR	3 166	158	0	699	1 550	0	0	381	0.24	0	0	7
497	婴儿食品，主餐，牛肉面，初级食品	BABYFOOD, DINNER, BF NOODLE, JR	656	33	0	146	320	0	1 030	163	0.47	0	1	4.6

奶制品、调味剂及婴幼儿食品养分数据参考指南

(续表)

序号	食品描述	英文描述	VA (IU)	VA视黄醇活性当量 (RAE)	视黄醇 (μg)	胡萝卜素 (μg)	β胡萝卜素 (μg)	β隐黄质 (μg)	番茄红素 (μg)	叶黄素玉米黄质 (μg)	VE (mg)	VD (μg)	VD (IU)	VK (μg)
498	婴儿食品, 苹果, 添加火腿, 糊状食品	BABYFOOD, APPLE W/HAM, STR	6	0	0	0	3	2	0	14	0.07	0.1	3	0.5
499	婴儿食品, 胡萝卜 & 牛肉, 糊状食品	BABYFOOD, CARROTS & BF, STR	14 452	723	0	3 716	6 813	0	1	139	0.65	0	1	7.4
500	婴儿食品, 梅子, 香蕉 & 大米, 糊状食品	BABYFOOD, PLUMS, BANANAS & RICE, STR	133	7	0	0	73	13	0	65	0.24	0	0	5.7
501	婴儿食品, 火鸡, 大米 & 蔬菜, 幼儿食品	BABYFOOD, TURKEY, RICE & VEG, TODD	2 268	113	0	489	1 116	0	1 175	137	0.15	0	2	2.5
502	婴儿食品, 主餐, 苹果 & 鸡肉, 糊状食品	BABYFOOD, DINNER, APPLS & CHICK, STR	30	2	0	0	13	10	0	16	0.07	0	1	0.6
503	婴儿食品, 主餐, 西兰花 & 鸡肉, 初级食品	BABYFOOD, DINNER, BROCCOLI & CHICK, JR	474	24	1	9	278	0	0	511	0.6	0	1	73.5
504	婴儿食品, 饮料, 嘉宝 GRADUATE 果汁泥	BABYFOOD, BEVERAGE, GERBER GRADUATE FRUIT SPLASHERS	4	0	0	0	2	0	0	34	0	0	0	0.2

4　奶制品、调味剂及婴幼儿食品维生素（2）

（续表）

序号	食品描述	英文描述	VA (IU)	VA 视黄醇活性当量 (RAE)	视黄醇 (μg)	胡萝卜素 (μg)	β胡萝卜素 (μg)	β隐黄质 (μg)	番茄红素 (μg)	叶黄素玉米黄质 (μg)	VE (mg)	VD (μg)	VD (IU)	VK (μg)
505	婴儿食品，点心，嘉宝GRADUATES酸奶小饼干	BABYFOOD, SNACK, GERBER, GRADUATES, YOGURT MELTS	1 396	107	45	0	686	122	0	294	6.43	0.1	3	12.2
506	婴儿食品，主餐，甘薯＆鸡肉，糊状食品	BABYFOOD, DINNER, SWT POTATOES & CHICK, STR	4 318	216	1	0	2 590	0	0	0	0.58	0.1	4	1.3
507	婴儿食品，主餐，土豆添加奶酪＆火腿，幼儿食品	BABYFOOD, DINNER, POTATOES W/CHS & HAM, TODD	31	8	8	0	3	0	0	5	0.02	0	1	1.3
508	婴儿食品，谷类，大麦，用全脂牛奶准备	BABYFOOD, CRL, BARLEY, PREP W/WHL MILK	150	43	42	0	6	0	0	12	0.43	1.2	47	0.4
509	婴儿食品，谷类，高蛋白质，用全脂牛奶准备	BABYFOOD, CRL, HI PROT, PREP W/WHL MILK	105											
510	婴儿食品，谷类，混合，用全脂牛奶准备	BABYFOOD, CRL, MIX, PREP W/WHL MILK	146	41	40	1	7	0	0	16	0.47	1.1	45	0.4
511	婴儿食品，谷类，混合，添加香蕉，用全脂牛奶准备	BABYFOOD, CRL, MIX, W/BANANAS, PREP W/WHL MILK	155	43	42	2	8	0	0	12	0.44	1.2	47	0.5

(续表)

序号	食品描述	英文描述	VA (IU)	VA视黄醇活性当量 (RAE)	视黄醇 (μg)	胡萝卜素 (μg)	β胡萝卜素 (μg)	β隐黄质 (μg)	番茄红素 (μg)	叶黄素玉米黄质 (μg)	VE (mg)	VD (μg)	VD (IU)	VK (μg)
512	婴儿食品，谷类，燕麦片，用全脂牛奶准备	BABYFOOD, CRL, OATMEAL, PREP W/WHL MILK	105	22	19									
513	婴儿食品，谷类，燕麦片，添加香蕉，用全脂牛奶准备	BABYFOOD, CRL, OATMEAL, W/BANANAS, PREP W/WHL MILK	155	43	42	2	8	0	0	12	0.44	1.2	47	0.5
514	婴儿食品，谷类，燕麦片，添加蜂蜜，用全脂牛奶准备	BABYFOOD, CRL, OATMEAL, W/HONEY, PREP W/WHL MILK			42									
515	婴儿食品，谷类，大米，用全脂牛奶准备	BABYFOOD, CRL, RICE, PREP W/WHL MILK	150	42	42	0	6	0	0	0	0.44	1.2	47	0.2
516	婴儿食品，谷类，大米，添加蜂蜜，用全脂牛奶准备	BABYFOOD, CRL, RICE, W/HONEY, PREP W/WHL MILK	108	21	19		27							
517	婴儿食品，混合，添加蜂蜜，用全脂牛奶准备	BABYFOOD, CRL, MIX, W/HONEY, PREP W/WHL MILK												
518	婴儿食品，谷类，高蛋白质，添加苹果/橙子，用全脂牛奶准备	BABYFOOD, CRL, HI PROT, W/APPL & ORANGE, PREP W/WHL MILK												

4 奶制品、调味剂及婴幼儿食品维生素（2）

（续表）

序号	食品描述	英文描述	VA (IU)	VA视黄醇活性当量 (RAE)	视黄醇 (μg)	胡萝卜素 (μg)	β胡萝卜素 (μg)	β隐黄质 (μg)	番茄红素 (μg)	叶黄素玉米黄质 (μg)	VE (mg)	VD (μg)	VD (IU)	VK (μg)
519	婴儿食品，谷类，大米，添加香蕉，用全脂牛奶准备	BABYFOOD, CRL, RICE, W/BANANAS, PREP W/WHL MILK	152	43	42	1	7	0	0	3	0.09	1.2	47	0.5
520	婴幼儿配方奶粉，雀巢，GOOD START SUPREME，加铁，已稀释液体奶	INF FORMULA, NESTLE, GOOD START SUPREME, W/IRON, RTF	200	60	60	0	0	0	0	0	0.99	1.1	42	5.3
521	婴幼儿配方奶粉，雀巢，G START SUPR，加铁，浓缩液体奶，非复原乳	INF FORMULA, NES, G START SUPR, W/IRON, LIQ CONC, NOT RECON	381	114	114	0	0	0	0	0	1.91	1.9	76	10
522	婴幼儿配方奶粉，雀巢，G START SUPR，加铁，奶粉	INF FORMULA, NESTLE, GOOD START SUPREME, W/IRON, POW	1 537	461	461	0	0	0	0	0	7.7	7.7	307	41
523	婴幼儿配方奶粉，美赞臣，安婴儿，加铁，已稀释液体奶	INF FORMULA, MEAD JOHNSON, ENFAMIL, W/IRON, RTF	193	58	58	0	0	0	0	0	0.87	1	40	5.2
524	婴幼儿配方奶粉，美赞臣，安婴儿，加铁，奶粉	INF FORMULA, MEAD JOHNSON, ENFAMIL, W/IRON, POW	1 567	470	470	0	0	0	0	0	6.9	7.8	310	41
525	婴幼儿配方奶粉，美赞臣，安婴儿，低铁，已稀释液体奶	INF FORMULA, MEAD JOHNSON, ENFAMIL, LO IRON, RTF	193	58	58	0	0	0	0	0	0.87	1	40	5.2

（续表）

序号	食品描述	英文描述	VA (IU)	VA视黄醇活性当量 (RAE)	视黄醇 (μg)	胡萝卜素 (μg)	β胡萝卜素 (μg)	β隐黄质 (μg)	番茄红素 (μg)	叶黄素玉米黄质 (μg)	VE (mg)	VD (μg)	VD (IU)	VK (μg)
526	婴幼儿配方奶粉，美赞臣，安婴儿，加铁，奶粉，添加 ARA & DHA	INF FORMULA, MEAD JOHNSON, ENFAMIL, W/IRON, POW, W/ARA & DHA	1 550	470	470	0	0	0	0	0	6.9	7.8	310	41
527	婴幼儿配方奶粉，美赞臣，安婴儿，低铁，奶粉，非复原奶粉	INF FORMULA, MEAD JOHNSON, ENFAMIL, LO IRON, POW, NOT RECON	1 550	470	470	0	0	0	0	0	6.9	7.8	310	41
528	婴幼儿配方奶粉，美赞臣，浓缩液态奶，加铁，添加 ARA & DHA	INF FORMULA, MEAD JOHNSON, ENFAMIL, W/IRON, LIQ CONC, W/ARA & DHA	394	118	118	0	0	0	0	0	1.22	2	78	10.3
529	婴幼儿配方奶粉，美赞臣，深度水解配方，加铁，已稀释液体奶	INF FORMULA, MEAD JOHNSON, ENFAMIL, NUTRAMIGEN, W/IRON, RTF	194	58	59	0	0	0	0	0	0.87	0.8	33	5.2
530	婴幼儿配方奶粉，美赞臣，深度水解配方，加铁，非复原奶粉	INF FORMULA, MEAD JOHNSON, ENFAMIL, NUTRAMIGEN, W/IRON, POW, NOT RECON	1 490	450	450	0	0	0	0	0	6.6	6.3	250	40
531	婴幼儿配方奶粉，美赞臣，加铁，已稀释液态奶，添加 ARA & DHA	INF FORMULA, MEAD JOHNSON, ENFAMIL, W/IRON, RTF, W/ARA & DHA	193	58	58	0	0	0	0	0	0.87	1	40	5.2

4　奶制品、调味剂及婴幼儿食品维生素（2）

（续表）

序号	食品描述	英文描述	VA (IU)	VA 视黄醇活性当量 (RAE)	视黄醇 (μg)	胡萝卜素 (μg)	β胡萝卜素 (μg)	β隐黄质 (μg)	番茄红素 (μg)	叶黄素玉米黄质 (μg)	VE (mg)	VD (μg)	VD (IU)	VK (μg)
532	婴幼儿配方奶粉，美赞臣，安婴儿，深度水解配方，加铁，浓缩液态奶，非复原奶粉	INF FORMULA, MEAD JOHNSON, ENFAMIL, NUTRAMIGEN, W/IRON, LIQ CONC, NOT RECON	374	112	112	0	0	0	0	0	1.68	1.6	64	10.1
533	婴幼儿配方奶粉，美赞臣，安婴儿，牛奶过敏配方，低铁，浓缩液态奶，添加 ARA & DHA	INF FORMULA, MEAD JOHNSON, ENFAMIL, LIP LO IRON, LIQ CONC, W/ ARA & DHA	394	118	118	0	0	0	0	0	1.22	2	79	10
534	儿童配方奶粉，美赞臣，宝健，加铁，奶粉，非复原奶粉	CHILD FORMULA, MEAD JOHNSON, PORTAGEN, W/ IRON, POW, NOT RECON	3 700	1 110	1 110	0	0	0	0	0	9.8	9.3	370	74
535	儿童配方奶粉，美赞臣，宝健，加铁，奶粉，冲调	CHILD FORMULA, MEAD JOHNSON, PORTAGEN, W/ IRON, POW, PREPRING	740	222	222	0	0	0	0	0	2	1.6	65	15.1
536	婴幼儿配方奶粉，美赞臣，哺力美，加铁，奶粉，非复原奶粉	INF FORMULA, MEAD JOHNSON, PREGESTIMIL, W/IRON, POW, NOT RECON	1 900	570	570	0	0	0	0	0	13.4	7	278	60

(续表)

序号	食品描述	英文描述	VA (IU)	VA视黄醇活性当量 (RAE)	视黄醇 (μg)	胡萝卜素 (μg)	β胡萝卜素 (μg)	β隐黄质 (μg)	番茄红素 (μg)	叶黄素玉米黄质 (μg)	VE (mg)	VD (μg)	VD (IU)	VK (μg)
537	婴幼儿配方奶粉,美赞臣,哺力美,加铁,冲调	INF FORMULA, MEAD JOHNSON, PREGESTIMIL, W/IRON, PREPRING PREP FROM POW	250	75	75	0	0	0	0	0	1.74	0.9	35	7.8
538	婴幼儿配方奶粉,美赞臣,大豆配方奶,加铁,已稀释液体奶	INF FORMULA, MEAD JOHNSON, PROSOBEE, W/IRON, RTF	194	58	59	0	0	0	0	0	0.87	1	40	5.2
539	婴幼儿配方奶粉,美赞臣,大豆配方奶,加铁,已稀释浓缩液态奶,非复原乳	INF FORMULA, MEAD JOHNSON, PROSOBEE, W/IRON, LIQ CONC, NOT RECON	377	113	113	0	0	0	0	0	1.7	1.9	77	10.2
540	婴幼儿配方奶粉,美赞臣,安婴儿,低铁,已稀释液体奶,添加ARA & DHA	INF FORMULA, MEAD JOHNSON, ENFAMIL, LO IRON, RTF, W/ARA & DHA	194	58	58	0	0	0	0	0	0.87	1	40	5.2
541	婴幼儿配方奶粉,美赞臣,安婴儿,大豆配方,加铁,奶粉,非复原奶粉	INF FORMULA, MEAD JOHNSON, ENFAMIL, PROSOBEE, W/IRON, POW, NOT RECON	1 500	450	450	0	0	0	0	0	6.7	7.5	300	40

4 奶制品、调味剂及婴幼儿食品维生素（2）

（续表）

序号	食品描述	英文描述	VA (IU)	VA 视黄醇活性当量 (RAE)	视黄醇 (μg)	胡萝卜素 (μg)	β胡萝卜素 (μg)	β隐黄质 (μg)	番茄红素 (μg)	叶黄素玉米黄质 (μg)	VE (mg)	VD (μg)	VD (IU)	VK (μg)
542	婴幼儿配方奶粉，美赞臣，安婴儿，无乳糖配方，加铁，奶粉，添加 ARA & DHA	INF FORMULA, MEAD JOHNSON, ENFAMIL, LACTOSE FREE FORMULA, W/ IRON, POW, W/ARA & DHA	1 567	470	470	0	0	0	0	0	4.7	7.8	310	42
543	婴幼儿配方奶粉，美赞臣，安婴儿，加铁，浓缩液态奶，非复原乳，添加 ARA & DHA	INF FORMULA, MEAD JOHNSON, ENFAMIL, LAC, LACTOSE, W/IRON, LIQ CONC, NOT RECON, W/ARA & DHA	377	113	113	0	0	0	0	0	1.7	1.9	77	10.2
544	婴幼儿配方奶粉，美赞臣，安婴儿，已稀释液态奶，添加 ARA & DHA	INF FORMULA, MEAD JOHNSON, ENFAMIL, RTF, W/ARA & DHA	194	58	58	0	0	0	0	0	0.87	1	40	5.2
545	婴幼儿配方奶粉，雅培营养，喜康宝（金盾）配方，水解蛋白（60% 乳清蛋白：40% 酪蛋白），非复原奶粉	INF FORMULA, ABBOTT NUTR, SIMILAC, PM 60/40, POW NOT RECON	1 541	462	462	0	0	0	0	0	8.61	7.7	308	41.1
546	婴幼儿配方奶粉，美赞臣，安婴儿，深度水解奶粉（抗过敏湿疹防腹泻），加铁，非复原奶粉，添加 ARA & DHA	INF FORMULA, MEAD JOHNSON, ENFAMIL, NUTR LIPIL, W/IRON, POW, NOT RECON, W/ARA & DHA	1 500	450	450	0	0	0	0	0	6.6	6.3	250	40

(续表)

序号	食品描述	英文描述	VA (IU)	VA视黄醇活性当量 (RAE)	视黄醇 (μg)	胡萝卜素 (μg)	β胡萝卜素 (μg)	β隐黄质 (μg)	番茄红素 (μg)	叶黄素玉米黄质 (μg)	VE (mg)	VD (μg)	VD (IU)	VK (μg)
547	婴幼儿配方奶粉，雅培营养，喜康宝（金盾），天然钙，一段，已稀释液体奶，添加 ARA & DHA	INF FORMULA, ABBOTT NUTRITION, SIMI, NAT CA, AD, RTF, W/ ARA & DHA	973	292	292	0	0	0	0	0	2.09	2.9	117	9.4
548	婴幼儿配方奶粉，雅培营养，喜康宝（金盾），多种钙，二段，加铁，已稀释液体奶，添加 ARA & DHA	INF FORMULA, ABBOTT NUTRITION, SIM, SP CA, ADV 24, W/IRON, RT, W/ARA & DHA	982	294	294	0	0	0	0	0	2.11	2.7	106	9.4
549	婴幼儿配方奶粉，雅培营养，喜康宝（金盾），大豆配方，加铁，已稀释液体奶	INF FORMULA, ABBO NUTR, SIMIL, ISOMI, W/IRON, RTF	197	59	59	0	0	0	0	0	1.32	1	39	7.2
550	婴幼儿配方奶粉，雅培营养，喜康宝（金盾），大豆配方，加铁，浓缩液体奶	INF FORMULA, ABBOTT NUTR, SIMILAC, ISOMIL, W/IRON, LIQ NC	380	114	114	0	0	0	0	0	1.2	1.9	77	14.1

4 奶制品、调味剂及婴幼儿食品维生素（2）

（续表）

序号	食品描述	英文描述	VA (IU)	VA视黄醇活性当量 (RAE)	视黄醇 (μg)	胡萝卜素 (μg)	β胡萝卜素 (μg)	β隐黄质 (μg)	番茄红素 (μg)	叶黄素玉米黄质 (μg)	VE (mg)	VD (μg)	VD (IU)	VK (μg)
551	婴幼儿配方奶粉，雅培营养（金盾），大豆配方，加铁，奶粉，非复原奶粉	INF FORMULA, ABBOTT NUTRITION, SIMILA, ISOMI, W/IRON, POW, NOT RECON	1 543	462	463	0	0	0	0	0	5.1	7.7	309	56.6
552	婴幼儿配方奶粉，美赞臣，安婴儿，深度水解奶粉（抗过敏湿疹防腹泻），加铁，浓缩液态奶，非复原乳，添加 ARA & DHA	INF FORMULA, MEAD JOHNSON, ENF, NUTR, LIPIL, W/IRON, LIQ CONC NOT RE, W/ARA & DHA	374	112	112	0	0	0	0	0	1.68	1.6	64	10.1
553	婴幼儿配方奶粉，美赞臣，安婴儿，深度水解奶粉（抗过敏湿疹防腹泻），加铁，已稀释液态奶，添加 ARA & DHA	INF FORMULA, MEAD JOHNSON, ENFAMIL, NUTRA, LIPI, W/IRON, RTF, W/ARA & DHA	193	58	58	0	0	0	0	0	0.87	0.8	33	5.2
554	婴幼儿配方奶粉，雅培营养（金盾），深度低敏配方，加铁，已稀释液态奶	INF FORMULA, ABBOTT NUTR, SIMILAC, ALIMENTUM, W/IRON, RTF	197	59	59	0	0	0	0	0	1.32	0.7	29	9.8
555	婴幼儿配方奶粉，美赞臣，安婴儿，早产儿配方，加铁，奶粉，添加 ARA & DHA	INF FORMULA, MEAD JOHNSON, ENFAMIL, ENFA LIP, W/IRON, POW, W/ARA & DHA	1 580	474	474	0	0	0	0	0	9	9.8	390	41.3

(续表)

序号	食品描述	英文描述	VA (IU)	VA视黄醇活性当量 (RAE)	视黄醇 (μg)	胡萝卜素 (μg)	β胡萝卜素 (μg)	β隐黄质 (μg)	番茄红素 (μg)	叶黄素玉米黄质 (μg)	VE (mg)	VD (μg)	VD (IU)	VK (μg)
556	婴幼儿配方奶粉，雅培营养，喜康宝（金盾），加铁，已稀释液态奶	INF FORMULA, ABBOTT NUTR, SIMILAC, W/IRON, RTF	197	59	59	0	0	0	0	0	1.32	1	39	5.3
557	婴幼儿配方奶粉，雅培营养，喜康宝（金盾），浓缩液态奶，非复原乳	INF FORMULA, AB NUTR, SIMILAC, W/IRON, LIQ CONC, NOT RECON	382	114	114	0	0	0	0	0	1.28	1.9	76	10.2
558	婴幼儿配方奶粉，美赞臣，安婴儿，大豆配方奶，加铁，奶粉，非复原奶粉，添加 ARA & DHA	INF FORMULA, MEAD JOHNSON, ENFAMIL, PR LIPI, W/IRON, PD, NOT RECON, W/ARA & DHA	1420	430	430	0	0	0	0	0	6.4	7.5	300	40
559	婴幼儿配方奶粉，雅培营养，喜康宝（金盾），加铁，奶粉（非复原奶粉）	INF FORMULA, ABBOTT NUTRITION, SIMILAC, W/IRON, POW, NOT RECON	1577	473	473	0	0	0	0	0	5.29	7.9	316	42.1
560	婴幼儿配方奶粉，美赞臣，安婴儿，LIPI，大豆配方奶，浓缩液态奶，非复原乳，添加 ARA & DHA	INF FORMULA, MEAD JOHNSON, ENFAMIL, LIQ CONC, NOTREC, ARA & DHA	377	113	113	0	0	0	0	0	1.16	1.9	77	10.2
561	婴幼儿配方奶粉，雅培营养，喜康宝（金盾），低铁，已稀释液态奶	INF FORMULA, ABBOTT NUTR, SIMILAC, LO IRON, RTF	197	59	59	0	0	0	0	0	1.32	1	39	5.3

4 奶制品、调味剂及婴幼儿食品维生素（2）

（续表）

序号	食品描述	英文描述	VA (IU)	VA视黄醇活性当量 (RAE)	视黄醇 (μg)	胡萝卜素 (μg)	β胡萝卜素 (μg)	β隐黄质 (μg)	番茄红素 (μg)	叶黄素玉米黄质 (μg)	VE (mg)	VD (μg)	VD (IU)	VK (μg)
562	婴幼儿配方奶粉，雅培营养，低铁，喜康宝（金盾），浓缩液态奶，非复原乳	INF FORMULA, ABBOTT NUTR, SIMILAC, LO IRON, LIQ CONC, NOT RECO	382	114	114	0	0	0	0	0	1.28	1.9	76	10.2
563	婴幼儿配方奶粉，美赞臣，大豆配方奶，安婴儿，加铁，已稀释液态奶，添加 ARA & DHA	INF FORMULA, ME JOHNSON, PROSOBE ENFAMIL, W/IRON, RTF, W/ ARA & DHA	194	58	58	0	0	0	0	0	0.87	1	40	5.2
564	婴幼儿配方奶粉，雅培营养，低铁，喜康宝（金盾），奶粉，非复原奶粉	INF FORMULA, ABBOTT NUTR, SIMILAC, LO IRON, POW, NOT RECON	1 578	473	473	0	0	0	0	0	5.29	7.9	316	42.1
565	婴幼儿配方奶粉，雀巢，GOOD START 豆奶，添加 ARA & DHA，已稀释液态奶	INF FORMULA, NESTLE, GOOD START SOY, W/ DHA & ARA, RTF	193	58	58	0	0	0	0	0	0.94	1	39	5.8
566	儿童配方奶粉，雅培营养，小安素，已稀释液态奶（前摩尔罗斯奶业公司）	CHILD FORMULA, ABBOTT NUTRITION, PEDIASURE, RTF (FORMERLY ROSS)	246	74	74	0	0	0	0	0	1.46	1.2	48	3.6
567	婴幼儿配方奶粉，美赞臣，3段，大豆配方奶，安婴儿，奶粉，添加 ARA & DHA	INF FORMULA, MEAD JOHNSON, NEXT STEP, PROS ENFAMIL, POW, W/ ARA & DHA	1 420	430	430	0	0	0	0	0	6.4	7.1	284	38

(续表)

序号	食品描述	英文描述	VA (IU)	VA 视黄醇活性当量 (RAE)	视黄醇 (μg)	胡萝卜素 (μg)	β胡萝卜素 (μg)	β隐黄质 (μg)	番茄红素 (μg)	叶黄素玉米黄质 (μg)	VE (mg)	VD (μg)	VD (IU)	VK (μg)
568	婴幼儿配方奶粉, 美赞臣, 3段, 大豆配方奶, 安婴初生, 已稀释液态奶, 添加 ARA & DHA	INF FORMULA, MEAD JOHNSON, NEXT STEP, PROSO, ENFAMIL, RTF, W/ARA & DHA	194	58	58	0	0	0	0	0	0.6	1	40	5.2
569	婴幼儿配方奶粉, 雀巢, GOOD START 豆奶, 添加 ARA & DHA, 奶粉	INF FORMULA, NESTLE, GOOD START SOY, W/ARA & DHA, PDR	1 503	451	451	0	0	0	0	0	7.34	7.5	301	45.1
570	婴幼儿配方奶粉, 美赞臣, 安婴儿, 不含乳糖, 已稀释液态奶	INF FORMULA, MEAD JOHNSON, ENFAMIL, LACTOFREE, RTF	194	58	58	0	0	0	0	0	0.87	1	40	5.2
571	婴幼儿配方奶粉, 美赞臣, 安婴儿, 不含乳糖, 加铁, 奶粉, 非复原奶粉	INF FORMULA, MEAD JOHNSON, ENFAMIL, LACTO-FREE, W/IRON, PDR, NOT RECON	1 567	470	470	0	0	0	0	0	6.9	7.8	310	42
572	儿童配方奶粉, 雅培营养, 小安素, 已稀释液态奶, 加铁 & 膳食纤维(前摩尔罗斯奶业公司)	CHI FORMU, ABBOTT NUTRITION, PEDIASU, RTF, W/IRON & FIB (FORMER ROSS)	152	46	46	0	0	0	0	0	1.46	1.2	48	5.6

4 奶制品、调味剂及婴幼儿食品维生素（2）

（续表）

序号	食品描述	英文描述	VA (IU)	VA视黄醇活性当量(RAE)	视黄醇(μg)	胡萝卜素(μg)	β胡萝卜素(μg)	β隐黄质(μg)	番茄红素(μg)	叶黄素玉米黄质(μg)	VE (mg)	VD (μg)	VD (IU)	VK (μg)
573	婴幼儿配方奶粉，雀巢，GOOD START 2段奶粉，营养奶粉，加铁，已稀释液态奶	INF FORMULA, NESTLE, GOOD START 2 ESSENTIALS, W/IRON, RTF	163	48	48	0	0	0	0	0	0.91	1.1	43	5.2
574	婴幼儿配方奶粉，雀巢，GOOD START 2段奶粉，营养奶粉，加铁，浓缩液态原乳	INF FORMULA, NE, GOO STAR 2 ESSENT, W/IRON, LIQ CONC, NOT RECON	313	98	98	0	0	0	0	0	1.75	2	82	10
575	婴幼儿配方奶粉，雀巢，GOOD START 2段奶粉，加铁，营养奶粉	INF FORMULA, NESTLE, GOOD START 2 ESSENTIALS, W/IRON, PDR	1 178	354	354	0	0	0	0	0	6.6	7.7	309	38
576	婴幼儿配方奶粉，雀巢，GOOD START营养豆奶粉，加铁，已稀释液态奶	INF FORMULA, NESTLE, GOOD START ESSENTIALS SOY, W/IRON, RTF	167	50	50	0	0	0	0	0	0.95	1	40	5.2
577	婴幼儿豆奶，雀巢GOOD START营养豆奶，加铁，浓缩液态奶，非复原乳	INF FORMULA, NEST, GOOD START ESSENT SOY, W/IRON, LIQ CONC, NOT RECO	381	100	100	0	0	0	0	0	1.86	2	82	10.2

(续表)

序号	食品描述	英文描述	VA (IU)	VA 视黄醇活性当量 (RAE)	视黄醇 (μg)	胡萝卜素 (μg)	β胡萝卜素 (μg)	β隐黄质 (μg)	番茄红素 (μg)	叶黄素玉米黄质 (μg)	VE (mg)	VD (μg)	VD (IU)	VK (μg)
578	婴幼儿配方奶粉，雀巢，GOOD START 营养豆奶，加铁，奶粉	INF FORMULA, NESTLE, GOOD START ESSENTIALS SOY, W/IRON, PDR	1 503	466	466	0	0	0	0	0	7.34	7.7	309	40.1
579	婴幼儿配方奶粉，美赞臣，3 段大豆配方奶粉，非复原奶粉	INF FORMULA, MEAD JOHNSON, NEXT STEP PROSOBEE, POW, NOT RECON	1 420	430	430	0	0	0	0	0	4.28	7.1	284	38
580	婴幼儿配方奶粉，美赞臣，3 段大豆配方奶，冲调	INF FORMULA, MEAD JOHNSON, NEXT STEP PROSOBEE, PRE-PRING	194	58	58	0	0	0	0	0	0.87	1	40	5.2
581	婴儿食品，玉米 & 甘薯，糊状食品	BABYFOOD, CORN & SWT POTATOES, STR	2 496	126	1	12	1 488	3	0	215	0.51	0	0	0.6
582	婴幼儿配方奶粉，雅培营养，喜康宝（金盾），深度水解低敏配方，已稀释液态奶，添加 ARA & DHA	INF FORMULA, ABBO NUTR, SIMIL, ALIMENT, ADVAN, RTF, W/ ARA & DHA	197	59	59	0	0	0	0	0	1.32	0.7	29	9.8

4 奶制品、调味剂及婴幼儿食品维生素（2）

（续表）

序号	食品描述	英文描述	VA (IU)	VA视黄醇活性当量 (RAE)	视黄醇 (μg)	胡萝卜素 (μg)	β胡萝卜素 (μg)	β隐黄质 (μg)	番茄红素 (μg)	叶黄素玉米黄质 (μg)	VE (mg)	VD (μg)	VD (IU)	VK (μg)
583	婴幼儿配方奶粉，产品，自有品牌，PBM牌，已稀释液态奶，（前惠氏）	INF FORMULA, PBM PRODUC, STO BRA, RTF (FORMERLY WYETH-AYERST)	197	59	59	0	0	0	0	0	0.41	0.9	38	5.1
584	婴幼儿配方奶粉，产品，自有品牌，PBM牌，浓缩液态奶，非复原乳（前惠氏）	INF FORMULA, PBM PROD, STORE BRAND, LIQ CONC, NOT REC (FORM WYETH-AYERST)	393	118	118	0	0	0	0	0	0.83	1.9	76	10.6
585	婴幼儿配方奶粉，产品，自有品牌，PBM牌，奶粉	INF FORMULA, PBM PRODUCTS, STORE BRAND, PDR	1 577	473	473	0	0	0	0	0	3.38	7.6	303	43
586	婴幼儿配方奶粉，产品，自有品牌，PBM牌，豆奶，已稀释液态奶	INF FORMULA, PBM PRODUCTS, STORE BRAND, SOY, RTF	247	59	56	0	37	0	0	0	0.42	0.9	37	5.1
587	婴幼儿配方奶粉，产品，自有品牌，PBM牌，豆奶，奶粉，浓缩液态奶，非复原乳	INF FORMULA, PBM PRODU, STORE BR, SOY, LIQ CONC, NOT RECON	393	118	118	0	0	0	0	0	0.83	2.1	86	10.2
588	婴幼儿配方奶粉，产品，自有品牌，PBM牌，豆奶，奶粉	INF FORMULA, PBM PRODUCTS, STORE BRAND, SOY, PDR	1 577	473	473	0	0	0	0	0	3.24	7.6	303	41.6

（续表）

序号	食品描述	英文描述	VA (IU)	VA视黄醇活性当量 (RAE)	视黄醇 (μg)	胡萝卜素 (μg)	β胡萝卜素 (μg)	β隐黄质 (μg)	番茄红素 (μg)	叶黄素玉米黄质 (μg)	VE (mg)	VD (μg)	VD (IU)	VK (μg)
589	婴幼儿配方奶粉，美赞臣，安婴儿，宝，已稀释液态奶，添加 ARA & DHA	INF FORMULA, MEAD JOHNSON, ENFAMIL, AR LIPIL, RTF, W/ ARA & DHA	205	58	58	0	0	0	0	0	0.62	1	41	5.5
590	婴幼儿配方奶粉，美赞臣，安婴儿，宝，奶粉，添加 ARA & DHA	INF FORMULA, MEAD JOHNSON, ENFAMIL, AR LIPIL, POW, W/ ARA & DHA	1 528	459	459	0	0	0	0	0	4.6	7.7	306	40.9
591	婴幼儿配方奶粉，雅培营养（金盾），早产儿配方，已稀释液态奶，添加 ARA & DHA	INF FORMULA, ABBOTT NUTRITION, SIMIL NEOSU, RTF, W/ARA & DHA	315	94	94	0	0	0	0	0	1.11	1.2	48	7.5
592	婴幼儿配方奶粉，雅培营养（金盾），早产儿配方，奶粉，添加 ARA & DHA	INF FORMULA, ABBOTT, SIMILAC, NEOSURE, POW, W/ARA & DHA	2 371	711	711	0	0	0	0	0	8.34	9	361	56.7
593	婴幼儿配方奶粉，雅培营养，喜康宝（金盾）过敏配方（无乳糖），已稀释液态奶，添加 DHA & ARA	INF FORMULA, ABB NUTR, SIMI, SENS (LACT FRE) RTF, W/ ARA & DHA	208	62	62	0	0	0	0	0	0.93	1	40	5.5
594	婴幼儿配方奶粉，雅培营养，喜康宝（金盾）过敏配方（无乳糖），浓缩液态奶，添加 ARA & DHA	INF FORMULA, ABBOTT NUTRITION, SIMIL, SENS, (LACT FR), LIQ CONC, W/ARA & DHA	385	116	116	0	0	0	0	0	0.84	1.9	74	10.3

4 奶制品、调味剂及婴幼儿食品维生素（2）

(续表)

序号	食品描述	英文描述	VA (IU)	VA视黄醇活性当量 (RAE)	视黄醇 (μg)	胡萝卜素 (μg)	β胡萝卜素 (μg)	β隐黄质 (μg)	番茄红素 (μg)	叶黄素玉米黄质 (μg)	VE (mg)	VD (μg)	VD (IU)	VK (μg)
595	婴幼儿配方奶粉，雅培营养（金盾），乳糖过敏配方（无乳糖）奶粉，添加 ARA & DHA	INF FORMULA, ABBOTT NUTRITION, SIMIL, SENS, (LACTO FR) PD, W/ ARA & DHA	1 559	468	468	0	0	0	0	0	7.07	9.2	369	41.4
596	婴幼儿配方奶粉，雅培营养（金盾），一段，加铁，已稀释液态奶	INF FORMULA, ABBOTT NUTRITION, SIMILAC, ADVANCE, W/ IRON, RTF	197	59	59	0	0	0	0	0	1.32	1	39	5.3
597	婴幼儿配方奶粉，雅培营养（金盾），一段，加铁，奶粉，非复原奶粉	INF FORMULA, ABBOTT NUTRITION, SIMILAC, ADVANC, W/ IRON, POW, NOT RECON	1 578	473	473	0	0	0	0	0	5.29	7.9	316	42.1
598	婴幼儿配方奶粉，雅培营养（金盾），一段，加铁，浓缩液态奶，非复原乳	INF FORMULA, ABBOTT NUTRITION, SIMILAC, ADVAN, W/IRON, LIQ CONC, NOT RECON	382	114	114	0	0	0	0	0	1.28	1.9	76	10.2
599	婴幼儿配方奶粉，雅培营养（金盾），一段，大豆配方，加铁，浓缩液态奶	INF FORMULA, ABBOTT NUTRITION, SIMIL, ISOMIL, ADVA W/IRON, LIQ CONC	380	114	114	0	0	0	0	0	1.2	1.9	77	14.1

（续表）

序号	食品描述	英文描述	VA (IU)	VA视黄醇活性当量 (RAE)	视黄醇 (μg)	胡萝卜素 (μg)	β胡萝卜素 (μg)	β隐黄质 (μg)	番茄红素 (μg)	叶黄素玉米黄质 (μg)	VE (mg)	VD (μg)	VD (IU)	VK (μg)
600	婴幼儿配方奶粉，雅培营养（金盾），喜康宝一段，大豆配方，加铁，已稀释液态奶	INF FORMULA, ABBOTT NUTRITION, SIMIL, ISOMIL, ADVANCE W/ IRON, RTF	197	59	59	0	0	0	0	0	1.32	1	39	7.2
601	婴幼儿配方奶粉，雅培营养（金盾），喜康宝一段，大豆配方，加铁，奶粉，非复原奶粉	INF FORMULA, ABBOTT NUTRITION, SIMIL, ISOMIL, ADVAN W/IRON, PD, NOT RECON	1 543	462	462	0	0	0	0	0	5.1	7.7	309	56.6
602	婴幼儿配方奶粉，美赞臣，安婴儿 & 早产儿，体重过轻配方，已稀释液态奶，添加 ARA & DHA	INF FORMULA, MEAD JOHNSON, ENFAMIL, ENFACARE LIPIL, RTF, ARA & DHA	193	58	58	0	0	0	0	0	1.32	1.4	57	5.7
603	婴儿食品，酸奶，全脂牛奶，添加水果，多种谷物 & 添加强化 DHA	BABYFOOD, YOG, WHL MILK, W/ FRUIT, MULTIG CRL & ADD DHA FORT	86	24	23	0	5	0	0	6	0.07	0.1	3	0.3
604	婴幼儿配方奶粉，雅培，深度水解低敏配方一段，加铁，奶粉，非复原奶粉，添加 DHA & ARA	INF FORMULA, ABBOTT, ALIMENTUM ADVANCE, IRON, PDR, NOT RECON, DHA & ARA	1 528	458	458	0	0	0	0	0	10.24	5.7	229	76.3

4 奶制品、调味剂及婴幼儿食品维生素（2）

（续表）

序号	食品描述	英文描述	VA (IU)	VA 视黄醇活性当量 (RAE)	视黄醇 (μg)	胡萝卜素 (μg)	β 胡萝卜素 (μg)	β 隐黄质 (μg)	番茄红素 (μg)	叶黄素玉米黄质 (μg)	VE (mg)	VD (μg)	VD (IU)	VK (μg)
605	婴儿食品，糊状切达芝士土豆 & 西兰花，幼儿食品	BABYFOOD, MSHD CHEDDAR POTATOES & BROCCOLI, TODDLER	84	13	11	2	28	0	0	98	0.09	0	0	8.1
606	婴幼儿配方奶粉，雀巢，GOOD START SUPREME，加铁，添加 DHA & ARA，已稀释液态奶	INF FORMULA, NESTLE, GOOD START SUPREME, W/IRON, DHA & ARA, RTF	200	60	60	0	0	0	0	0	0.99	1.1	42	5.3
607	婴幼儿配方奶粉，雀巢，GOOD START SUPREME，加铁，添加 DHA & ARA，浓缩液态奶	INF FORMULA, NESTLE, GOOD START SUPREME, I-RON, DHA & ARA, PRP FR LIQ CONC	200	60	60	0	0	0	0	0	0.99	1.1	42	5.3
608	婴幼儿配方奶粉，美赞臣，安婴儿防胀气奶粉，加铁，冲调	INF FORMULA, MEADJOHNSON, ENFAMIL GENTLEASE LIPIL, W/IRON, PREPRING	194	58	58	0	0	0	0	0	0.63	1	40	5.2
609	婴儿食品，强化谷类棒，水果馅料	BABYFOOD, FORT CRL BAR, FRUIT FILLING	277	14	0	0	166	0	0	33	0.9	0	0	4.1

(续表)

序号	食品描述	英文描述	VA (IU)	VA 视黄醇活性当量 (RAE)	视黄醇 (μg)	胡萝卜素 (μg)	β胡萝卜素 (μg)	β隐黄质 (μg)	番茄红素 (μg)	叶黄素玉米黄质 (μg)	VE (mg)	VD (μg)	VD (IU)	VK (μg)
610	婴儿食品，酸奶，全脂牛奶，添加水果多种谷物 & 加铁强化	BABYFOOD, YOGU, WHL MILK, W/ FRUIT, MULTIGRA CRL & ADD IRON FORT	32	22	21	0	7	1	0	13	0.09	0	2	0.9
611	婴幼儿配方奶粉，雀巢，GOOD START 豆奶，添加 DHA & ARA，浓缩液态奶	INF FORMULA, NESTLE, GOOD START SOY W/ DHA & ARA, LIQ CONC	397	119	119	0	0	0	0	0	1.94	2	80	11.9
612	幼儿配方，美赞臣，安婴儿，奶粉	TODDL FORM, MEAD JOHNSON, ENFAMIL, PDR	1 520	456	456	0	0	0	0	0	4.5	7.5	300	0
613	幼儿配方，美赞臣，金樽2段，已稀释液态奶	TODDLER FORMULA, MEAD JOHNSON ENFAGROW PREMIUM, RTF	193	58	58	0	0	0	0	0	0.87	1	41	5.5
614	婴幼儿配方奶粉，美赞臣，安婴儿防胀气，奶粉	INF FORMULA, MEAD JOHNSON, ENFAMIL, GENTLEASE, PDR	1 540	460	460	0	0	0	0	0	4.64	7.8	310	46

4 奶制品、调味剂及婴幼儿食品维生素(2)

(续表)

序号	食品描述	英文描述	VA (IU)	VA视黄醇活性当量(RAE)	视黄醇(μg)	胡萝卜素(μg)	β胡萝卜素(μg)	β隐黄质(μg)	番茄红素(μg)	叶黄素玉米黄质(μg)	VE (mg)	VD (μg)	VD (IU)	VK (μg)
615	婴幼儿配方奶粉,美赞臣,安婴儿,防胀气,幼儿奶粉,已稀释液态奶	INF FORMULA, MEAD JOHNSON, ENFAMIL, ENFAGROW, GENTLEA, TOD RTF	199	60	60	0	0	0	0	0	0.59	1	39	5.9
616	婴幼儿配方奶粉,美赞臣,安婴儿,豆奶,幼儿奶粉,已稀释液态奶	INF FORMULA, MEAD JOHNSON, ENFAMIL, ENFAGROW SOY, TODD RTF	199	60	60	0	0	0	0	0	0.59	1	39	5.3
617	婴幼儿配方奶粉,美赞臣,安婴儿,氨基酸配方防过敏,已稀释液态奶	INF FORMULA, MEAD JOHNSON, ENFAMIL, NUTRAMIGEN AA, RTF	197	59	59	0	0	0	0	0	0.59	0.8	33	5.3
618	婴幼儿配方奶粉,美赞臣,安婴儿,早产儿配方,20卡路里,已稀释液态奶	INF FORMULA, MEAD JOHNSON, ENFAMIL, PREMATURE, 20 CAL RTF	833	250	250	0	0	0	0	0	1.86	3.9	157	5.2
619	婴幼儿配方奶粉,美赞臣,安婴儿,早产儿配方,24卡路里,已稀释液态奶	INF FORMULA, MEAD JOHNSON, ENFAMIL, PREMATURE, 24 CAL RTF	828	248	248	0	0	0	0	0	1.86	3.9	157	5.2

(续表)

序号	食品描述	英文描述	VA (IU)	VA 视黄醇活性当量 (RAE)	视黄醇 (μg)	胡萝卜素 (μg)	β胡萝卜素 (μg)	β隐黄质 (μg)	番茄红素 (μg)	叶黄素玉米黄质 (μg)	VE (mg)	VD (μg)	VD (IU)	VK (μg)
620	婴幼儿配方奶粉，美赞臣，金樽系列，新生儿奶粉，已稀释液态奶	INF FORMULA, MEAD JOHNSON, ENFAMIL, PREMIUM, NEWBORN, RTF	199	60	60	0	0	0	0	0	0.63	1.2	49	5.9
621	婴幼儿配方奶粉，嘉宝，GOOD START 2段豆奶，加铁，已稀释液态奶	INF FORMULA, GERBER, GOOD START 2 SOY, W/IRON, RTF	199	60	60	0	0	0	0	0	0.89	1	39	5.9
622	婴幼儿配方奶粉，嘉宝，GOOD START 2段进阶保护配方，已稀释液态奶	INF FORMULA, GERBER, GOOD START 2 PROTECT PLUS, RTF	199	60	60	0	0	0	0	0	0.59	1	39	5.2
623	婴幼儿配方奶粉，嘉宝，GOOD START 2段，防胀气进阶配方，已稀释液态奶	INF FORMULA, GERBER GOOD START 2, GENTLE PLUS, RTF	199	60	60	0	0	0	0	0	0.59	1	39	5.2
624	婴幼儿配方奶粉，嘉宝，GOOD START 2段，进阶保护配方，已稀释液态奶	INF FORMULA, GERBER, GOOD START 2, PROTECT PLUS, RTF	199	60	60	0	0	0	0	0	0.59	1	39	5.2

4 奶制品、调味剂及婴幼儿食品维生素（2）

（续表）

序号	食品描述	英文描述	VA (IU)	VA视黄醇活性当量(RAE)	视黄醇 (μg)	胡萝卜素 (μg)	β胡萝卜素 (μg)	β隐黄质 (μg)	番茄红素 (μg)	叶黄素玉米黄质 (μg)	VE (mg)	VD (μg)	VD (IU)	VK (μg)
625	婴幼儿配方奶粉，雅培营养，喜宝康（金盾），GO & GR，已稀释液态奶，添加 ARA & DHA	INF FORMULA, ABBOTT NUTRITION, SIMIL, GO & GR, RTF, W/ARA & DHA	199	60	60	0	0	0	0	0	0.89	1	39	5.2
626	婴幼儿配方奶粉，雅培营养，喜宝康（金盾），特殊护理配方，防腹泻，已稀释液态奶	INF FORMULA, ABBOTT NUTRITION, SIMIL, EXPERT CARE, DIARRH RTF	199	60	60	0	0	0	0	0	0.44	1	39	7.2
627	婴幼儿配方奶粉，雅培营养，喜宝康（金盾），防吐奶配方，已稀释液态奶，添加 DHA & ARA	INF FORMULA, ABBOTT NUTRITION, SIMIL, FOR SPIT UP, RTF, W/ARA & DHA	199	60	60	0	0	0	0	0	0.89	1	39	5.2
628	婴儿食品，水果，香蕉和草莓，果汁	BABYFOOD, FRUIT, BAN AND STRAW, JUC	69	3	0	27	28	0	0	24	0.12	0	0	0.6
629	婴儿食品，香蕉和混合浆果，糊状	BABYFOOD, BANANA & MIX BERR, STR	51	3	0	20	20	0	0	47	0.37	0	0	6.3
630	婴儿食品，杂粮全谷类，干制强化	BABYFOOD, MULTIGRAIN WHOLE GRAIN CEREAL, DRY FORTIFIED	0	0	0	0	0	0	0	64	4.22	0	0	7

(续表)

序号	食品描述	英文描述	VA (IU)	VA视黄醇活性当量 (RAE)	视黄醇 (μg)	胡萝卜素 (μg)	β胡萝卜素 (μg)	β隐黄质 (μg)	番茄红素 (μg)	叶黄素玉米黄质 (μg)	VE (mg)	VD (μg)	VD (IU)	VK (μg)
631	婴儿食品，BABY MUM MUM 米饼	BABYFOOD, BABY MUM MUM RICE BISCUITS	1	0	0	0	0	0	0	0	0.17	0	0	0
632	婴幼儿配方奶粉，雅培营养，喜康宝（金盾）防吐奶配方，奶粉	INF FORMULA, ABBOTT NUTRIT, SIMILAC, FOR SPIT UP, POW	1 557	467	467	0	0	0	0	0	6.93	7.7	308	41

5 奶制品、调味剂及婴幼儿食品脂肪酸及计量

5 奶制品、调味剂及婴幼儿食品脂肪酸及计量

序号	食品描述	英文描述	脂肪酸盐（g）	单不饱和脂肪酸（g）	多不饱和脂肪酸（g）	胆固醇（mg）	食品重量1	食品的计量描述1	食品重量2	食品的计量描述2	食品废弃率
1	黄油，带盐	BUTTER, W/SALT	51.368	21.021	3.043	215	5	1 pat, (1" sq, 1/3" high)	14.2	1 tbsp	0
2	黄油，搅打型，带盐	BUTTER, WHIPPED, W/SALT	45.39	19.874	3.331	225	3.8	1 pat, (1" sq, 1/3" high)	9.4	1 tbsp	0
3	黄油，无水	BUTTER OIL, ANHYDROUS	61.924	28.732	3.694	256	12.8	1 tbsp	205	1 cup	0
4	蓝奶酪	CHEESE, BLUE	18.669	7.778	0.8	75	28.35	1 oz	17	1 cubic inch	0
5	砖型干酪	CHEESE, BRICK	18.764	8.598	0.784	94	132	1 cup, diced	113	1 cup, shredded	0
6	法国布里干酪	CHEESE, BRIE	17.41	8.013	0.826	100	28.35	1 oz	144	1 cup, sliced	0
7	卡门培尔干酪	CHEESE, CAMEMBERT	15.259	7.023	0.724	72	28.35	1 oz	246	1 cup	0
8	藏茴香奶酪	CHEESE, CARAWAY	18.584	8.275	0.83	93	28.35	1 oz	244	1 cup, melted	0
9	车达奶酪	CHEESE, CHEDDAR	18.867	9.246	1.421	99	132	1 cup, diced			0

303

(续表)

序号	食品描述	英文描述	脂肪酸盐(g)	单不饱和脂肪酸(g)	多不饱和脂肪酸(g)	胆固醇(mg)	食品重量1	食品的描述1	食品重量2	食品的计量描述2	食品废弃率
10	柴郡奶酪	CHEESE, CHESHIRE	19.475	8.671	0.87	103	28.35	1 oz			0
11	科尔比干酪	CHEESE, COLBY	20.218	9.28	0.953	95	132	1 cup, diced	113	1 cup, shredded	0
12	农家奶酪，奶油奶酪，大或小的凝乳块	CHEESE, COTTAGE, CRMD, LRG OR SML CURD	1.718	0.778	0.123	17	113	4 oz	210	1 cup, large curd (not packed)	0
13	农家奶酪，奶油奶酪，带水果	CHEESE, COTTAGE, CRMD, W/FRUIT	2.311	1.036	0.124	13	113	4 oz	226	1 cup, (not packed)	0
14	农家奶酪，无脂，干制的，大或小的凝乳块	CHEESE, COTTAGE, NONFAT, UNCRMD, DRY, LRG OR SML CURD	0.169	0.079	0.003	7	145	1 cup, (not packed)	113	4 oz	0
15	农家奶酪，低脂，2%乳脂	CHEESE, COTTAGE, LOWFAT, 2% MILKFAT	1.235	0.516	0.083	12	113	4 oz	226	1 cup, (not packed)	0
16	农家奶酪，低脂，1%乳脂	CHEESE, COTTAGE, LOWFAT, 1% MILKFAT	0.645	0.291	0.031	4	113	4 oz	226	1 cup, (not packed)	0
17	奶油乳酪	CHEESE, CREAM	20.213	8.907	1.483	101	14.5	1 tbsp	232	1 cup	0
18	艾丹姆干酪	CHEESE, EDAM	17.572	8.125	0.665	89	28.35	1 oz	198	1 package, (7 oz)	0

5 奶制品、调味剂及婴幼儿食品脂肪酸及计量

（续表）

序号	食品描述	英文描述	脂肪酸盐(g)	单不饱和脂肪酸(g)	多不饱和脂肪酸(g)	胆固醇(mg)	食品重量1	食品的计量描述1	食品重量2	食品的计量描述2	食品废弃率
19	菲达奶酪	CHEESE, FETA	14.946	4.623	0.591	89	150	1 cup, crumbled	28.35	1 oz	0
20	芳提娜干酪	CHEESE, FONTINA	19.196	8.687	1.654	116	132	1 cup, diced	108	1 cup, shredded	0
21	盖特干酪/挪威羊奶干酪	CHEESE, GJETOST	19.16	7.879	0.938	94	28.35	1 oz	227	1 package, (8 oz)	0
22	高达奶酪	CHEESE, GOUDA	17.614	7.747	0.657	114	28.35	1 oz	198	1 package, (7 oz)	0
23	格律耶尔奶酪	CHEESE, GRUYERE	18.913	10.043	1.733	110	28.35	1 oz	28	1 slice, (1 oz)	0
24	林堡干酪	CHEESE, LIMBURGER	16.746	8.606	0.495	90	134	1 cup	28.35	1 oz	0
25	蒙特利干酪	CHEESE, MONTEREY	19.066	8.751	0.899	89	132	1 cup, diced	113	1 cup, shredded	0
26	马苏里拉奶酪，全脂牛奶	CHEESE, MOZZARELLA, WHL MILK	13.152	6.573	0.765	79	112	1 cup, shredded	28.35	1 oz	0
27	马苏里拉奶酪，全脂牛奶，低水分	CHEESE, MOZZARELLA, WHL MILK, LO MOIST	15.561	7.027	0.778	89	28.35	1 oz	18	1 cubic inch	0

305

(续表)

序号	食品描述	英文描述	脂肪酸盐(g)	单不饱和脂肪酸(g)	多不饱和脂肪酸(g)	胆固醇(mg)	食品重量1	食品的计量描述1	食品重量2	食品的计量描述2	食品废弃率
28	马苏里拉奶酪,脱脂牛奶	CHEESE, MOZZARELLA, PART SKIM MILK	10.114	4.51	0.472	64	28.35	1 oz			0
29	马苏里拉脱脂奶酪,低水分	CHEESE, MOZZARELLA, LO MOIST, PART-SKIM	11.295	5.741	1.019	64	132	1 cup, diced	113	1 cup, shredded	0
30	明斯特干酪	CHEESE, MUENSTER	19.113	8.711	0.661	96	132	1 cup, diced	113	1 cup, shredded	0
31	纽沙特尔干酪	CHEESE, NEUFCHATEL	12.79	5.784	0.97	74	28.35	1 oz	85	1 package, (3 oz)	0
32	帕尔玛奶酪,磨碎的	CHEESE, PARMESAN, GRATED	15.371	7.13	1.386	86	100	1 cup	5	1 tbsp	0
33	帕尔玛奶酪,硬质	CHEESE, PARMESAN, HARD	16.41	7.515	0.569	68	28.35	1 oz	10.3	1 cubic inch	0
34	波特撒鲁特奶酪	CHEESE, PORT DE SALUT	16.691	9.338	0.729	123	132	1 cup, diced	113	1 cup, shredded	0
35	菠萝伏洛干酪	CHEESE, PROVOLONE	17.078	7.393	0.769	69	132	1 cup, diced	28.35	1 oz	0
36	里科塔乳清奶酪,全脂牛奶	CHEESE, RICOTTA, WHOLE MILK	8.295	3.627	0.385	51	124	.5 cup	246	1 cup	0

（续表）

5 奶制品、调味剂及婴幼儿食品脂肪酸及计量

序号	食品描述	英文描述	脂肪酸盐（g）	单不饱和脂肪酸（g）	多不饱和脂肪酸（g）	胆固醇（mg）	食品重量1	食品的计量描述1	食品重量2	食品的计量描述2	食品废弃率
37	里科塔乳清奶酪，脱脂牛奶	CHEESE, RICOTTA, PART SKIM MILK	4.927	2.314	0.26	31	124	.5 cup	28.35	1 oz	0
38	罗马诺干酪	CHEESE, ROMANO	17.115	7.838	0.593	104	28.35	1 oz	142	5 package, (5 oz)	0
39	洛克福特奶酪	CHEESE, ROQUEFORT	19.263	8.474	1.32	90	28.35	1 oz	85	1 package, (3 oz)	0
40	瑞士干酪	CHEESE, SWISS	18.227	8.046	1.341	93	132	1 cup, diced	244	1 cup, melted	0
41	泰尔西特干酪	CHEESE, TILSIT	16.775	7.136	0.721	102	28.35	1 oz	170	1 package, (6 oz)	0
42	巴氏杀菌过程奶酪，美国奶酪，强化维生素D	CHEESE, PAST PROCESS, AMERICAN, FORT W/ VITAMIN D	18.057	8.236	1.286	100	28.35	1 oz	28	1 slice, (1 oz)	0
43	巴氏杀菌过程奶酪，甜椒奶酪	CHEESE, PAST PROCESS, PIMENTO	19.663	8.937	0.988	94	140	1 cup, diced	244	1 cup, melted	0
44	巴氏杀菌过程奶酪，瑞士奶酪	CHEESE, PAST PROCESS, SWISS	16.045	7.046	0.622	85	140	1 cup, diced	113	1 cup, shredded	0
45	奶酪食品，冷装，美国奶酪	CHEESE FD, COLD PK, AMERICAN	15.355	7.165	0.719	64	28.35	1 oz	227	1 package, (8 oz)	0

307

(续表)

序号	食品描述	英文描述	脂肪酸盐(g)	单不饱和脂肪酸(g)	多不饱和脂肪酸(g)	胆固醇(mg)	食品重量1	食品的计量描述1	食品重量2	食品的计量描述2	食品废弃率
46	奶酪食品, 巴氏杀菌过程, 美国奶酪, 维生素D强化	CHEESE FD, PAST PROCESS, AMERICAN, VITAMIN D FORT	15.057	6.846	1.049	98	113	1 cup	28.35	1 oz	0
47	奶酪食品, 巴氏杀菌过程, 瑞士奶酪	CHEESE FD, PAST PROCESS, SWISS	15.487	6.801	0.6	82	28.35	1 oz	227	1 package, (8 oz)	0
48	涂抹干酪/软干酪, 巴氏杀菌过程, 美国奶酪	CHEESE SPRD, PAST PROCESS, AMERICAN	13.327	6.219	0.624	55	140	1 cup, diced	244	1 cup	0
49	奶油, 液态, 半脂奶油	CREAM, FLUID, HALF AND HALF	7.032	3.32	0.554	35	30.2	1 fl oz	15	1 tbsp	0
50	奶油, 液态, 淡奶油 (咖啡奶油或餐桌稀奶油)	CREAM, FLUID, LT (COFFEE CRM OR TABLE CRM)	10.176	4.525	0.789	59	30	1 fl oz	15	1 tbsp	0
51	奶油, 液态, 轻打发奶油	CREAM, FLUID, LT WHIPPING	19.337	9.093	0.884	111	120	1 cup, whipped	239	1 cup, fluid (yields 2 cups whipped)	0
52	奶油, 液态, 轻打发奶油	CREAM, FLUID, LT WHIPPING	23.032	9.101	1.57	113	120	1 cup, whipped	238	1 cup, fluid (yields 2 cups whipped)	0
53	打发奶油, 奶油装饰材料, 气溶胶包装	CREAM, WHIPPED, CRM TOPPING, PRESSURIZED	13.831	6.418	0.825	76	60	1 cup	3	1 tbsp	0

5 奶制品、调味剂及婴幼儿食品脂肪酸及计量

（续表）

序号	食品描述	英文描述	脂肪酸盐（g）	单不饱和脂肪酸（g）	多不饱和脂肪酸（g）	胆固醇（mg）	食品重量1	食品的计量描述1	食品重量2	食品的计量描述2	食品废弃率
54	酸奶油，低脂肪，发酵的、	CREAM, SOUR, RED FAT, CULTURED	7.47	3.466	0.446	39	15	1 tbsp	242	1 cup	0
55	发酵酸奶油	CREAM, SOUR, CULTURED	10.14	4.594	0.8	59	12	1 tbsp	230	1 cup	0
56	蛋奶酒	EGGNOG	2.591	1.302	0.198	59	254	1 cup	31.8	1 fl oz	0
57	酸沙拉酱，非乳脂，发酵的，填充奶油型	SOUR DRSNG, NON–BUTTERFAT, CULTURED, FILLED CREAM–TYPE	13.272	1.958	0.468	5	12	1 tbsp	235	1 cup	0
58	添加氢化植物油混合的液乳	MILK, FILLED, FLUID, W/ BLEND OF HYDR VEG OILS	0.768	1.783	0.75	2	244	1 cup	976	1 quart	0
59	添加月桂酸油的液乳	MILK, FILLED, FLUID, W/ LAURIC ACID OIL	3.101	0.1	0.01	2	244	1 cup	30.5	1 fl oz	0
60	美国奶酪，不含脂肪	CHEESE, AMERICAN, NOFAT OR FAT FREE	0	0	0	26	19	1 serving			0
61	液态奶油，带有氢化植物油和大豆蛋白	CREAM SUB, LIQ, W/HYDR VEG OIL & SOY PROT	1.937	7.551	0.027	0	15	1 container, individual	30	1 fl oz	0
62	液态植物油，带有月桂酸油和酪蛋白酸钠	CREAM SUB, LIQ, W/ LAURIC ACID OIL & NA CASEINATE	9.304	0.106	0.003	0	15	1 container, individual	120	.5 cup	0

(续表)

序号	食品描述	英文描述	脂肪酸盐 (g)	单不饱和脂肪酸 (g)	多不饱和脂肪酸 (g)	胆固醇 (mg)	食品重量1	食品的计量描述1	食品重量2	食品的计量描述2	食品废养率
63	奶油替代品，粉状	CREAM SUBSTITUTE, POWDERED	19.146	9.796	0.408	0	94	1 cup	2	1 tsp	0
64	奶油装饰配料，粉状	DESSERT TOPPING, POWDERED	36.723	0.6	0.447	0	43	1.5 oz	1.3	1 portion, amount to make 1 tbsp	0
65	奶油装饰配料，粉状，1.5 盎司用 1/2 杯牛奶准备	DESSERT TOPPING, PDR, 1.5 OZ PREP W/1/2 CUP MILK	10.684	0.843	0.201	10	80	1 cup	4	1 tbsp	0
66	奶油装饰配料，气溶胶包装	DESSERT TOPPING, PRESSURIZED	18.912	1.927	0.241	0	70	1 cup	4	1 tbsp	0
67	奶油装饰配料，半固体，冷冻	DESSERT TOPPING, SEMI SOLID, FRZ	21.783	1.616	0.523	0	75	1 cup	4	1 tbsp	0
68	酸奶油，仿制，发酵	SOUR CRM, IMITN, CULTURED	17.791	0.588	0.056	0	28.35	1 oz	230	1 cup	0
69	液乳替代品，带有月桂酸油	MILK SUBSTITUTES, FLUID, W/LAURIC ACID OIL	3.037	0.176	0.008	0	244	1 cup	976	1 quart	0
70	全脂牛奶，3.25%乳脂，添加维生素 D	MILK, WHL, 3.25% MILKFAT, W/ ADDED VITAMIN D	1.865	0.812	0.195	10	244	1 cup	30.5	1 fl oz	0
71	液乳再制品，3.7%乳脂	MILK, PRODUCER, FLUID, 3.7% MILKFAT	2.278	1.057	0.136	14	244	1 cup	976	1 quart	0

5 奶制品、调味剂及婴幼儿食品脂肪酸及计量

（续表）

序号	食品描述	英文描述	脂肪酸盐 (g)	单不饱和脂肪酸 (g)	多不饱和脂肪酸 (g)	胆固醇 (mg)	食品重量1	食品的计量描述1	食品重量2	食品的计量描述2	食品废弃率
72	液乳，低脂，2%乳脂，添加维生素A和维生素D	MILK, LOW FAT, FLUID, 2% MILKFAT, W/ ADDED VIT A & VITAMIN D	1.257	0.56	0.073	8	244	1 cup	30.5	1 fl oz	0
73	液乳，低脂，2%乳脂，添加非乳脂固体，添加维生素A和维生素D	MILK, LOW FAT, FLUID, 2% MILKFAT, W/ ADDED NFMS, VIT A & VIT D	1.195	0.555	0.071	8	245	1 cup	980	1 quart	0
74	液乳，低脂，2%乳脂，蛋白质，添加维生素A和维生素D	MILK, LOW FAT, FLUID, 2% MILKFAT, PROT, W/ ADDED VIT A & D	1.232	0.572	0.074	8	246	1 cup	984	1 quart	0
75	液乳，低脂，1%乳脂，添加维生素D	MILK, LOWFAT, FLUID, 1% MILKFAT, W/ ADDED VIT A & VITAMIN D	0.633	0.277	0.035	5	244	1 cup	30.5	1 fl oz	0
76	液乳，低脂，1%乳脂，添加非乳脂固体，添加维生素D	MILK, LOWFAT, FLUID, 1% MILKFAT, W/ ADD NON-FAT MILK SOL, VIT A/ D	0.604	0.28	0.036	4	245	1 cup	980	1 quart	0
77	液乳，低脂，1%乳脂，蛋白质强化，添加维生素A和维生素D	MILK, LOWFAT, FLUID, 1% MILKFAT, PROT FORT, W/ ADDED VIT A & D	0.728	0.338	0.043	4	246	1 cup	984	1 quart	0
78	液乳，无脂，添加维生素A和维生素D（无脂或脱脂）	MILK, NOFAT, W/ ADDED VIT A & VIT D (FAT FREE OR SKIM)	0.056	0.022	0.003	2	245	1 cup	30.6	1 fl oz	0
79	液乳，无脂，添加非乳脂固体，添加维生素A和维生素D	MILK, NOFAT, W/ ADDED NONFAT MILK SOL, VIT A & VIT D	0.162	0.065	0.009	2	245	1 cup	30.6	1 fl oz	0
80	液乳，无脂，强化蛋白质，添加维生素A和维生素D（无脂或脱脂）	MILK, NOFAT, FLUID, PROT FORT, W/ ADD VIT A & D (FAT FREE/SKIM)	0.162	0.065	0.009	2	246	1 cup	984	1 quart	0

（续表）

序号	食品描述	英文描述	脂肪酸盐（g）	单不饱和脂肪酸（g）	多不饱和脂肪酸（g）	胆固醇（mg）	食品重量1	食品的计量描述1	食品重量2	食品的计量描述2	食品废弃率
81	液乳，脱脂乳，发酵，低脂	MILK, BTTRMLK, FLUID, CULTURED, LOWFAT	0.548	0.254	0.033	4	245	1 cup	30.6	1 fl oz	0
82	液乳，低钠	MILK, LO NA, FLUID	2.154	0.999	0.128	14	244	1 cup	30.5	1 fl oz	0
83	奶粉，全脂，添加维生素 D	MILK,DRY,WHL,W/ ADDED VITAMIN D	16.742	7.924	0.665	97	32	.25 cup	128	1 cup	0
84	奶粉，无脂，普通牛奶，不添加维生素 A 和维生素 D	MILK, DRY, NOFAT, REG, WO/ ADDED VIT A & VITAMIN D	0.499	0.201	0.03	20	30	.25 cup	120	1 cup	0
85	奶粉，无脂，速溶的，添加维生素 A 和维生素 D	MILK, DRY, NOFAT, INST, W/ ADDED VIT A & VITAMIN D	0.467	0.187	0.028	18	68	1 cup	91	1 envelope, (1-1/3 cup)	0
86	奶粉，无脂，低钙	MILK, NOFAT, LOCA	0.124	0.058	0.007	2	28.35	1 oz	113	.25 lb	0
87	液乳，脱脂乳，奶粉	MILK, BUTTERMILK, DRIED	3.598	1.669	0.215	69	30	.25 cup	120	1 cup	0
88	罐装奶，罐装炼乳，加糖的	MILK, CND, COND, SWTND	5.486	2.427	0.337	34	38.2	1 fl oz	306	1 cup	0
89	牛奶，罐装，浓缩的，添加维生素 D，不添加维生素 A	MILK, CND, EVAP, W/ ADDED VITAMIN D & WO/ ADDED VIT A	4.591	2.335	0.245	29	31.5	1 fl oz	252	1 cup	0

(续表)

序号	食品描述	英文描述	脂肪酸酸盐(g)	单不饱和脂肪酸(g)	多不饱和脂肪酸(g)	胆固醇(mg)	食品重量1	食品的计量描述1	食品重量2	食品的计量描述2	食品废弃率
90	牛奶，罐装，浓缩的，无脂，添加维生素 A 和维生素 D	MILK, CND, EVAP, NOFAT, W/ ADDED VIT A & VITAMIN D	0.121	0.062	0.006	4	31.9	1 fl oz	256	1 cup	0
91	巧克力牛奶，液态，商品奶，全脂，添加维生素 A 和维生素 D	MILK, CHOC, FLUID, COMM, WHL, W/ ADDED VIT A & VITAMIN D	2.104	0.99	0.124	12	250	1 cup	31.2	1 fl oz	0
92	巧克力牛奶，液态，商品奶，低脂	MILK, CHOC, FLUID, COMM, LOW FAT	1.177	0.455	0.089	8	250	1 cup	31.2	1 fl oz	0
93	巧克力牛奶，液态低脂，添加维生素 A 和维生素 D	MILK, CHOC, LOWFAT, W/ ADDED VIT A & VITAMIN D	0.584	0.541	0.095	5	250	1 cup	1000	1 quart	0
94	巧克力饮料牛奶，热可可，自制	MILK, HOT COCOA, HOMEMADE	1.431	0.677	0.084	8	250	1 cup	31.2	1 fl oz	0
95	山羊奶，液态，商品添加维生素 D	MILK, GHOC, FLUID, W/ ADDED VITAMIN D	2.667	1.109	0.149	11	30.5	1 fl oz	244	1 cup	0
96	人乳，成熟乳，液态	MILK, HUMAN, MATURE, FLUID	2.009	1.658	0.497	14	30.8	1 fl oz	246	1 cup	0
97	印度水牛奶，液态	MILK, INDIAN BUFFALO, FLUID	4.597	1.787	0.146	19	244	1 cup	976	1 quart	0
98	绵羊奶，液态	MILK, SHEEP, FLUID	4.603	1.724	0.308	27	245	1 cup	980	1 quart	0

(续表)

序号	食品描述	英文描述	脂肪酸盐(g)	单不饱和脂肪酸(g)	多不饱和脂肪酸(g)	胆固醇(mg)	食品重量1	食品的计量描述1	食品重量2	食品的计量描述2	食品废弃率
99	奶昔，厚巧克力	MILK SHAKES, THICK CHOC	1.681	0.78	0.1	11	28.4	1 fl oz	300	1 container, (10.6 oz)	0
100	奶昔，厚香草	MILK SHAKES, THICK VANILLA	1.886	0.875	0.113	12	28.4	1 fl oz	313	1 container, (11 oz)	0
101	酸乳清，液态	WHEY, ACID, FLUID	0.057	0.025	0.004	1	246	1 cup	984	1 quart	0
102	酸乳清，干制	WHEY, ACID, DRIED	0.342	0.149	0.021	3	57	1 cup	2.9	1 tbsp	0
103	甜乳清，液态	WHEY, SWEET, FLUID	0.23	0.1	0.011	2	246	1 cup	984	1 quart	0
104	甜乳清，干制	WHEY, SWEET, DRIED	0.684	0.297	0.034	6	145	1 cup	7.5	1 tbsp	0
105	原味酸奶，全脂牛奶，8克蛋白质每8盎司	YOGURT, PLN, WHL MILK, 8 GRAMS PROT PER 8 OZ	2.096	0.893	0.092	13	170	1 container, (6 oz)	227	1 container, (8 oz)	0
106	原味酸奶，低脂，12克蛋白质每8盎司	YOGURT, PLN, LOFAT, 12 GRAMS PROT PER 8 OZ	1	0.426	0.044	6	170	1 container, (6 oz)	227	1 container, (8 oz)	0
107	原味酸奶，脱脂，13克蛋白质每8盎司	YOGURT, PLN, SKIM MILK, 13 GRAMS PROT PER 8 OZ	0.116	0.049	0.005	2	170	1 container, (6 oz)	227	1 container, (8 oz)	0

（续表）

序号	食品描述	英文描述	脂肪酸盐（g）	单不饱和脂肪酸（g）	多不饱和脂肪酸（g）	胆固醇（mg）	食品重量1	食品的计量描述1	食品重量2	食品的计量描述2	食品废弃率
108	香草酸奶，低脂，11克蛋白质每8盎司	YOGURT, VANILLA, LOFAT, 11 GRAMS PROT PER 8 OZ	0.806	0.343	0.036	5	170	1 container, (6 oz)	227	1 container, (8 oz)	0
109	水果酸奶，低脂，9克蛋白质每8盎司	YOGURT, FRUIT, LOFAT, 9 GRAMS PROT PER 8 OZ	0.742	0.316	0.033	5	170	1 container, (6 oz)	125	1 container, (4.4 oz)	0
110	水果酸奶，低脂，10克蛋白质每8盎司	YOGURT, FRUIT, LOFAT, 10 GRAMS PROT PER 8 OZ	0.697	0.297	0.031	4	170	1 container, (6 oz)	245	1 cup, (8 fl oz)	0
111	水果酸奶，低脂，11克蛋白质每8盎司	YOGURT, FRUIT, LOFAT, 11 GRAMS PROT PER 8 OZ	0.909	0.387	0.04	6	170	1 container, (6 oz)	113	.5 container, (4 oz)	0
112	整蛋，生的，新鲜的	EGG, WHL, RAW, FRESH	3.126	3.658	1.911	372	50	1 large	56	1 extra large	12
113	蛋白，生的，新鲜的	EGG, WHITE, RAW, FRESH	0	0	0	0	33	1 large	243	1 cup	0
114	蛋黄，生的，新鲜的	EGG, YOLK, RAW, FRESH	9.551	11.738	4.204	1085	17	1 large	243	1 cup	0
115	蛋黄，未加工的，冷冻的，巴氏杀菌	EGG, YOLK, RAW, FRZ, PAST	8.615	9.956	4.827	991	28.35	1 oz	227	.5 lb	0
116	蛋黄，生的，冷冻，糖的，巴氏杀菌	EGG, YOLK, RAW, FRZ, SUGARED, PAST	7.11	8.885	3.856	917	28.35	1 oz	227	.5 lb	0

(续表)

序号	食品描述	英文描述	脂肪酸酸盐 (g)	单不饱和脂肪酸 (g)	多不饱和脂肪酸 (g)	胆固醇 (mg)	食品重量 1	食品的计量描述 1	食品重量 2	食品的计量描述 2	食品废弃率
117	整蛋，熟的，煎蛋	EGG, WHL, CKD, FRIED	4.323	6.182	3.251	401	46	1 large			0
118	整蛋，熟的，煮得较熟的水煮蛋	EGG, WHL, CKD, HARD-BOILED	3.267	4.077	1.414	373	136	1 cup, chopped	8.5	1 tbsp	12
119	整蛋，熟的，煎蛋	EGG, WHOLE, COOKED, OMELET	3.319	4.843	2.712	313	15	1 tbsp	61	1 large	0
120	整蛋，熟的，水煮的	EGG, WHL, CKD, POACHED	3.113	3.643	1.904	370	50	1 large			0
121	整蛋，熟的，炒的	EGG, WHL, CKD, SCRMBLD	3.331	4.441	2.429	277	61	1 large	13.7	1 tbsp	0
122	整蛋，干制的	EGG, WHL, DRIED	15.069	16.726	8.314	1630	85	1 cup, sifted	5	1 tbsp	0
123	整蛋，干制的，均质的，低葡萄糖	EGG, WHL, DRIED, STABILIZED, GLUCOSE RED	13.198	17.564	5.713	2017	85	1 cup, sifted	5	1 tbsp	0
124	整蛋，干制的，片状的，均质的，低葡萄糖	EGG, WHL, DRIED, FLAKES, STABILIZED, GLUCOSE RED	0	0	0	0	28.35	1 oz	227	.5 lb	0
125	蛋白，干制的，粉状的，均质的，低葡萄糖	EGG, WHITE, DRIED, PDR, STABILIZED, GLUCOSE RED	0	0	0	0	107	1 cup, sifted	7	1 tbsp	0

5 奶制品、调味剂及婴幼儿食品脂肪酸及计量

（续表）

序号	食品描述	英文描述	脂肪酸盐（g）	单不饱和脂肪酸（g）	多不饱和脂肪酸（g）	胆固醇（mg）	食品重量1	食品的计量描述1	食品重量2	食品的计量描述2	食品废弃率
126	蛋黄，干制的	EGG, YOLK, DRIED	20.334	23.377	10.32	2307	67	1 cup, sifted	4	1 tbsp	0
127	鸭蛋，整蛋，新鲜的，生的	EGG, DUCK, WHL, FRESH, RAW	3.681	6.525	1.223	884	70	1 egg			12
128	鹅蛋，整蛋，新鲜的，生的	EGG, GOOSE, WHL, FRESH, RAW	3.595	5.747	1.672	852	144	1 egg			13
129	鹌鹑蛋，整蛋，新鲜的，生的	EGG, QUAIL, WHL, FRESH, RAW	3.557	4.324	1.324	844	9	1 egg			8
130	火鸡蛋，整蛋，新鲜的，生的	EGG, TURKEY, WHL, FRSH, RAW	3.632	4.571	1.658	933	79	1 egg			12
131	蛋替代品，粉末状的	EGG SUBSTITUTE, POWDER	3.766	5.341	1.683	572	9.9	.35 oz	20	.7 oz	0
132	无盐黄油	BUTTER, WITHOUT SALT	50.489	23.43	3.01	215	5	1 pat, (1" sq, 1/3" high)	14.2	1 tbsp	0
133	帕尔玛/帕玛森奶酪，碎的	CHEESE, PARMESAN, SHREDDED	17.37	8.734	0.661	72	5	1 tbsp			0
134	无脂牛奶，液态。不添加维生素 A 和维生素 D（无脂或脱脂）	MILK, NOFAT, FLUID, WO/ ADDED VIT A & VIT D (FAT FREE OR SKIM)	0.051	0.021	0.003	2	245	1 cup	980	1 quart	0

(续表)

序号	食品描述	英文描述	脂肪酸盐 (g)	单不饱和脂肪酸 (g)	多不饱和脂肪酸 (g)	胆固醇 (mg)	食品重量1	食品的计量描述1	食品重量2	食品的计量描述2	食品废弃率
135	牛奶，低脂，液态。2% 乳脂，添加非乳脂固体，未添加维生素 A	MILK, LOW FAT, FLUID, 2% MILKFAT, W/ NOFAT MILK SOL, WO/ VIT A	1.232	0.065	0.009	8	245	1 cup	980	1 quart	0
136	罐装牛奶，浓缩的，添加维生素 A	MILK, CND, EVAP, W/ VIT A	4.591	2.335	0.245	29	31.5	1 fl oz	126	.5 cup	0
137	奶粉，无脂，普通牛奶，添加维生素 A 和维生素 D	MILK, DRY, NOFAT, REG, W/ ADDED VIT A & VITAMIN D	0.499	0.2	0.03	20	30	.25 cup	120	1 cup	0
138	奶粉，无脂，速溶的，未添加维生素 A 和维生素 D	MILK, DRY, NOFAT, INST, WO/ ADDED VIT A & VITAMIN D	0.47	0.19	0.03	18	68	1 cup	91	1 envelope, (1–1/3 cup)	0
139	山羊奶酪，硬质	CHEESE, GOAT, HARD TYPE	24.609	8.117	0.845	105	28.35	1 oz			0
140	山羊奶酪，半软	CHEESE, GOAT, SEMISOFT TYPE,	20.639	6.808	0.709	79	28.35	1 oz			0
141	山羊奶酪，软质	CHEESE, GOAT, SOFT TYPE	14.575	4.807	0.501	46	28.35	1 oz			0
142	蛋黄，生的，冷冻，咸的，巴氏杀菌	EGG, YOLK, RAW, FRZ, SALTED, PAST	7.159	9.07	3.733	912	28.35	1 oz	227	.5 lb	0
143	马苏里拉奶酪替代品	CHEESE SUB, MOZZARELLA	3.711	6.243	1.738	0	113	1 cup, shredded	28.35	1 oz	0

5 奶制品、调味剂及婴幼儿食品脂肪酸及计量

（续表）

序号	食品描述	英文描述	脂肪酸酯盐 (g)	单不饱和脂肪酸 (g)	多不饱和脂肪酸 (g)	胆固醇 (mg)	食品重量1	食品的计量描述1	食品重量2	食品的计量描述2	食品废弃率
144	起司酱，做法来自食谱	CHEESE SAU, PREP FROM RECIPE	8.034	4.735	1.397	38	30	2 tbsp	243	1 cup	0
145	墨西哥奶酪，陈年奶酪	CHEESE, MEXICAN, QUESO ANEJO	19.033	8.528	0.901	105	132	1 cup, crumbled	28.35	1 oz	0
146	墨西哥奶酪，烤奶酪	CHEESE, MEXICAN, QUESO ASADERO	17.939	8.038	0.85	105	132	1 cup, diced	113	1 cup, shredded	0
147	墨西哥奶酪，奇瓦瓦奶酪	CHEESE, MEXICAN, QUESO CHIHUAHUA	18.843	8.443	0.892	105	132	1 cup, diced	113	1 cup, shredded	0
148	低脂奶酪，切达奶酪或科尔比奶酪	CHEESE, LOFAT, CHEDDAR OR COLBY	4.342	2.082	0.222	21	132	1 cup, diced	113	1 cup, shredded	0
149	低钠奶酪，切达奶酪或科尔比奶酪	CHEESE, LOW-SODIUM, CHEDDAR OR COLBY	20.768	9.189	0.972	100	132	1 cup, diced	113	1 cup, shredded	0
150	整蛋，未加工的，冷冻的，巴氏杀菌的	EGG, WHL, RAW, FRZ, PAST	3.382	3.905	1.892	372	28	1 oz			0
151	蛋白，未加工的，冷冻的，巴氏杀菌的	EGG, WHITE, RAW, FRZ, PAST	0	0	0	0	28	1 oz			0
152	蛋白，干制的	EGG, WHITE, DRIED	0	0	0	0	28	1 oz			0

（续表）

序号	食品描述	英文描述	脂肪酸总盐 (g)	单不饱和脂肪酸 (g)	多不饱和脂肪酸 (g)	胆固醇 (mg)	食品重量 1	食品的计量描述 1	食品重量 2	食品的计量描述 2	食品废弃率
153	牛奶，低脂，液态，2%乳脂，不添加维生素A和维生素D	MILK, LOW FAT, FLUID, 2% MILKFAT, WO/ ADDED VIT A & VIT D	1.257	0.56	0.073	8	246	1 cup	984	1 quart	0
154	液乳，1%脂肪，不添加维生素A和维生素D	MILK, FLUID, 1% FAT, WO/ ADDED VIT A & VIT D	0.633	0.277	0.035	5	244	1 cup	976	1 quart	0
155	酸奶油，低脂肪	SOUR CREAM, LOW FAT	8.7	4.1	0.5	35	12	1 table spoon	230	1 cup	0
156	酸奶油，淡奶油	SOUR CREAM, LIGHT	6.6	3.1	0.4	35	12	1 table spoon	230	1 cup	0
157	酸奶油，无脂肪	SOUR CREAM, FAT FREE	0	0	0	9	12	1 tables poon	230	1 cup	0
158	美国农业部商品，切达奶酪，低脂肪	USDA COMMODITY, CHS, CHEDDAR, LOW FAT	11.58	5.02	0.75	56	113	1 cup, shre dded			0
159	酸奶，香草或柠檬风味，无脂牛奶，加糖的，低热量甜味剂	YOGURT, VAN OR LEM FLAV, NOFAT MILK, SWTND W/LOW-CALORIE SWTNR	0.116	0.049	0.005	2	170	1 cont ainer, (6 oz)			0
160	帕尔玛/帕玛森奶酪装饰配料，无脂肪	PARMESAN CHS TOPPING, FAT FREE	3.11	1.446	0.186	20	5	1 table spoon			0
161	奶油奶酪，无脂肪	CHEESE, CREAM, FAT FREE	0.644	0.25	0.057	12	18	1 tbsp			0

（续表）

序号	食品描述	英文描述	脂肪酸盐(g)	单不饱和脂肪酸(g)	多不饱和脂肪酸(g)	胆固醇(mg)	食品重量1	食品的计量描述1	食品重量2	食品的计量描述2	食品废弃率
162	巧克力酸奶，无脂牛奶	YOGURT, CHOC, NOFAT MILK	0	0	0	1	170	1 container (6 oz)			0
163	卡夫原味巴氏杀菌过程芝士酱	KRAFT CHEEZ WHIZ PAST PROCESS CHS SAU	13.1			75	33	2 tbsp			0
164	卡夫原味芝士酱巴氏杀菌过程芝士产品	KRAFT CHEEZ WHIZ LT PAST PROCESS CHS PRODUCT	6.4			35	35	2 tbsp			0
165	卡夫独立片装芝士，美国无脂肪巴氏杀菌过程奶酪产品	KRAFT FREE SINGLES AMERICAN NOFAT PAST PROCESS CHS PRODUCT	0.7			16	21	1 slice			0
166	卡夫巴氏杀菌过程维他软芝士奶酪	KRAFT VELVEETA PAST PROCESS CHS SPRD	14.4			80	28	1 oz			0
167	卡夫维他低脂巴氏杀菌过程轻奶酪产品	KRAFT VELVEETA LT LOW FAT PAST PROCESS CHS PRODUCT	7.1			42	28	1 oz			0
168	卡夫BREAKSTONE'S低脂酸奶油	KRAFT BREAKSTONE'S LOW FAT SOUR CRM	7.6			50	31	2 tbsp			0
169	卡夫BREAKSTONE'S无脂无脂酸奶油	KRAFT BREAKSTONE'S FREE FAT FREE SOUR CRM	0.8			9	32	2 tbsp			0
170	半脂奶油，无脂肪	CREAM, HALF & HALF, FAT FREE	0.841	0.384	0.052	5	29	2 tbsp	484	1 pint	0

(续表)

序号	食品描述	英文描述	脂肪酸盐 (g)	单不饱和脂肪酸 (g)	多不饱和脂肪酸 (g)	胆固醇 (mg)	食品重量1	食品的计量描述1	食品重量2	食品的计量描述2	食品废弃率
171	生奶油，无脂肪，喷射奶油	REDDI WIP, FAT FREE, WHIPPED TOPPING	2.869	1.25	0.299	16	4	1 table spoon	75	1 cup	0
172	牛奶，巧克力味，液态，商业奶，低脂，加钙	MILK, CHOC, FLUID, COMM, LOW FAT, W/ ADDED CA	1.177	0.455	0.089	8	250	1 cup	31.2	1 fl oz	0
173	酸奶，水果味，低脂，添加低热量甜味剂	YOGURT, FRUIT, LOFAT, W/LO CAL SWEETENER	0.909	0.387	0.04	6	170	1 cont ainer, (6 oz)	245	1 cup, (8 fl oz)	0
174	帕玛森奶酪，干燥磨碎，低脂	CHEESE, PARMESAN, DRY GRATED, LOW FAT	13.317	6.098	0.462	88	100	1 cup	5	1 tbsp	0
175	奶油替代品，调味，液态	CREAM SUB, FLAV, LIQ	2.635	4.002	6.269	0	15	1 tbsp			0
176	奶油替代品，调味，粉状	CREAM SUB, FLAV, PDR	19.446	0.618	0.229	0	12	4 tsp			0
177	波萝伏洛奶酪，低脂	CHEESE, PROVOLONE, LOW FAT	11.3	4.89	0.51	55	132	1 cup, diced	28.35	1 oz	0
178	墨西哥奶酪，混合奶酪，低脂	CHEESE, MEXICAN, BLEND, LOW FAT	11.58	5.02	0.75	62	28.35	1 oz	28	.25 cup	0
179	蛋混合物，美国农业部商品	EGG MIX, USDA CMDTY	10.305	13.745	7.555	975	8.6	1 tbsp	105	1 cup	0

5　奶制品、调味剂及婴幼儿食品脂肪酸及计量

（续表）

序号	食品描述	英文描述	脂肪酸盐（g）	单不饱和脂肪酸（g）	多不饱和脂肪酸（g）	胆固醇（mg）	食品重量1	食品的计量描述1	食品重量2	食品的计量描述2	食品废弃率
180	全脂牛奶，3.25%乳脂，未添加维生素A和维生素D	MILK, WHL, 3.25% MILK-FAT, WO/ ADDED VIT A & VIT D	1.865	0.812	0.195	10	244	1 cup	15	1 tbsp	0
181	奶粉，全脂，未添加维生素D	MILK, DRY, WHL, WO/ ADDED VIT D	16.742	7.924	0.665	97	128	1 cup	32	.25 cup	0
182	牛奶，罐装，浓缩的，未添加维生素A和维生素D	MILK, CND, EVAP, WO/ ADDED VIT A & VIT D	4.591	2.335	0.245	29	252	1 cup	31.5	1 fl oz	0
183	奶酪产品，巴氏杀菌过程，美国奶酪，低脂，添加维生素D强化	CHEESE PRODUCT, PAST PROCESS, AMERICAN, LOW FAT, FORT W/ VIT D	8.85	4.13	0.41	53	21	1 slice, 3/4 oz	19	1 slice, 2/3 oz	0
184	酸奶，水果味，低脂，9克蛋白质每8盎司，强化维生素D	YOGURT, FRUIT, LOFAT, 9 GRAMS PROT PER 8 OZ, FORT W/ VITAMIN D	0.742	0.316	0.033	5	170	1 container, (6 oz)	125	1 container, (4.4 oz)	0
185	酸奶，水果味，低脂，10克蛋白质每8盎司，添加强化维生素D	YOGURT, FRUIT, LOFAT, 10 GRAMS PROT PER 8 OZ, FORT W/ VIT D	0.697	0.297	0.031	4	170	1 container, (6 oz)	245	1 cup, (8 fl oz)	0
186	酸奶，多种水果，低脂，添加强化维生素D	YOGURT, FRUIT VAR, LOWFAT, FORT W/ VIT D	0.119	0.05	0.016	2	170	1 container, (6 oz)	125	1 container, (4.4 oz)	0
187	酸奶，水果味，低脂，添加低热量甜味剂，强化维生素D	YOGURT, FRUIT, LOWFAT, W/ LO CAL SWTNR, FORT W/ VIT D	0.909	0.387	0.04	6	170	1 container, (6 oz)	245	1 cup, (8 fl oz)	0
188	酸奶，香草味，低脂，11克蛋白质每8盎司，强化维生素D	YOGURT, VANILLA, LOFAT, 11 GRAMS PROT PER 8 OZ, FORT W/ VIT D	0.806	0.343	0.036	5	170	1 container, (6 oz)	227	1 container, (8 oz)	0

(续表)

序号	食品描述	英文描述	脂肪酸盐 (g)	单不饱和脂肪酸 (g)	多不饱和脂肪酸 (g)	胆固醇 (mg)	食品重量1	食品的计量描述1	食品重量2	食品的计量描述2	食品废弃率
189	酸奶，香草/柠檬风味，低脂牛奶，添加低热量甜味剂，添加强化维生素D	YOGURT, VAN/LEM FLAV, LOWFAT MILK, W/ LO-CAL SWTNR, FORT W/VIT D	0.116	0.049	0.005	2	170	1 container, (6 oz)			0
190	酸奶，巧克力味，无脂牛奶，添加强化维生素D	YOGURT, CHOC, NOFAT MILK, FORT W/ VIT D	0	0	0	1	170	1 container, (6 oz)			0
191	蛋白质补充剂，以牛奶为主料的，肌肉牛奶，粉状	PROTEIN SUPP, MILK BSD, MUSCLE MILK, PDR	1.553	12.105	1.77	21	11	1 tbsp			0
192	蛋白质补充剂，以牛奶为主料的，轻型肌肉牛奶，粉状	PROTEIN SUPP, MILK BSD, MUSCLE MILK LT, PDR	1.087	8.474	1.239	10	50	2 scoop			0
193	牛奶焦糖酱	DULCE DE LECHE	4.534	2.143	0.375	29	19	1 tbsp			0
194	蛋替代品，液态或冷冻，无脂	EGG SUB, LIQ OR FRZ, FAT FREE	0	0	0	0	60	.25 cup	240	1 cup	0
195	奶酪，干制白色，干奶酪	CHEESE, DRY WHITE, QUESO SECO	13.718	6.418	1.244	78	97	1 cup, grated			0
196	奶酪，新鲜的，新鲜奶酪	CHEESE, FRESH, QUESO FRESCO	12.94	5.966	1.106	69	122	1 cup, crumbled			0
197	奶酪，白色，白奶酪	CHEESE, WHITE, QUESO BLANCO	13.661	6.459	1.149	70	118	1 cup, crumbled			0

5 奶制品、调味剂及婴幼儿食品脂肪酸及计量

(续表)

序号	食品描述	英文描述	脂肪酸盐(g)	单不饱和脂肪酸(g)	多不饱和脂肪酸(g)	胆固醇(mg)	食品重量1	食品的计量描述1	食品重量2	食品的计量描述2	食品废弃率
198	酸奶，液态，全脂牛奶	MILK, BTTRMLK, FLUID, WHL MILK	1.899	0.827	0.198	11	245	1 cup			0
199	酸奶，香草风味，低脂牛奶，加糖的，添加低热量甜味剂	YOGURT, VANILLA FLAVOR, LOWFAT MILK, SWTND W/ LO CAL SWTNR	0.752	0.313	0.035	5	170	1 container			0
200	酸奶，冷冻，不含巧克力风味，脱脂牛奶，含低热量甜味剂	YOGURT, FRZ, FLAVORS NOT CHOC, NOFAT MILK, W/ LOW-CAL SWTNR	0.488	0.205	0.03	4	68	.5 cup			0
201	冰淇淋，霜淇淋，巧克力	ICE CRM, SOFT SERVE, CHOC	7.46	3.49	0.46	91	86	.5 cup			0
202	冰淇淋，棒或棍状，覆盖巧克力	ICE CRM, BAR OR STK, CHOC COVERED	13.202	6.387	3.257	28	50	1 bar			0
203	冰淇淋三明治	ICE CRM SNDWCH	2.317	2.661	2.272	21	70	1 serving			0
204	冰淇淋曲奇三明治	ICE CRM COOKIE SNDWCH	1.663	4.15	0.847	6	82	1 serving			0
205	冰淇淋球，覆盖巧克力，含坚果，不含巧克力风味	ICE CRM CONE, CHOC COVERED, OW/ NUTS, FLAVORS OTHER THAN CHOC	11.458	7.34	1.657	21	96	1 unit			0
206	冰淇淋三明治，含轻脂的冰淇淋，香草	ICE CRM SNDWCH, MADE W/ LT ICE CRM, VANILLA	0.821	0.942	0.805	7	70	1 serving			0

(续表)

序号	食品描述	英文描述	脂肪酸盐（g）	单不饱和脂肪酸（g）	多不饱和脂肪酸（g）	胆固醇（mg）	食品重量1	食品的计量描述1	食品重量2	食品的计量描述2	食品废弃率
207	冰淇淋三明治，香草，轻脂，无糖	ICE CRM SNDWCH, VANILLA, LT, NO SUGAR ADDED	0.821	0.942	0.805	21	70	1 serving			0
208	无脂冰淇淋，无糖，不含巧克力风味	FAT FREE ICE CRM, NO SUGAR ADDED, FLAVORS OTHER THAN CHOC	0	0	0	0	68	.5 cup			0
209	棒状牛奶甜点，冷冻，用低脂牛奶制作	MILK DSSRT BAR, FRZ, MADE FROM LOWFAT MILK	0.81	0.462	0.052	7	68	1 bar			0
210	人的营养补充剂，含糖尿病人，液态	NUTRITIONAL SUPP FOR PEOPLE W/ DIABETES, LIQ	0.232	2.318	0.395	2	227	1 can			0
211	奶酪，墨西哥式混合	CHEESE, MEXICAN BLEND	17.027	7.871	0.864	95	28	.25 cup, shredded			0
212	奶酪产品，巴氏杀菌处理，美国，强化维生素D	CHEESE PRODUCT, PAST PROCESS, AMERICAN, VITAMIN D FORT	12.931	5.655	0.99	78	19	1 slice, (2/3 oz)	21	1 slice, (3/4 oz)	0
213	奶酪，巴氏杀菌处理，美国，不含维生素D添加	CHEESE, PAST PROCESS, AMERICAN, WO/ ADDED VITAMIN D	18.057	8.236	1.286	100	28.35	1 oz	21	1 slice, (3/4 oz)	0
214	奶酪食品，巴氏杀菌处理，美国，不含维生素D添加	CHEESE FD, PAST PROCESS, AMERICAN, WO/ ADDED VITAMIN D	15.057	6.846	1.049	98	113	1 cup	28.35	1 oz	0
215	生的全蛋，冷冻，腌制的，巴氏杀菌处理	EGG, WHL, RAW, FRZ, SALTED, PAST	3.178	4	1.627	387	28	1 oz			0

5 奶制品、调味剂及婴幼儿食品脂肪酸及计量

（续表）

序号	食品描述	英文描述	脂肪酸盐（g）	单不饱和脂肪酸（g）	多不饱和脂肪酸（g）	胆固醇（mg）	食品重量1	食品的计量描述1	食品重量2	食品的计量描述2	食品废弃率
216	蛋黄，希腊，原味，无脂	YOGURT, GREEK, PLN, NOFAT	0.117	0.053	0.012	5	170	1 container			0
217	蛋清粉，干的，均质，脱糖	EGG, WHITE, DRIED, STABILIZED, GLUCOSE RED	0.118	0.125	0.045	0	107	1 cup, sifted	7	1 tbsp	0
218	涂抹干酪，美国或英国产的切德干酪做基础，低脂	CHEESE SPRD, AMERICAN OR CHEDDAR CHS BASE, LOW FAT	5.647	2.458	0.415	38	21	1 piece	566	1 package	0
219	奶酪，切德干酪，低脂	CHEESE, CHEDDAR, LOW FAT	12.602	5.304	0.893	76	21	1 slice			0
220	冰淇淋，淡奶油，霜淇淋，巧克力	ICE CRM, LT, SOFT SERVE, CHOC	2.349	1.033	0.125	15	298	1 medium			0
221	冰淇淋棒，棍状或块状，含脆皮涂层	ICE CRM BAR, STK OR NUGGET, W/ CRUNCH COATING	17.895	1.173	2.208	16	95	26 pieces			0
222	奶酪，切德干酪，无脂	CHEESE, CHEDDAR, NOFAT	0	0	0	18	28	1 serving			0
223	奶酪，瑞士，无脂	CHEESE, SWISS, NOFAT	0	0	0	18	28	1 serving			0
224	奶酪，墨西哥，科蒂哈奶酪	CHEESE, MEXICAN, QUESO COTIJA	17.5	8.333	1.187	100	5	2 tsp			0

(续表)

序号	食品描述	英文描述	脂肪酸盐 (g)	单不饱和脂肪酸 (g)	多不饱和脂肪酸 (g)	胆固醇 (mg)	食品重量1	食品的计量描述1	食品重量2	食品的计量描述2	食品废弃率
225	奶酪，切德干酪，浓香，切片	CHEESE, CHEDDAR, SHARP, SLICED	19.368	8.428	1.433	99	19	1 slice, (2/3 oz)	21	1 slice, (3/4 oz)	0
226	奶酪，意大利莫泽雷勒干酪，低水分，部分脱脂，切碎的	CHEESE, MOZZARELLA, LO MOIST, PART-SKIM, SHREDDED	11.472	5.104	0.861	65	86	1 cup			0
227	酸奶，希腊，无脂，香草，乔巴尼	YOGURT, GREEK, NOFAT, VANILLA, CHOBANI	0.178	0.06	0.011	13	150	5.3 oz			0
228	酸奶，希腊，草莓，达能欧依蔻斯	YOGURT, GREEK, STRAWBERRY, DANNON OIKOS	1.832	0.745	0.131		150	5.3 oz			0
229	酸奶，希腊，无脂，香草，达能欧依蔻斯	YOGURT, GREEK, NOFAT, VANILLA, DANNON OIKOS	0.09	0.02	0.008		150	5.3 oz			0
230	酸奶，希腊，无脂，草莓，达能欧依蔻斯	YOGURT, GREEK, NOFAT, STRAWBERRY, DANNON OIKOS	0.11	0.024	0.008		150	5.3 oz			0
231	酸奶，希腊，无脂，草莓，乔巴尼	YOGURT, GREEK, NOFAT, STRAWBERRY, CHOBANI	0.103	0.024	0.01		150	5.3 oz			0
232	酸奶，希腊，草莓，低脂	YOGURT, GREEK, STRAWBERRY, LOWFAT	1.599	0.65	0.113	12	150	1 container, (5.3 oz)			0
233	酸奶，希腊，草莓，无脂	YOGURT, GREEK, STRAWBERRY, NOFAT	0.105	0.026	0.014	4	150	1 container, (5.3 oz)			0

（续表）

序号	食品描述	英文描述	脂肪酸盐（g）	单不饱和脂肪酸（g）	多不饱和脂肪酸（g）	胆固醇（mg）	食品重量1	食品的计量描述1	食品重量2	食品的计量描述2	食品废弃率
234	酸奶，希腊，香草，无脂	YOGURT, GREEK, VANILLA, NOFAT	0.133	0.039	0.009	3	150	1 container, (5.3 oz)			0
235	酸奶，希腊，原味，低脂	YOGURT, GREEK, PLN, LOWFAT	1.23	0.486	0.076	10	200	1 container, (7 oz)			0
236	酸牛乳酒，低脂，原味，莱弗威	KEFIR, LOWFAT, PLN, LIFEWAY	0.658	0.31	0.053	5					0
237	酸牛乳酒，低脂，草莓，莱弗威	KEFIR, LOWFAT, STRAWBERRY, LIFEWAY	0.533	0.262	0.041	5					0
238	牛奶，罐装，浓缩，不含维生素A	MILK, CND, EVAP, WO/ VIT A	1.204	0.628	0.068	0	252	1 cup	31.5	1 fl oz	0
239	牛奶，巧克力，脱脂，含维生素A和D	MILK, CHOC, FAT FREE, W/ ADDED VIT A & VITAMIN D	0	0	0	2					0
240	酸奶，希腊，原味，全脂牛奶	YOGURT, GREEK, PLN, WHL MILK	2.395	2.136	0.469	13					0
241	酸奶，希腊，水果，全脂牛奶	YOGURT, GREEK, FRUIT, WHL MILK	1.599	1.265	0.219	10					0
242	酸奶，香草，无脂	YOGURT, VANILLA, NO-FAT	0	0	0	3	245	1 cup, (8 fl oz)	227	1 container, (8 oz)	0

(续表)

序号	食品描述	英文描述	脂肪酸盐(g)	单不饱和脂肪酸(g)	多不饱和脂肪酸(g)	胆固醇(mg)	食品重量1	食品的计量描述1	食品重量2	食品的计量描述2	食品废弃率
243	酸奶，希脂，香草，低脂	YOGURT, GREEK, VANILLA, LOWFAT	1.465	0.846	0.203	5					0
244	酸奶，冷冻，不含巧克力风味，低脂	YOGURT, FRZ, FLAVORS OTHER THAN CHOC, LOW-FAT	1.509	0.685	0.069	45					0
245	冰淇淋棒，覆盖巧克力和坚果	ICE CRM BAR, COVERED W/ CHOC & NUTS	15.904	6.208	1.879	56					0
246	冰淇淋圣代锥	ICE CRM SUNDAE CONE	2.717	1.775	0.747	15					0
247	轻脂冰淇淋，奶昔	LIGHT ICE CRM, CREAMSICLE	1.813	0.819	0.137	8					0
248	奶油，半奶油，低脂	CREAM, HALF & HALF, LOWFAT	3.276	1.526	0.257	17					0
249	牛奶，巧克力，低脂，少糖	MILK, CHOC, LOWFAT, RED SUGAR	0.616	0.29	0.054	5					0
250	冰淇淋，低脂，无糖球，添加花生和巧克力酱	ICE CRM, LOWFAT, NO SUGAR ADDED, CONE, ADDED PNUTS & CHOC SAU	6.598	1.061	0.434	7					0
251	多香果，磨碎的	ALLSPICE, GROUND	2.55	0.66	2.36	0	1.9	1 tsp	6	1 tbsp	0

5 奶制品、调味剂及婴幼儿食品脂肪酸及计量

（续表）

序号	食品描述	英文描述	脂肪酸盐(g)	单不饱和脂肪酸(g)	多不饱和脂肪酸(g)	胆固醇(mg)	食品重量1	食品的计量描述1	食品重量2	食品的计量描述2	食品废弃率
252	茴香子	ANISE SEED	0.586	9.78	3.15	0	2.1	1 tsp, whole	6.7	1 tbsp, whole	0
253	香料，罗勒，干的	SPICES, BASIL, DRIED	2.157	1.238	0.498	0	0.7	1 tsp, leaves	2.1	1 tbsp, leaves	0
254	香料，月桂树叶	SPICES, BAY LEAF	2.28	1.64	2.29	0	0.6	1 tsp, crumbled	1.8	1 tbsp, crumbled	0
255	葛缕子籽	CARAWAY SEED	0.62	7.125	3.272	0	2.1	1 tsp	6.7	1 tbsp	0
256	香料，小豆蔻	SPICES, CARDAMOM	0.68	0.87	0.43	0	2	1 tsp, ground	5.8	1 tbsp, ground	0
257	西芹籽	CELERY SEED	2.19	15.93	3.72	0	2	1 tsp	6.5	1 tbsp	0
258	细叶芹，干的	CHERVIL, DRIED	0.169	1.399	1.8	0	0.6	1 tsp	1.9	1 tbsp	0
259	红辣椒粉	CHILI POWDER	2.462	3.211	8.006	0	2.7	1 tsp	8	1 tbsp	0
260	桂皮，磨碎的	CINNAMON, GROUND	0.345	0.246	0.068	0	2.6	1 tsp	7.9	1 tbsp	0

（续表）

序号	食品描述	英文描述	脂肪酸盐(g)	单不饱和脂肪酸(g)	多不饱和脂肪酸(g)	胆固醇(mg)	食品重量1	食品的计量描述1	食品重量2	食品的计量描述2	食品废弃率
261	丁香，磨碎的	CLOVES, GROUND	3.952	1.393	3.606	0	2.1	1 tsp	6.5	1 tbsp	0
262	芫荽叶，干的	CORIANDER LEAF, DRIED	0.115	2.232	0.328	0	0.6	1 tsp	1.8	1 tbsp	0
263	芫荽子	CORIANDER SEED	0.99	13.58	1.75	0	1.8	1 tsp	5	1 tbsp	0
264	枯茗籽	CUMIN SEED	1.535	14.04	3.279	0	2.1	1 tsp, whole	6	1 tbsp, whole	0
265	咖喱粉	CURRY POWDER	1.648	8.782	3.056	0	2	1 tsp	6.3	1 tbsp	0
266	莳萝籽	DILL SEED	0.73	9.41	1.01	0	2.1	1 tsp	6.6	1 tbsp	0
267	莳萝籽，干的	DILL WEED, DRIED	0.234			0	1	1 tsp	3.1	1 tbsp	0
268	小茴香	FENNEL SEED	0.48	9.91	1.69	0	2	1 tsp, whole	5.8	1 tbsp, whole	0
269	胡芦巴籽	FENUGREEK SEED	1.46			0	3.7	1 tsp	11.1	1 tbsp	0

5 奶制品、调味剂及婴幼儿食品脂肪酸及计量

（续表）

序号	食品描述	英文描述	脂肪酸盐 (g)	单不饱和脂肪酸 (g)	多不饱和脂肪酸 (g)	胆固醇 (mg)	食品重量 1	食品的计量描述 1	食品重量 2	食品的计量描述 2	食品废弃率
270	大蒜粉	GARLIC POWDER	0.249	0.115	0.178	0	3.1	1 tsp	9.7	1 tbsp	0
271	姜，磨碎的	GINGER, GROUND	2.599	0.479	0.929	0	1.8	1 tsp	5.2	1 tbsp	0
272	肉豆蔻衣，磨碎的	MACE, GROUND	9.51	11.17	4.39	0	1.7	1 tsp	5.3	1 tbsp	0
273	马乔莲，干的	MARJORAM, DRIED	0.529	0.94	4.405	0	0.6	1 tsp	1.7	1 tbsp	0
274	香料，芥末籽，磨碎的	SPICES, MUSTARD SD, GROUND	1.989	22.518	10.088	0	2	1 tsp	6.3	1 tbsp	0
275	肉豆蔻，磨碎的	NUTMEG, GROUND	25.94	3.22	0.35	0	2.2	1 tsp	7	1 tbsp	0
276	洋葱粉	ONION POWDER	0.219	0.202	0.31	0	2.4	1 tsp	6.9	1 tbsp	0
277	香料，牛至，干的	SPICES, OREGANO, DRIED	1.551	0.716	1.369	0	1	1 tsp, leaves	1.8	1 tsp, ground	0
278	红辣椒	PAPRIKA	2.14	1.695	7.766	0	2.3	1 tsp	6.8	1 tbsp	0

（续表）

序号	食品描述	英文描述	脂肪酸盐(g)	单不饱和脂肪酸(g)	多不饱和脂肪酸(g)	胆固醇(mg)	食品重量1	食品的计量描述1	食品重量2	食品的计量描述2	食品废弃率
279	西芹，干的	PARSLEY, DRIED	1.378	0.761	3.124	0	0.5	1 tsp	1.6	1 tbsp	0
280	黑胡椒	PEPPER, BLACK	1.392	0.739	0.998	0	2.3	1 tsp, ground	6.9	1 tbsp, ground	0
281	红辣椒或红椒粉	PEPPER, RED OR CAYENNE	3.26	2.75	8.37	0	1.8	1 tsp	5.3	1 tbsp	0
282	白胡椒	PEPPER, WHITE	0.626	0.789	0.616	0	2.4	1 tsp, ground	7.1	1 tbsp, ground	0
283	罂粟籽	POPPY SEED	4.517	5.982	28.569	0	2.8	1 tsp	8.8	1 tbsp	0
284	禽类香料	POULTRY SEASONING	3.29	1.206	1.936	0	1.5	1 tsp	4.4	1 tbsp	0
285	南瓜派香料	PUMPKIN PIE SPICE	6.53	1.102	0.78	0	1.7	1 tsp	5.6	1 tbsp	0
286	迷迭香，干的	ROSEMARY, DRIED	7.371	3.014	2.339	0	1.2	1 tsp	3.3	1 tbsp	0
287	番红花	SAFFRON	1.586	0.429	2.067	0	0.7	1 tsp	2.1	1 tbsp	0

5　奶制品、调味剂及婴幼儿食品脂肪酸及计量

（续表）

序号	食品描述	英文描述	脂肪酸盐 (g)	单不饱和脂肪酸 (g)	多不饱和脂肪酸 (g)	胆固醇 (mg)	食品重量 1	食品的计量描述 1	食品重量 2	食品的计量描述 2	食品废弃率
288	鼠尾草，磨碎的	SAGE, GROUND	7.03	1.87	1.76	0	0.7	1 tsp	2	1 tbsp	0
289	香薄荷，磨碎的	SAVORY, GROUND	3.26			0	1.4	1 tsp	4.4	1 tbsp	0
290	香料，龙蒿，干的	SPICES, TARRAGON, DRIED	1.881	0.474	3.698	0	0.6	1 tsp, leaves	1.8	1 tbsp, leaves	0
291	香料，百里香，干的	SPICES, THYME, DRIED	2.73	0.47	1.19	0	1	1 tsp, leaves	2.7	1 tbsp, leaves	0
292	姜黄，磨碎的	TURMERIC, GROUND	1.838	0.449	0.756	0	3	1 tsp	9.4	1 tbsp	0
293	罗勒，鲜的	BASIL, FRESH	0.041	0.088	0.389	0	2.5	5 leaves	5.3	2 tbsp, chopped	36
294	莳萝叶，鲜的	DILL WEED, FRESH	0.06	0.802	0.095	0	1	5 sprigs	8.9	1 cup, sprigs	41
295	美式芥末，黄色	MUSTARD, PREPARED, YELLOW	0.214	2.182	0.774	0	5	1 tsp, or 1 packet	249	1 cup	0
296	食盐	SALT, TABLE	0	0	0	0	6	1 tsp	18	1 tbsp	0

（续表）

序号	食品描述	英文描述	脂肪酸盐（g）	单不饱和脂肪酸（g）	多不饱和脂肪酸（g）	胆固醇（mg）	食品重量1	食品的计量描述1	食品重量2	食品的计量描述2	食品废弃率
297	苹果醋	VINEGAR, CIDER	0	0	0	0	14.9	1 tbsp	239	1 cup	0
298	百里香，鲜的	THYME, FRESH	0.467	0.081	0.532	0	0.8	1 tsp	0.4	.5 tsp	32
299	香草精	VANILLA EXTRACT	0.01	0.01	0.004	0	4.2	1 tsp	13	1 tbsp	0
300	香草精，人造，酒精	VANILLA EXTRACT, IMITN, ALCOHOL				0	4.2	1 tsp	13	1 tbsp	0
301	香草精，人造，无酒精	VANILLA EXTRACT, IMITN, NO ALCOHOL	0	0	0	0	4.2	1 tsp	13	1 tbsp	0
302	醋，蒸馏	VINEGAR, DISTILLED	0	0	0	0	14.9	1 tbsp	238	1 cup	0
303	刺山柑，罐装	CAPERS, CANNED	0.233	0.063	0.304	0	8.6	1 tbsp, drained			0
304	山葵，带包装	HORSERADISH, PREPARED	0.09	0.13	0.339	0	5	1 tsp	15	1 tbsp	0
305	迷迭香，鲜的	ROSEMARY, FRESH	2.838	1.16	0.901	0	0.7	1 tsp	1.7	1 tbsp	35

5 奶制品、调味剂及婴幼儿食品脂肪酸及计量

（续表）

序号	食品描述	英文描述	脂肪酸盐 (g)	单不饱和脂肪酸 (g)	多不饱和脂肪酸 (g)	胆固醇 (mg)	食品重量1	食品的计量描述1	食品重量2	食品的计量描述2	食品废弃率
306	薄荷，鲜的	PEPPERMINT, FRESH	0.246	0.033	0.508	0	0.1	2 leaves	3.2	2 tbsp	39
307	荷兰薄荷，鲜的	SPEARMINT, FRESH	0.191	0.025	0.394	0	0.3	2 leaves	11.4	2 tbsp	59
308	荷兰薄荷，干的	SPEARMINT, DRIED	1.577	0.21	3.257	0	0.5	1 tsp	1.6	1 tbsp	0
309	红葡萄酒醋	VINEGAR, RED WINE	0				14.9	1 tbsp	239	1 cup	0
310	意大利香醋	VINEGAR, BALSAMIC	0				16	1 tbsp	255	1 cup	0
311	香辛调味料	PACE, DRY TACO SEAS MIX	0			0	5.3	2 tbsp, (1 serving)			0
312	调味料，干的，香辛料、香菜和胭脂树	SEASONING MIX, DRY, SAZON, CORIANDER & ANNATTO	0			0	1	.25 tsp			0
313	调味料，干的，玉米面原味	SEASONING MIX, DRY, TACO, ORIGINAL	0			0	5.7	2 tsp			0
314	调味料，干的，红辣椒原味	SEASONING MIX, DRY, CHILI, ORIGINAL	0		5.556	0	9	1.33 tbsp			0

（续表）

序号	食品描述	英文描述	脂肪酸盐(g)	单不饱和脂肪酸(g)	多不饱和脂肪酸(g)	胆固醇(mg)	食品重量1	食品的计量描述1	食品重量2	食品的计量描述2	食品废弃率
315	克里夫营养棒（儿童）	CLIF Z BAR	2.721	2.447	3.319	0					0
316	婴儿食品，果汁软糖，水果什锦，幼儿	BABYFOOD, JUC TREATS, FRUIT MEDLEY, TODD	0	0	0	0	28	1 packet			0
317	婴儿食品，肉，牛肉，糊状	BABYFOOD, MEAT, BF, STR	1.18	0.95	0.16	51	14.7	1 tbsp	28.35	1 oz	0
318	婴儿食品，肉，牛肉，一段	BABYFOOD, MEAT, BF, JR	1.18	0.95	0.16	51	28.35	1 oz	14.7	1 tbsp	0
319	婴儿食品，肉，小牛肉，糊状	BABYFOOD, MEAT, VEAL, STR	1.063	1.054	0.157	33	16	1 tbsp	28.35	1 oz	0
320	婴儿食品，肉，猪肉，糊状	BABYFOOD, MEAT, PORK, STR	2.4	3.58	0.78	48	28.35	1 oz	71	1 jar	0
321	婴儿食品，肉，火腿，糊状	BABYFOOD, MEAT, HAM, STR	1.267	1.803	0.51	24	15	1 tbsp	28.35	1 oz	0
322	婴儿食品，肉，火腿，一段	BABYFOOD, MEAT, HAM, JR	1.271	1.804	0.516	29	28.35	1 oz	71	1 jar	0
323	婴儿食品，肉，羔羊肉，糊状	BABYFOOD, MEAT, LAMB, STR	1.65	1.27	0.31	36	22	1 tbsp	28.35	1 oz	0

5　奶制品、调味剂及婴幼儿食品脂肪酸及计量

（续表）

序号	食品描述	英文描述	脂肪酸盐（g）	单不饱和脂肪酸（g）	多不饱和脂肪酸（g）	胆固醇（mg）	食品重量1	食品的计量描述1	食品重量2	食品的计量描述2	食品废弃率
324	婴儿食品，肉，羔羊肉，一段	BABYFOOD, MEAT, LAMB, JR	2.56	2.06	0.22	38	28.35	1 oz	71	1 jar	0
325	婴儿食品，肉，鸡肉，糊状	BABYFOOD, MEAT, CHICK, STR	2.03	3.56	1.92	61	15	1 tbsp	28.35	1 oz	0
326	婴儿食品，肉，鸡肉，一段	BABYFOOD, MEAT, CHICK, JR	2.47	4.33	2.33	59	15	1 tbsp	28.35	1 oz	0
327	婴儿食品，肉，鸡排，一段	BABYFOOD, MEAT, CHICK STKS, JR	4.094	6.267	2.986	78	10	1 stick	71	1 jar	0
328	婴儿食品，肉，火鸡，糊状	BABYFOOD, MEAT, TURKEY, STR	1.641	2.384	1.741	58	15	1 tbsp	28.35	1 oz	0
329	婴儿食品，肉，火鸡，一段	BABYFOOD, MEAT, TURKEY, JR	1.641	2.384	1.741	58	19	1 tbsp	68	1 container	0
330	婴儿食品，肉，火鸡排，一段	BABYFOOD, MEAT, TURKEY STICKS, JR	4.143	4.671	3.615	65	10	1 stick	71	1 jar	0
331	婴儿食品，点心，嘉宝真正的水果棒，GRADUATE 水果条	BABYFOOD, SNACK, GERBER GRADUATE FRUIT STRIPS, REAL FRUIT BARS	0.364	0.092	0.664	0	9.9	1 bar			0
332	婴儿食品，肉，猪排，一段	BABYFOOD, MEAT, MEAT STKS, JR	5.82	6.48	1.59	70	10	1 stick	71	1 jar	0

（续表）

序号	食品描述	英文描述	脂肪酸盐（g）	单不饱和脂肪酸（g）	多不饱和脂肪酸（g）	胆固醇（mg）	食品重量1	食品的计量描述1	食品重量2	食品的计量描述2	食品废弃率
333	婴儿食品，嘉宝，二段，苹果，胡萝卜和南瓜，有机	BABYFOOD, GERBER, 2ND FOODS, APPLE, CARROT & SQUASH, ORGANIC	0	0	0	2					0
334	婴儿食品，手指饼干，嘉宝，泡芙，苹果和肉桂	BABYFOOD, FINGER SNACKS, GERBER, GRADUATES, PUFFS, APPLE & CINN	0.143	0.306	0.527	0					0
335	婴儿食品，水，瓶装，嘉宝，不含氟化物	BABYFOOD, H2O, BTLD, GERBER, WO/ ADDED FLUORIDE	0	0	0	0	113	1 serving			0
336	婴儿食品，嘉宝，三段食品，苹果，芒果和猕猴桃	BABYFOOD, GERBER, 3RD FOODS, APPLE, MANGO & KIWI	0	0	0	0					0
337	婴儿食品，热带水果混合	BABYFOOD, TROPICAL FRUIT MEDLEY	0	0	0	0					0
338	婴儿食品，正餐，蔬菜牛肉饺子，糊状	BABYFOOD, DINNER, VEG & DUMPLINGS & BF, STR					28.35	1 oz	113	1 jar	0
339	婴儿食品，正餐，蔬菜牛肉饺子，一段	BABYFOOD, DINNER, VEG & DUMPLINGS & BF, JR					28.35	1 oz	170	1 jar	0
340	婴儿食品，正餐，牛肉干层面，幼童	BABYFOOD, DINNER, BF LASAGNA, TODD					28.35	1 oz	170	1 jar	0
341	婴儿食品，正餐，通心面和番茄和牛肉，糊状	BABYFOOD, DINNER, MACARONI & TOMATO & BF, STR	0.486	0.594	0.193	7	16	1 tbsp	28.35	1 oz	0

5 奶制品、调味剂及婴幼儿食品脂肪酸及计量

(续表)

序号	食品描述	英文描述	脂肪酸盐(g)	单不饱和脂肪酸(g)	多不饱和脂肪酸(g)	胆固醇(mg)	食品重量1	食品的计量描述1	食品重量2	食品的计量描述2	食品废弃率
342	婴儿食品，正餐，通心面和番茄和牛肉，一段	BABYFOOD, DINNER, MACARONI & TOMATO & BF, JR	0.411	0.447	0.079	4	16	1 tbsp	28.35	1 oz	0
343	婴儿食品，馄饨，填充奶酪，含番茄沙司	BABYFOOD, RAVIOLI, CHS FILLED, W/TOMATO SAU	0.96	0.57	0.48	7	16	1 tbsp	8	1 piece	0
344	婴儿食品，正餐，牛肉面条，糊状	BABYFOOD, DINNER, BF NOODLE, STR	0.937	0.941	0.141	8	16	1 tbsp	28.35	1 oz	0
345	婴儿食品，通心面和奶酪，幼儿	BABYFOOD, MACARONI & CHS, TODD	1.53	0.7	0.17	7	113	1 container			0
346	婴儿食品，正餐，牛肉和米饭，幼儿	BABYFOOD, DINNER, BF & RICE, TODD					28.35	1 oz	170	1 jar	0
347	婴儿食品，正餐，意面和番茄和肉，糊状	BABYFOOD, DINNER, SPAGHETTI & TOMATO & MEAT, STR	0.543	0.497	0.185	5	16	1 tbsp	28.35	1 oz	0
348	婴儿食品，正餐，意面和番茄和肉，幼儿	BABYFOOD, DINNER, SPAGHETTI & TOMATO & MEAT, TODD					28.35	1 oz	170	1 jar	0
349	婴儿食品，正餐，炖牛肉，幼儿	BABYFOOD, DINNER, BF STEW, TODD	0.58	0.44	0.1	13	28.35	1 oz	170	1 jar	0
350	婴儿食品，正餐，蔬菜和牛肉，糊状	BABYFOOD, DINNER, VEG & BF, STR	0.87	0.82	0.19	7	256	1 cup	16	1 tbsp	0

奶制品、调味剂及婴幼儿食品养分数据参考指南

（续表）

序号	食品描述	英文描述	脂肪酸盐 (g)	单不饱和脂肪酸 (g)	多不饱和脂肪酸 (g)	胆固醇 (mg)	食品重量 1	食品的计量描述 1	食品重量 2	食品的计量描述 2	食品废弃率
351	婴儿食品，正餐，牛肉，一段	BABYFOOD, DINNER, VEG & BF, JR	1.367	1.289	0.298	7	256	1 cup	16	1 tbsp	0
352	婴儿食品，正餐，牛肉含蔬菜	BABYFOOD, DINNER, BF W/VEG	2.84	3.12	0.9	12	113	1 jar, Beech-Nut Stage 2 (4 oz)			0
353	婴儿食品，正餐，蔬菜和培根，糊状	BABYFOOD, DINNER, VEG & BACON, STR	1.063	1.347	0.377	4	256	1 cup	16	1 tbsp	0
354	婴儿食品，正餐，蔬菜和火腿，糊状	BABYFOOD, DINNER, VEG & HAM, STR	0.764	0.963	0.234	5	256	1 cup	16	1 tbsp	0
355	婴儿食品，正餐，蔬菜和火腿，一段	BABYFOOD, DINNER, VEG & HAM, JR	0.483	0.811	0.448	3	256	1 cup	16	1 tbsp	0
356	婴儿食品，正餐，蔬菜和羊肉，糊状	BABYFOOD, DINNER, VEG & LAMB, STR	0.828	0.822	0.167	6	256	1 cup	16	1 tbsp	0
357	婴儿食品，正餐，蔬菜和羊肉，一段	BABYFOOD, DINNER, VEG & LAMB, JR	0.696	0.69	0.154	5	28.35	1 oz	170	1 jar	0
358	婴儿食品，正餐，鸡肉面条，糊状	BABYFOOD, DINNER, CHICK NOODLE, STR	0.595	0.854	0.461	16	16	1 tbsp	28.35	1 oz	0
359	婴儿食品，正餐，鸡肉面条，一段	BABYFOOD, DINNER, CHICK NOODLE, JR	0.338	0.467	0.272	9	16	1 tbsp	28.35	1 oz	0

5 奶制品、调味剂及婴幼儿食品脂肪酸及计量

(续表)

序号	食品描述	英文描述	脂肪酸盐(g)	单不饱和脂肪酸(g)	多不饱和脂肪酸(g)	胆固醇(mg)	食品重量1	食品的计量描述1	食品重量2	食品的计量描述2	食品废弃率
360	婴儿食品，正餐，鸡肉汤，糊状	BABYFOOD, DINNER, CHICK SOUP, STR	0.278	0.425	0.9	4	113	1 jar, Beech-Nut Stage 2 (4 oz)	16	1 tbsp	0
361	婴儿食品，正餐，炖鸡肉，幼儿	BABYFOOD, DINNER, CHICK STEW, TODD	1.1	1.7	0.77	29	16	1 tbsp	28.35	1 oz	0
362	婴儿食品，正餐，蔬菜鸡肉，糊状	BABYFOOD, DINNER, VEG, CHICK, STR	0.496	0.712	0.374	11	256	1 cup	16	1 tbsp	0
363	婴儿食品，正餐，蔬菜，面条和鸡肉，糊状	BABYFOOD, DINNER, VEG, NOODLES & CHICK, STR					28.35	1 oz	113	1 jar	0
364	婴儿食品，正餐，蔬菜，面条和鸡肉，一段	BABYFOOD, DINNER, VEG, NOODLES & CHICK, JR					28.35	1 oz	170	1 jar	0
365	婴儿食品，正餐，意式面食，含蔬菜	BABYFOOD, DINNER, PASTA, W/VEG	1.23	0.58	0.144	5	113	1 jar, Gerber (4 oz)	113	1 jar	0
366	婴儿食品，正餐，蔬菜，面条和火鸡肉，糊状	BABYFOOD, DINNER, VEG & NOODLES & TURKEY, STR					28.35	1 oz	113	1 jar	0
367	婴儿食品，正餐，蔬菜，面条和火鸡肉，一段	BABYFOOD, DINNER, VEG & NOODLES & TURKEY, JR					28.35	1 oz	170	1 jar	0
368	婴儿食品，正餐，火鸡肉和米饭，糊状	BABYFOOD, DINNER, TURKEY & RICE, STR	0.338	0.446	0.308	5	16	1 tbsp	28.35	1 oz	0

(续表)

序号	食品描述	英文描述	脂肪酸盐 (g)	单不饱和脂肪酸 (g)	多不饱和脂肪酸 (g)	胆固醇 (mg)	食品重量1	食品的计量描述1	食品重量2	食品的计量描述2	食品废弃率
369	婴儿食品，正餐，火鸡肉和米饭，一段	BABYFOOD, DINNER, TURKEY & RICE, JR	0.239	0.304	0.233	4	16	1 tbsp	28.35	1 oz	0
370	婴儿食品，正餐，蔬菜和火鸡肉，糊状	BABYFOOD, DINNER, VEG & TURKEY, STR	0.236	0.294	0.241	4	256	1 cup	16	1 tbsp	0
371	婴儿食品，正餐，蔬菜和火鸡肉，一段	BABYFOOD, DINNER, VEG & TURKEY, JR	0.485	0.687	0.391	4	256	1 cup	16	1 tbsp	0
372	婴儿食品，正餐，通心面和奶酪，糊状	BABYFOOD, DINNER, MACARONI & CHS, STR	1.291	0.581	0.103	7	28.35	1 oz	113	1 jar	0
373	婴儿食品，正餐，通心面和奶酪，一段	BABYFOOD, DINNER, MACARONI & CHS, JR	1.175	0.534	0.132	6	28.35	1 oz	170	1 jar	0
374	婴儿食品，蔬菜，青豆，糊状	BABYFOOD, VEG, GRN BNS, STR	0.039	0	0.116	0	240	1 cup	15	1 tbsp	0
375	婴儿食品，蔬菜，青豆，一段	BABYFOOD, VEG, GRN BNS, JR	0.023	0.004	0.052	0	240	1 cup	15	1 tbsp	0
376	婴儿食品，青豆，小块，幼儿	BABYFOOD, GRN BNS, DICES, TODD	0.044	0.008	0.102	0	28.35	1 oz	128	1 jar	0
377	婴儿食品，蔬菜，青豆和土豆	BABYFOOD, VEG, GRN BNS & POTATOES	1.117	0.539	0.132	5	113	1 jar, Gerber (4 oz)			0

5 奶制品、调味剂及婴幼儿食品脂肪酸及计量

（续表）

序号	食品描述	英文描述	脂肪酸盐（g）	单不饱和脂肪酸（g）	多不饱和脂肪酸（g）	胆固醇（mg）	食品重量1	食品的计量描述1	食品重量2	食品的计量描述2	食品废弃率
378	婴儿食品，甜菜，糊状	BABYFOOD, VEG, BEETS, STR	0.016	0.019	0.036	0	224	1 cup	14	1 tbsp	0
379	婴儿食品，蔬菜，胡萝卜，糊状	BABYFOOD, VEG, CARROTS, STR	0.018	0.004	0.047	0	224	1 cup	14	1 tbsp	0
380	婴儿食品，蔬菜，胡萝卜，一段	BABYFOOD, VEG, CARROTS, JR	0.036	0.009	0.093	0	224	1 cup	14	1 tbsp	0
381	婴儿食品，蔬菜，笋瓜，糊状	BABYFOOD, VEG, SQUASH, STR	0.02	0.02	0.04	0	16	1 tbsp	28.35	1 oz	0
382	婴儿食品，蔬菜，笋瓜，一段	BABYFOOD, VEG, SQUASH, JR	0.02	0.02	0.04	0	16	1 tbsp	28.35	1 oz	0
383	婴儿食品，蔬菜，甜土豆，糊状	BABYFOOD, VEG, SWT POTATOES, STR	0.021	0.004	0.044	0	224	1 cup	14	1 tbsp	0
384	婴儿食品，蔬菜，甜土豆，一段	BABYFOOD, VEG, SWT POTATOES, JR	0.021	0.004	0.044	0	224	1 cup	14	1 tbsp	0
385	婴儿食品，土豆，幼儿	BABYFOOD, POTATOES, TODD	0.015	0.002	0.025	0	163	1 cup	10	1 tbsp	0
386	婴儿食品，蔬菜，南瓜笋瓜和玉米	BABYFOOD, VEG, BUTTERNUT SQUASH & CORN	0.095	0.166	0.28	0	113	1 jar, Gerber (4 oz)			0

(续表)

序号	食品描述	英文描述	脂肪酸盐(g)	单不饱和脂肪酸(g)	多不饱和脂肪酸(g)	胆固醇(mg)	食品重量1	食品的计量描述1	食品重量2	食品的计量描述2	食品废弃率
387	婴儿食品，苹果，小块，幼儿	BABYFOOD, APPLE, DICES, TODD	0.02	0.004	0.03	0	28.35	1 oz			0
388	婴儿食品，水果，苹果沙司，糊状	BABYFOOD, FRUIT, APPL-SAUC, STR	0.032	0.008	0.056	0	16	1 tbsp	28.35	1 oz	0
389	婴儿食品，水果，苹果沙司，一段	BABYFOOD, FRUIT, APPL-SAUC, JR	0	0	0	0	16	1 tbsp	28.35	1 oz	0
390	婴儿食品，水果，杏含木薯粉，糊状	BABYFOOD, FRUIT, APRICOT W/TAPIOCA, STR	0	0	0	0	15	1 tbsp	28.35	1 oz	0
391	婴儿食品，蔬菜，玉米混合，糊状	BABYFOOD, VEG, CORN, CRMD, STR	0.076	0.116	0.176	1	113	1 jar	15	1 tbsp	0
392	婴儿食品，蔬菜，玉米混合，一段	BABYFOOD, VEG, CORN, CRMD, JR	0.074	0.116	0.178	1	240	1 cup	15	1 tbsp	0
393	婴儿食品，蔬菜，豌豆，糊状	BABYFOOD, VEG, PEAS, STR	0.07	0.05	0.2	0	16	1 tbsp	28.35	1 oz	0
394	婴儿食品，蔬菜，豌豆，小块，幼童	BABYFOOD, VEG, DICES, TODD	0.14	0.07	0.37	0	28.35	1 oz			0
395	婴儿食品，蔬菜，菠菜混合，糊状	BABYFOOD, VEG, SPINACH, CRMD, STR	0.702	0.332	0.133	5	240	1 cup	15	1 tbsp	0

（续表）

序号	食品描述	英文描述	脂肪酸盐 (g)	单不饱和脂肪酸 (g)	多不饱和脂肪酸 (g)	胆固醇 (mg)	食品重量1	食品的计量描述1	食品重量2	食品的计量描述2	食品废弃率
396	婴儿食品，水果，杏合木薯粉，一段	BABYFOOD, FRUIT, APRICOT W/TAPIOCA, JR	0	0	0	0	15	1 tbsp	28.35	1 oz	0
397	婴儿食品，水果，香蕉，含木薯粉，糊状	BABYFOOD, FRUIT, BANANAS W/TAPIOCA, STR	0.035	0.01	0.019	0	15	1 tbsp	28.35	1 oz	0
398	婴儿食品，水果，桃，糊状	BABYFOOD, FRUIT, PEACHES, STR	0.02	0.01	0.04	0	17	1 tbsp	28.35	1 oz	0
399	婴儿食品，水果，桃，一段	BABYFOOD, FRUIT, PEACHES, JR	0.02	0.01	0.04	0	17	1 tbsp	28.35	1 oz	0
400	婴儿食品，水果，梨，糊状	BABYFOOD, FRUIT, PEARS, STR	0.012	0.042	0.046	0	16	1 tbsp	28.35	1 oz	0
401	婴儿食品，水果，梨，初级食品	BABYFOOD, FRUIT, PEARS, JR	0.006	0.021	0.023	0	16	1 tbsp	28.35	1 oz	0
402	婴儿食品，水果，梅子，添加西米，未添加维生素C，糊状食品	BABYFOOD, FRUIT, PLUMS W/TAPIOCA, WO/VIT C, STR	0	0	0	0	15	1 tbsp	28.35	1 oz	0
403	婴儿食品，水果，梅子，添加西米，未添加维生素C，初级食品	BABYFOOD, FRUIT, PLUMS W/TAPIOCA, WO/VIT C, JR	0	0	0	0	15	1 tbsp	28.35	1 oz	0
404	婴儿食品，水果，梅干，添加西米，未添加维生素C，糊状食品	BABYFOOD, FRUIT, PRUNES W/TAPIOCA, WO/VIT C, STR	0.008	0.066	0.022	0	15	1 tbsp	28.35	1 oz	0

(续表)

序号	食品描述	英文描述	脂肪酸盐(g)	单不饱和脂肪酸(g)	多不饱和脂肪酸(g)	胆固醇(mg)	食品重量1	食品的计量描述1	食品重量2	食品的计量描述2	食品废弃率
405	婴儿食品，水果，梅子干，添加西米，未添加维生素C，糊状食品	BABYFOOD, FRUIT, PRUNES W/TAPIOCA, WO/VIT C, STR	0.008	0.066	0.022	0	28.35	1 oz	170	1 jar	0
406	婴儿食品，梅子干，未添加维生素C，糊状食品	BABYFOOD, PRUNES, WO/VIT C, STR	0.02	0.13	0.04	0	15	1 tbsp	71	1 jar, Gerber First Foods (2.5 oz)	0
407	婴儿食品，水果甜点，芒果，添加西米	BABYFOOD, FRUIT DSSRT, MANGO W/ TAPIOCA	0.039	0.06	0.03	0	15	1 tbsp	28.35	1 oz	0
408	婴儿食品，梨，切块，幼儿	BABYFOOD, PEARS, DICES, TODD	0.01	0.043	0.046	0	28.35	1 oz	128	1 jar, Gerber	0
409	婴儿食品，水果，苹果泥&杏，糊状食品	BABYFOOD, FRUIT, APPL-SAUC & APRICOTS, STR	0.024	0.037	0.045	0	16	1 tbsp	28.35	1 oz	0
410	婴儿食品，水果，苹果泥&杏，初级食品	BABYFOOD, FRUIT, APPL-SAUC & APRICOTS, JR	0.028	0.03	0.051	0	16	1 tbsp	28.35	1 oz	0
411	婴儿食品，水果，苹果泥&樱桃，糊状食品	BABYFOOD, FRUIT, APPL-SAUC & CHERRIES, STR	0	0	0	0	28.35	1 oz	113	1 jar	0
412	婴儿食品，水果，苹果泥&樱桃，初级食品	BABYFOOD, FRUIT, APPL-SAUC & CHERRIES, JR	0	0	0	0	28.35	1 oz	170	1 jar	0
413	婴儿食品，水果，苹果泥&香蕉，初级食品	BABYFOOD, FRUIT, APPL-SAUC & BANANA, JR	0.04	0.01	0.05	0	16	1 tbsp	170	1 jar, NFS	0

（续表）

序号	食品描述	英文描述	脂肪酸盐 (g)	单不饱和脂肪酸 (g)	多不饱和脂肪酸 (g)	胆固醇 (mg)	食品重量1	食品的计量描述1	食品重量2	食品的计量描述2	食品废弃率
414	婴儿食品，水果，苹果泥 & 菠萝，糊状食品	BABYFOOD, FRUIT, APPL-SAUC & PNAPPL, STR	0.01	0.009	0.032	0	28.35	1 oz	113	1 jar	0
415	婴儿食品，水果，苹果泥 & 菠萝，初级食品	BABYFOOD, FRUIT, APPL-SAUC & PNAPPL, JR	0.011	0.009	0.032	0	28.35	1 oz	170	1 jar	0
416	婴儿食品，水果，苹果泥 & 树莓，糊状食品	BABYFOOD, FRUIT, APPLE & RASPBERRY, STR	0.033	0.008	0.062	0	28.35	1 oz	113	1 jar	0
417	婴儿食品，水果，苹果泥 & 树莓，初级食品	BABYFOOD, FRUIT, APPLE & RASPBERRY, JR	0.032	0.008	0.063	0	28.35	1 oz	170	1 jar	0
418	婴儿食品，水果 & 蔬菜，苹果 & 地瓜	BABYFOOD, FRUIT & VEG, APPLE & SWT POTATO	0.041	0.008	0.079	0	113	1 jar, Gerber (4 oz)			0
419	婴儿食品，水果，香蕉 & 菠萝，添加西米，初级食品	BABYFOOD, FRUIT, BANANAS & PNAPPL W/TAPIOCA, JR	0.036	0.009	0.02	0	15	1 tbsp	28.35	1 oz	0
420	婴儿食品，水果，香蕉 & 菠萝，添加西米，糊状食品	BABYFOOD, FRUIT, BANANAS & PNAPPL W/TAPIOCA, STR	0	0	0	0	15	1 tbsp	28.35	1 oz	0
421	婴儿食品，水果，梨 & 菠萝，糊状食品	BABYFOOD, FRUIT, PEARS & PNAPPL, STR	0.007	0.016	0.029	0	16	1 tbsp	28.35	1 oz	0
422	婴儿食品，水果，梨 & 菠萝，初级食品	BABYFOOD, FRUIT, PEARS & PNAPPL, JR	0.013	0.031	0.058	0	16	1 tbsp	28.35	1 oz	0

(续表)

序号	食品描述	英文描述	脂肪酸盐(g)	单不饱和脂肪酸(g)	多不饱和脂肪酸(g)	胆固醇(mg)	食品重量1	食品的计量描述1	食品重量2	食品的计量描述2	食品废弃率
423	婴儿食品，水果，番石榴&番木瓜，添加西米，糊状食品	BABYFOOD, FRUIT, GUAVA & PAPAYA W/TAPIOCA, STR					28.35	1 oz	113	1 jar	0
424	婴儿食品，桃子，块状，幼儿	BABYFOOD, PEACHES, DICES, TODD	0.016	0.046	0.078	0	28.35	1 oz	128	1 jar, Gerber	0
425	婴儿食品，水果，番木瓜&苹果泥，添加西米，糊状食品	BABYFOOD, FRUIT, PAPAYA & APPLSAUC W/TAPIOCA, STR					28.35	1 oz	113	1 jar	0
426	婴儿食品，水果，香蕉，糊状，添加水果&梨，糊状食品	BABYFOOD, FRUIT, BANANAS W/APPLS & PEAR, STR	0.106	0.028	0.085	0	15	1 tbsp	113	1 jar, NFS	0
427	婴儿食品，水果，苹果&蓝莓，糊状食品	BABYFOOD, FRUIT, APPLE & BLUEBERRY, STR	0.024	0.019	0.073	0	28.35	1 oz	113	1 jar	0
428	婴儿食品，水果，苹果&蓝莓，初级食品	BABYFOOD, FRUIT, APPLE & BLUEBERRY, JR	0.024	0.019	0.073	0	28.35	1 oz	170	1 jar	0
429	婴儿食品，果汁，苹果	BABYFOOD, JUICE, APPLE	0.018	0.002	0.031	0	31.7	1 fl oz	127	1 jar	0
430	婴儿食品，苹果-香蕉果汁	BABYFOOD, APPLE-BANANA JUC	0.018	0.004	0.034	0	31.2	1 fl oz	131	1 bottle, Earth's Best (4.2 fl oz)	0
431	婴儿食品，果汁，苹果&桃子	BABYFOOD, JUC, APPLE & PEACH	0.018	0.002	0.031	0	31.2	1 fl oz	127	1 jar	0

5 奶制品、调味剂及婴幼儿食品脂肪酸及计量

(续表)

序号	食品描述	英文描述	脂肪酸盐(g)	单不饱和脂肪酸(g)	多不饱和脂肪酸(g)	胆固醇(mg)	食品重量1	食品的计量描述1	食品重量2	食品的计量描述2	食品废弃率
432	婴儿食品,苹果-蔓越莓果汁	BABYFOOD, APPLE – CRANBERRY JUC	0.007	0.001	0.012	0	31.2	1 fl oz			0
433	婴儿食品,果汁,苹果&梅子	BABYFOOD, JUC, APPLE & PLUM	0	0	0	0	31.2	1 fl oz	127	1 jar	0
434	婴儿食品,果汁,苹果&李子干	BABYFOOD, JUC, APPLE & PRUNE	0.018	0.006	0.031	0	31.2	1 fl oz	127	1 jar	0
435	婴儿食品,果汁,橙子	BABYFOOD, JUC, ORANGE	0.035	0.05	0.06	0	31.2	1 fl oz	127	1 jar	0
436	婴儿食品,果汁,橙子&苹果	BABYFOOD, JUC, ORANGE & APPLE					31.2	1 fl oz	127	1 jar	0
437	婴儿食品,果汁,橙子&苹果&香蕉	BABYFOOD, JUC, ORANGE & APPLE & BANANA	0.016	0.007	0.027	0	31.2	1 fl oz	127	1 jar	0
438	婴儿食品,果汁,橙子&杏	BABYFOOD, JUC, ORANGE & APRICOT	0.011	0.022	0.02	0	31.2	1 fl oz	127	1 jar	0
439	婴儿食品,果汁,橙子&香蕉	BABYFOOD, JUC, ORANGE & BANANA					31.2	1 fl oz	127	1 jar	0
440	婴儿食品,果汁,橙子&菠萝	BABYFOOD, JUC, ORANGE & PNAPPL	0.01	0.014	0.024	0	31.2	1 fl oz	127	1 jar	0

（续表）

序号	食品描述	英文描述	脂肪酸盐 (g)	单不饱和脂肪酸 (g)	多不饱和脂肪酸 (g)	胆固醇 (mg)	食品重量1	食品的计量描述1	食品重量2	食品的计量描述2	食品废弃率
441	婴儿食品，果汁，李子干&橙子	BABYFOOD, JUC, PRUNE & ORANGE					31.2	1 fl oz	127	1 jar	0
442	婴儿食品，果汁，混合水果	BABYFOOD, JUC, MIX FRUIT	0.015	0.006	0.039	0	31.2	1 fl oz	127	1 jar	0
443	婴儿食品，谷类，大麦，强化干燥	BABYFOOD, CRL, BARLEY, DRY FORT	0.894	1.45	3.859	0	2.4	1 tbsp	15	.5 oz	0
444	婴儿食品，谷类，全麦，强化干燥	BABYFOOD, CRL, WHL WHEAT, W/ APPLS, DRY FORT	0.639	1.277	1.866	0	15	.5 oz			0
445	婴儿食品，谷类，混合，干制强化	BABYFOOD, CRL, MIX, DRY FORT	0.769	1.206	1.697	0	2.5	1 tbsp	15	.5 oz	0
446	婴儿食品，谷类，混合，干制	BABYFOOD, CRL, MXD, W/ BANANAS, DRY	0.846	1.223	1.734	0	2.5	1 tbsp	15	.5 oz	0
447	婴儿食品，谷类，混合，添加苹果泥&香蕉，糊状食品	BABYFOOD, CRL, MIX, W/ APPLSAUC & BANANAS, STR	0.09	0.135	0.191	0	28.35	1 oz	113	1 jar	0
448	婴儿食品，谷类，混合，添加苹果泥&香蕉，初级食品，强化	BABYFOOD, CRL, MIX, W/ APPLSAUC & BANANAS, JR, FORT	0.072	0.108	0.152	0	28.35	1 oz	170	1 jar	0
449	婴儿食品，谷类，燕麦片，干制强化	BABYFOOD, CRL, OATMEAL, DRY FORT	0.841	1.564	1.748	0	3.2	1 tbsp	15	.5 oz	0

5 奶制品、调味剂及婴幼儿食品脂肪酸及计量

（续表）

序号	食品描述	英文描述	脂肪酸总盐 (g)	单不饱和脂肪酸 (g)	多不饱和脂肪酸 (g)	胆固醇 (mg)	食品重量1	食品的计量描述1	食品重量2	食品的计量描述2	食品废弃率
450	婴儿食品，谷类，燕麦片，添加香蕉，干制	BABYFOOD, CRL, OATMEAL, W/ BANANAS, DRY	1.267	1.429	2.186	0	15	1 serving	15	.5 oz	0
451	婴儿食品，谷类，燕麦片，添加苹果泥&香蕉，糊状食品	BABYFOOD, CRL, OATMEAL, W/ APPLSAUC & BANANAS, STR	0.125	0.216	0.253	0	28.35	1 oz	113	1 jar	0
452	婴儿食品，谷类，燕麦片，添加苹果泥&香蕉，初级食品，强化	BABYFOOD, CRL, OATMEAL, W/ APPLSAUC & BANANAS, JR, FORT	0.126	0.216	0.253	0	28.35	1 oz	170	1 jar	0
453	婴儿食品，谷类，燕麦片，添加蜂蜜，干制	BABYFOOD, CRL, OATMEAL, W/HONEY, DRY					2.4	1 tbsp	14.2	.5 oz	0
454	婴儿食品，谷类，大米，干制，强化	BABYFOOD, CRL, RICE, DRY, FORT	0.234	0.42	0.784	0	2.5	1 tbsp	15	.5 oz	0
455	婴儿食品，谷类，大米，添加苹果泥&香蕉，糊状食品	BABYFOOD, CRL, RICE, W/ APPLSAUC & BANANAS, STR	0.114	0.104	0.102	0	16	1 tbsp	28.35	1 oz	0
456	婴儿食品，谷类，添加蛋黄，糊状食品	BABYFOOD, CRL, W/EGG YOLKS, STR	0.61	0.79	0.3	63	28.35	1 oz	113	1 jar	0
457	婴儿食品，谷类。添加蛋黄，初级食品	BABYFOOD, CRL, W/EGG YOLKS, JR	0.61	0.79	0.3	63	28.35	1 oz	170	1 jar	0
458	婴儿食品，谷类，添加整蛋，糊状食品	BABYFOOD, CRL, W/EGGS, STR	0.49	0.61	0.33	51	28.35	1 oz	113	1 jar	0

(续表)

序号	食品描述	英文描述	脂肪酸盐 (g)	单不饱和脂肪酸 (g)	多不饱和脂肪酸 (g)	胆固醇 (mg)	食品重量1	食品的计量描述1	食品重量2	食品的计量描述2	食品废弃率
459	婴儿食品，谷类，蛋黄&培根，初级食品	BABYFOOD, CRL, EGG YOLKS & BACON, JR	1.64	2.207	0.641	94	28.35	1 oz	170	1 jar	0
460	婴儿食品，燕麦谷类，添加水果，干制，速溶婴儿食品，强化	BABYFOOD, OATMEAL, CRL W/ FRUIT, DRY, INST, BABYFOOD, FORT	1.572	3.008	2.29	0	5.3	1 tbsp	21	1 packet, (.75 oz)	0
461	婴儿食品，小饼干，婴儿食品，强化	BABYFOOD, COOKIE, BABY FOOD, FORT	2.7	4.865	4.334	4	8	1 cookie			0
462	婴儿食品，薄饼干，蔬菜	BABYFOOD, CRACKERS, VEG	1.966	15.779	1.022	0	0.7	1 cracker			0
463	婴儿食品，谷类，高蛋白质，添加苹果&橙子，干制	BABYFOOD, CRL, HI PROT W/ APPLE & ORANGE, DRY	0.96	1.231	3.429	0	2.4	1 tbsp	14.2	.5 oz	0
464	婴儿食品，谷类，大米，添加香蕉，干制	BABYFOOD, CRL, RICE, W/ BANANAS, DRY	0.978	0.986	1.503	0	2.5	1 tbsp	15	.5 oz	0
465	婴儿食品，小饼干	BABYFOOD, COOKIES	2.352	5.99	2.878	12	28.35	1 oz	6.5	1 cookie	0
466	婴儿食品，小饼干，竹芋粉/葛粉	BABYFOOD, COOKIES, ARROWROOT	1.048	7.922	0.591	0	28.35	1 oz	5	1 cookie	0
467	婴儿食品，椒盐卷饼	BABYFOOD, PRETZELS	0.4	0.238	1.054	0	28.35	1 oz	6	1 pretzel	0

5 奶制品、调味剂及婴幼儿食品脂肪酸及计量

(续表)

序号	食品描述	英文描述	脂肪酸盐(g)	单不饱和脂肪酸(g)	多不饱和脂肪酸(g)	胆固醇(mg)	食品重量1	食品的计量描述1	食品重量2	食品的计量描述2	食品废弃率
468	婴儿食品,磨牙饼干	BABYFOOD, TEETHING BISCUITS	1.206	1.702	0.998	7	28.35	1 oz	7	1 biscuit	0
469	烤干面包	ZWIEBACK	2.525	4.244	2.073	8	28.35	1 oz	7	1 piece	0
470	婴儿食品,甜点,荷兰苹果,糊状食品	BABYFOOD, DSSRT, DUTCH APPLE, STR	0.19	0.08	0.01	0	28.35	1 oz	113	1 jar	0
471	婴儿食品,甜点,荷兰苹果,初级食品	BABYFOOD, DSSRT, DUTCH APPLE, JR	0.025	0.006	0.045	0	28.35	1 oz	170	1 jar	0
472	婴儿食品,樱桃馅饼,初级食品	BABYFOOD, CHERRY COBLER, JR	0.02	0.02	0.03	0	28.35	1 oz			0
473	婴儿食品,点心,樱桃香草布丁,糊状食品	BABYFOOD, DSSRT, CHERRY VANILLA PUDD, STR	0.087	0.105	0.053	10	28.35	1 oz	113	1 jar	0
474	婴儿食品,点心,樱桃香草布丁,初级食品	BABYFOOD, DSSRT, CHERRY VANILLA PUDD, JR	0.058	0.07	0.036	10	28.35	1 oz	170	1 jar	0
475	婴儿食品,点心,水果布丁,橙子,糊状食品	BABYFOOD, DSSRT, FRUIT PUDD, ORANGE, STR	0.545	0.257	0.038	3	28.35	1 oz	113	1 jar	0
476	婴儿食品,点心,桃子馅饼,糊状食品	BABYFOOD, DSSRT, PEACH COBBLER, STR	0	0	0	0	15	1 tbsp	28.35	1 oz	0

(续表)

序号	食品描述	英文描述	脂肪酸盐 (g)	单不饱和脂肪酸 (g)	多不饱和脂肪酸 (g)	胆固醇 (mg)	食品重量1	食品的计量描述1	食品重量2	食品的计量描述2	食品废弃率
477	婴儿食品,点心,桃子馅饼,初级食品	BABYFOOD, DSSRT, PEACH COBBLER, JR	0	0	0	0	15	1 tbsp	28.35	1 oz	0
478	婴儿食品,点心,桃子冰淇淋,糊状食品	BABYFOOD, DSSRT, PEACH MELBA, STR					28.35	1 oz	113	1 jar	0
479	婴儿食品,点心,桃子冰淇淋,初级食品	BABYFOOD, DSSRT, PEACH MELBA, JR					28.35	1 oz	220	1 jar	0
480	婴儿食品,点心,水果布丁,菠萝,糊状食品	BABYFOOD, DSSRT, FRUIT PUDD, PNAPPL, STR	0.099	0.109	0.041	0	15	1 tbsp	28.35	1 oz	0
481	婴儿食品,点心,水果点心,添加维生素C,糊状食品	BABYFOOD, DSSRT, FRUIT DSSRT, WO/VIT C, STR	0	0	0	0	15	1 tbsp	28.35	1 oz	0
482	婴儿食品,点心,水果点心,添加维生素C,初级食品	BABYFOOD, DSSRT, FRUIT DSSRT, WO/VIT C, JR	0	0	0	0	15	1 tbsp	28.35	1 oz	0
483	婴儿食品,点心,热带水果,初级食品	BABYFOOD, DSSRT, TROPICAL FRUIT, JR					28.35	1 oz	113	1 jar	0
484	婴儿食品,点心,鸡蛋布丁,香草,糊状食品	BABYFOOD, DSSRT, CUSTARD PUDD, VANILLA, STR	1.01	0.68	0.16	8	229	1 cup	14	1 tbsp	0
485	婴儿食品,点心,鸡蛋布丁,香草,初级食品	BABYFOOD, DSSRT, CUSTARD PUDD, VANILLA, JR	0.325	0.364	0.128	38	229	1 cup	14	1 tbsp	0

5 奶制品、调味剂及婴幼儿食品脂肪酸及计量

(续表)

序号	食品描述	英文描述	脂肪酸盐(g)	单不饱和脂肪酸(g)	多不饱和脂肪酸(g)	胆固醇(mg)	食品重量1	食品的计量描述1	食品重量2	食品的计量描述2	食品废弃率
486	婴儿食品,果汁,苹果&葡萄	BABYFOOD, JUC, APPLE & GRAPE	0.04	0.009	0.059	0	31.2	1 fl oz	127	1 jar	0
487	婴儿食品,果汁,果汁喷趣酒,添加钙	BABYFOOD, JUC, FRUIT PUNCH, W/CA	0.02	0.004	0.029	0	31.2	1 fl oz			0
488	婴儿食品,果汁,苹果&樱桃	BABYFOOD, JUC, APPLE & CHERRY	0.035	0.011	0.06	0	31.2	1 fl oz	127	1 jar	0
489	婴儿食品,果汁,苹果,添加钙	BABYFOOD, JUC, APPLE, W/CA	0.018	0.005	0.032	0	189	1 serving			0
490	婴儿食品,主餐,蔬菜&鸡肉	BABYFOOD, DINNER, VEG & CHICK, JR	0.302	0.402	0.269	7	256	1 cup	16	1 tbsp	0
491	婴儿食品,主餐,混合蔬菜,糊状食品	BABYFOOD, DINNER, MIX VEG, STR					28.35	1 oz	113	1 jar	0
492	婴儿食品,主餐,混合蔬菜,初级食品	BABYFOOD, DINNER, MIX VEG, JR	0	0	0	0	99	1 serving			0
493	婴儿食品,水果,香蕉,添加西米,初级食品	BABYFOOD, FRUIT, BANANAS W/TAPIOCA, JR	0.076	0.018	0.037	0	15	1 tbsp	28.35	1 oz	0
494	婴儿食品,蔬菜,混合蔬菜,初级食品	BABYFOOD, VEG, MIX VEG, JR	0.079	0.025	0.186	0	99	1 serving, 3.5 oz serving	15	1 tbsp	0

(续表)

序号	食品描述	英文描述	脂肪酸盐 (g)	单不饱和脂肪酸 (g)	多不饱和脂肪酸 (g)	胆固醇 (mg)	食品重量 1	食品的计量描述 1	食品重量 2	食品的计量描述 2	食品废弃率
495	婴儿食品，蔬菜，田园蔬菜，糊状	BABYFOOD, VEG, GARDEN VEG, STR	0.035	0.011	0.09	0	28.35	1 oz	113	1 jar	0
496	婴儿食品，蔬菜，混合蔬菜，糊状食品	BABYFOOD, VEG, MIX VEG, STR	0.089	0.118	0.194	0	28.35	1 oz	113	1 jar	0
497	婴儿食品，主餐，牛肉面，初级食品	BABYFOOD, DINNER, BF NOODLE, JR	0.766	0.838	0.094	8	16	1 tbsp	28.35	1 oz	0
498	婴儿食品，苹果，添加火腿，糊状食品	BABYFOOD, APPLE W/HAM, STR	0.25	0.36	0.111	8	15	1 tbsp	113	1 jar, NFS	0
499	婴儿食品，胡萝卜 & 牛肉，糊状食品	BABYFOOD,CARROTS & BF, STR	0.96	1.06	0.13	8	15	1 tbsp	113	1 jar, NFS	0
500	婴儿食品，梅子，香蕉 & 大米，糊状食品	BABYFOOD, PLUMS, BANANA & RICE, STR	0.06	0.12	0.07	0	28.35	1 oz	113	1 jar, Earth's Best	0
501	婴儿食品，火鸡，大米 & 蔬菜，幼儿食品	BABYFOOD, TURKEY, RICE & VEG, TODD	0.5	0.555	0.309	7	28.35	1 oz	170	1 jar, Beech nut	0
502	婴儿食品，主餐，苹果 & 鸡肉，糊状食品	BABYFOOD, DINNER, APPLS & CHICK, STR	0.347	0.411	0.35	5	28.35	1 oz	113	1 jar	0
503	婴儿食品，主餐，西兰花 & 鸡肉，初级食品	BABYFOOD, DINNER, BROCCOLI & CHICK, JR	0.51	0.77	0.43	13	29	1 tbsp	162	1 container	0

5 奶制品、调味剂及婴幼儿食品脂肪酸及计量

（续表）

序号	食品描述	英文描述	脂肪酸盐(g)	单不饱和脂肪酸(g)	多不饱和脂肪酸(g)	胆固醇(mg)	食品重量1	食品的计量描述1	食品重量2	食品的计量描述2	食品废弃率
504	婴儿食品，饮料，嘉宝GRADUATE 果汁泥	BABYFOOD, BEVERAGE, GERBER GRADUATE FRUIT SPLASHERS	0	0.002	0.015	0	113	4 oz	227	8 oz	0
505	婴儿食品，点心，嘉宝GRADUATES 酸奶小饼干	BABYFOOD, SNACK, GERBER, GRADUATES, YOGURT MELTS	2.236	0.968	0.194	0	7	1 serving			0
506	婴儿食品，主餐，甘薯&鸡肉，糊状食品	BABYFOOD, DINNER, SWT POTATOES & CHICK, STR	0.572	0.98	0.48	11	16	1 tbsp	113	1 jar, Beech-Nut Stage 2 (4 oz)	0
507	婴儿食品，主餐，土豆添加奶酪 & 火腿，幼儿食品	BABYFOOD, DINNER, POTATOES W/CHS & HAM, TODD	1.1	0.733	0.163	6	28.35	1 oz			0
508	婴儿食品，谷类，大麦，用全脂牛奶准备	BABYFOOD, CRL, BARLEY, PREP W/WHL MILK	1.76	0.802	0.309	10	28.35	1 oz			0
509	婴儿食品，谷类，高蛋白质，用全脂牛奶准备	BABYFOOD, CRL, HI PROT, PREP W/WHL MILK					28.35	1 oz			0
510	婴儿食品，谷类，混合，用全脂牛奶准备	BABYFOOD, CRL, MIX, PREP W/WHL MILK	1.745	0.855	0.359	9	28.35	1 oz			0
511	婴儿食品，谷类，混合，添加香蕉，用全脂牛奶准备	BABYFOOD, CRL, MIX, W/ BANANAS, PREP W/WHL MILK	1.808	0.859	0.342	10	28.35	1 oz			0
512	婴儿食品，谷类，燕麦片，用全脂牛奶准备	BABYFOOD, CRL, OATMEAL, PREP W/WHL MILK	2.258			11	28.35	1 oz			0

(续表)

序号	食品描述	英文描述	脂肪酸盐 (g)	单不饱和脂肪酸 (g)	多不饱和脂肪酸 (g)	胆固醇 (mg)	食品重量1	食品的计量描述1	食品重量2	食品的计量描述2	食品废弃率
513	婴儿食品，谷类，燕麦片，添加香蕉，用全脂牛奶准备	BABYFOOD, CRL, OATMEAL, W/BANANAS, PREP W/WHL MILK	1.82	0.859	0.345	10	28.35	1 oz			0
514	婴儿食品，谷类，燕麦片，添加蜂蜜，用全脂牛奶准备	BABYFOOD, CRL, OATMEAL, W/HONEY, PREP W/WHL MILK					28.35	1 oz			0
515	婴儿食品，谷类，大米，用全脂牛奶准备	BABYFOOD, CRL, RICE, PREP W/WHL MILK	1.793	0.846	0.333	10	28.35	1 oz			0
516	婴儿食品，谷类，大米，添加蜂蜜，用全脂牛奶准备	BABYFOOD, CRL, RICE, W/HONEY, PREP W/WHL MILK					28.35	1 oz			0
517	婴儿食品，谷类，混合，添加蜂蜜，用全脂牛奶准备	BABYFOOD, CRL, MIX, W/HONEY, PREP W/WHL MILK					28.35	1 oz			0
518	婴儿食品，谷类，高蛋白质，添加苹果&橙子，用全脂牛奶准备	BABYFOOD, CRL, HI PROT, W/APPLE & ORANGE, PREP W/WHL MILK	1.798	0.826	0.294	10	28.35	1 oz			0
519	婴儿食品，谷类，大米，添加香蕉，用全脂牛奶准备	BABYFOOD, CRL, RICE, W/BANANAS, PREP W/WHL MILK					28.35	1 oz			0
520	婴幼儿配方奶粉，雀巢，GOOD START SUPREME，加铁，已稀释液体奶	INF FORMULA, NESTLE, GOOD START SUPREME, W/IRON, RTF	1.47	1.08	0.74	4	30.5	1 fl oz			0
521	婴幼儿配方奶粉，雀巢，G START SUPR，加铁，浓缩液体奶，非复原乳	INF FORMULA, NES, G START SUPR, W/IRON, LIQ CONC, NOT RECON	2.97	2.06	1.42	2	31.4	1 fl oz			0

5 奶制品、调味剂及婴幼儿食品脂肪酸及计量

(续表)

序号	食品描述	英文描述	脂肪酸盐 (g)	单不饱和脂肪酸 (g)	多不饱和脂肪酸 (g)	胆固醇 (mg)	食品重量1	食品的计量描述1	食品重量2	食品的计量描述2	食品废弃率
522	婴幼儿配方奶粉,雀巢,G START SUPR,加铁,浓缩液体奶,奶粉	INF FORMULA, NESTLE, GOOD START SUPREME, W/IRON, PDR	11.66	8.5	5.88	32	8.7	1 scoop			0
523	婴幼儿配方奶粉,美赞臣,安婴儿,加铁,已稀释液体奶	INF FORMULA, MEAD JOHNSON, ENFAMIL, W/IRON, RTF	1.469	1.33	0.67	1	30.5	1 fl oz			0
524	婴幼儿配方奶粉,美赞臣,安婴儿,加铁,奶粉	INF FORMULA, MEAD JOHNSON, ENFAMIL, W/IRON, POW	11.5	10.3	5.2	17	8.3	1 scoop			0
525	婴幼儿配方奶粉,美赞臣,安婴儿,低铁,已稀释液体奶	INF FORMULA, MEAD JOHNSON, ENFAMIL, LOW IRON, RTF	1.479	1.291	0.689	1	30.5	1 fl oz			0
526	婴幼儿配方奶粉,美赞臣,安婴儿,奶粉,添加 ARA & DHA	INF FORMULA, MEAD JOHNSON, ENFAMIL, W/IRON, POW, W/ARA & DHA	11.221	9.899	5.24	17	8.5	1 scoop			0
527	婴幼儿配方奶粉,美赞臣,安婴儿,低铁,奶粉,非复原奶粉	INF FORMULA, MEAD JOHNSON, ENFAMIL, LOW IRON, POW, NOT RECON	11.5	10	5.3	17	8.3	1 scoop			0
528	婴幼儿配方奶粉,美赞臣,加铁,浓缩液态奶,添加 ARA & DHA	INF FORMULA, MEAD JOHNSON, ENFA, ENFAMIL, W/IRON, LIQ CONC, W/ARA & DHA	3.08	2.656	1.418	1	31.3	1 fl oz	152	5 fl oz	0
529	婴幼儿配方奶粉,美赞臣,深度水解配方,加铁,已稀释液体奶	INF FORMULA, MEAD JOHNSON, ENFAMIL, NUTRAMIGEN, W/IRON, RTF	1.364	1.206	0.617	0	107	1 Serving, 100 ml			0
530	婴幼儿配方奶粉,美赞臣,深度水解配方,加铁,奶粉,非复原奶粉	INF FORMULA, MEAD JOHNSON, ENFAMIL, NUTRAMIGEN, W/IRON, POW, NOT RECON	10.99	9.52	4.93	0	9.6	1 scoop	30.8	1 fl oz	0

361

(续表)

序号	食品描述	英文描述	脂肪酸总盐（g）	单不饱和脂肪酸（g）	多不饱和脂肪酸（g）	胆固醇（mg）	食品重量1	食品的计量描述1	食品重量2	食品的计量描述2	食品废弃率
531	婴幼儿配方奶粉，美赞臣，安婴初生，加铁，已稀释液态奶，添加 ARA & DHA	INF FORMULA, MEAD JOHNSON, ENFAMIL, W/IRON, RTF, W/ARA & DHA	1.453	1.255	0.67	1	106	1 serving, 100 ml	30.5	1 fl oz	0
532	婴幼儿配方奶粉，美赞臣，安婴儿，深度水解配方，加铁，浓缩液态奶，非复原奶粉	INF FORMULA, MEAD JOHNSON, ENFAMIL, NUTRAMIGEN, W/IRON, LIQ CONC, NOT RECON	2.879	2.493	1.159	0	31.5	1 fl oz			0
533	婴幼儿配方奶粉，美赞臣，安婴儿，牛奶过敏配方，低铁，浓缩液态奶，添加 ARA & DHA	INF FORMULA, ME JOHNS, ENFAMIL, LIP, LO IRON, LIQ CONC, W/ARA & DHA	3.078	2.659	1.419	2	31.3	1 fl oz			0
534	儿童配方奶粉，美赞臣，宝健，加铁，奶粉，非复原奶粉	CHILD FORMULA, MEAD JOHNSON, PORTAGEN, W/IRON, POW, NOT RECON	19.186	0.683	1.609	4	9.4	1 scoop			0
535	儿童配方奶粉，美赞臣，宝健，加铁，冲调	CHILD FORMULA, MEAD JOHNSON, PORTAGEN, W/IRON, PREPRING	3.953	0.143	0.333	1	31	1 fl oz			0
536	婴幼儿配方奶粉，美赞臣，哺力美，加铁，非复原奶粉	INF FORMULA, MEAD JOHNSON, PREGESTIMIL, W/IRON, POW, NOT RECON	16.8	4.6	6.5	2	8.8	1 scoop			0
537	婴幼儿配方奶粉，美赞臣，哺力美，加铁，冲调	INF FORMULA, MEAD JOHNSON, PREGESTIMIL, W/IRON, PREPRING	2.172	0.583	0.809	0	103	1 serving, 100 ml	30.8	1 fl oz	0
538	婴幼儿配方奶粉，大豆配方奶，加铁，已稀释液体奶	INF FORMULA, MEAD JOHNSON, PROSOBEE, W/IRON, RTF	1.443	1.292	0.651	0	106	1 Serving, 100 ml	30.5	1 fl oz	0

5 奶制品、调味剂及婴幼儿食品脂肪酸及计量

（续表）

序号	食品描述	英文描述	脂肪酸盐 (g)	单不饱和脂肪酸 (g)	多不饱和脂肪酸 (g)	胆固醇 (mg)	食品重量1	食品的计量描述1	食品重量2	食品的计量描述2	食品废弃率
539	婴幼儿配方奶粉，美赞臣，大豆配方奶，加铁，浓缩液体奶，非复原乳	INF FORMULA, MEAD JOHNSON, PROSOBEE, W/IRON, LIQ CNC, NOT REC	3.038	2.72	1.371	0	30.8	1 fl oz			0
540	婴幼儿配方奶粉，美赞臣，安婴初生，低铁，已稀释液体奶，添加 ARA & DHA	INF FORMULA, MEAD JOHNSON, ENFAMIL, LIPIL, LO IRON, READY TO FE, W/ ARA & DHA	1.453	1.255	0.67	1	106	1 serving, 100 ml	30.5	1 fl oz	0
541	婴幼儿配方奶粉，美赞臣，安婴儿，大豆配方奶，加铁，奶粉，非复原	INF FORMULA, MEAD JOHNSON, ENFAMIL, PROSOBEE, IRON, POW, NOT RECON	11.37	10.32	5.2	0	8.8	1 scoop			0
542	婴幼儿配方奶粉，美赞臣，安婴初生，无乳糖配方，加铁，奶粉，添加 ARA & DHA	INF FORMULA, MEAD JOHNSON, ENFAMIL, LACTOSE FREE FORMULA, W/IRON, POW, W/ARA & DHA	11.9	10.4	5.5	7	8.5	1 scoop			0
543	婴幼儿配方奶粉，美赞臣，安婴初生，乳糖，加铁，浓缩液态奶，非复原乳，添加 ARA & DHA	INF FORMULA, MEAD JOHNSON, ENFAMIL, LAC, LACTOSE, W/IRON, LIQ CONC, N RE, W/ARA & DHA	3.059	2.642	1.411	2	31.3	1 fl oz			0
544	婴幼儿配方奶粉，美赞臣，安婴初生，已稀释液态奶，添加 ARA & DHA	INF FORMULA, MEAD JOHNSON, ENFAMIL, RTF, W/ARA & DHA	1.453	1.255	0.67	1	106	1 serving, 100 ml	30.5	1 fl oz	0
545	婴幼儿配方奶粉，雅培营养，喜康宝配方，水解蛋白（60%乳清蛋白：40%酪蛋白），奶粉，非复原奶粉	INF FORMULA, ABBOTT NUTR, SIMILAC, PM 60/40, PDR NOT RECON	12.214	5.242	10.835	17	8.7	1 scoop			0

(续表)

序号	食品描述	英文描述	脂肪酸盐 (g)	单不饱和脂肪酸 (g)	多不饱和脂肪酸 (g)	胆固醇 (mg)	食品重量1	食品的计量描述1	食品重量2	食品的计量描述2	食品废弃率
546	婴幼儿配方奶粉，安婴儿，美赞臣，深度水解防腹泻（抗过敏湿疹防腹泻），加铁，奶粉，非复原奶粉，添加 ARA & DHA	INF FORMULA, MEAD JOHNSON, ENFAMIL, NUTR LIPIL, W/IRON, POW, NOT RECON, W/ARA & DHA	10.99	9.63	5.18	0	9	1 scoop			0
547	婴幼儿配方奶粉，雅培营养，喜康宝（金盾），一段，已稀释液体奶，钙，天然钙，添加 ARA & DHA	INF FORMULA, ABBOTT NUTRITION, SIMI, SIMIL, NAT CA, AD, RTF, W/ARA & DHA	2.544	0.402	0.842	2	30.5	1 fl oz			0
548	婴幼儿配方奶粉，雅培营养，喜康宝（金盾），二段，加铁，已稀释液体奶，添加 ARA & DHA	INF FORMULA, ABBOTT NUTRITION, SIM, SP CA, ADV 24, W/IRON, RT, W/ARA & DHA	2.12	0.324	0.737	2	30.8	1 fl oz			0
549	婴幼儿配方奶粉，雅培营养（金盾），大豆配方，已稀释液体奶	INF FORMULA, ABBO NUTR, SIMIL, ISOMIL, SIMIL, RTF	1.166	1.371	0.838	0	30.5	1 fl oz			0
550	婴幼儿配方奶粉，雅培营养（金盾），大豆配方，加铁，浓缩液体奶	INF FORMULA, ABBOTT NUTR, SIMILAC, ISOMIL, W/IRON, LIQ NC	2.262	2.66	1.625	0	31.4	1 fl oz			0
551	婴幼儿配方奶粉，雅培营养（金盾），大豆配方，加铁，奶粉，非复原奶粉	INF FORMULA, ABBOTT NUTRITION, SIMILA, ISOMI, W/IRON, POW, NOT RECON	9.167	10.778	6.584	0	8.7	1 scoop			0

(续表)

序号	食品描述	英文描述	脂肪酸盐 (g)	单不饱和脂肪酸 (g)	多不饱和脂肪酸 (g)	胆固醇 (mg)	食品重量1	食品的计量描述1	食品重量2	食品的计量描述2	食品废弃率
552	婴幼儿配方奶粉，美赞臣，安婴儿，深度水解奶粉（抗过敏湿疹防腹泻），浓缩液态奶，非复原乳，添加 ARA & DHA	INF FORMULA, MEAD JOHNSON, ENFAMIL, NUTR, LIPIL, W/IRON, LIQ CONC NOT RE, W/ARA & DHA	2.798	2.486	1.327	0	31.6	1 fl oz			0
553	婴幼儿配方奶粉，美赞臣，安婴儿，深度水解奶粉（抗过敏湿疹防腹泻），加铁，已稀释液态奶，添加 ARA & DHA	INF FORMULA, MEAD JOHNSON, ENFAMIL, NUTRA, LIPI, W/IRON, RTF, W/ARA & DHA	1.453	1.255	0.67	0	107	1 serving, 100 ml	30.5	1 fl oz	0
554	婴幼儿配方奶粉，雅培营养宝，喜康宝（金盾），深度水解低敏配方，已稀释液态奶	INF FORMULA, ABBOTT NUTR, SIMILAC, ALIMENTUM, W/IRON, RTF	1.838	0.294	1.113	1	30.5	1 fl oz			0
555	婴幼儿配方奶粉，美赞臣，安婴儿，早产儿配方，加铁，奶粉，添加 ARA & DHA	INF FORMULA, MEAD JOHNSON, ENFAMIL, ENFA LIP W/IRON, POW, W/ARA & DHA	11.37	10.3	5.402	16	9.4	1 scoop			0
556	婴幼儿配方奶粉，雅培营养宝，喜康宝（金盾），加铁，已稀释液态奶	INF FORMULA, ABBOTT NUTR, SIMILAC, W/IRON, RTF	1.237	1.314	0.801	2	30.4	1 fl oz			0
557	婴幼儿配方奶粉，雅培营养宝，喜康宝（金盾），浓缩液态奶，非复原乳	INF FORMULA, AB NUTR, SIMILAC, W/IRON, LIQ CONC, NOT RECON	2.401	2.551	1.555	3	31.4	1 fl oz			0

（续表）

序号	食品描述	英文描述	脂肪酸盐 (g)	单不饱和脂肪酸 (g)	多不饱和脂肪酸 (g)	胆固醇 (mg)	食品重量1	食品的计量描述1	食品重量2	食品的计量描述2	食品废弃率
558	婴幼儿配方奶粉，美赞臣，安婴儿，大豆配方奶粉，加铁，非复原奶粉，添加 ARA & DHA	INF FORMULA, MEAD JOHNSON, ENFAMIL, PR LIPI, W/IRON, PD, NOT RECON W/ARA & DHA	11.37	10.32	5.2	0	8.8	1 scoop			0
559	婴幼儿配方奶粉，雅培营养，喜康宝（金盾），加铁，LIPI，奶粉，非复原奶粉，添加 ARA & DHA	INF FORMULA, ABBOTT NUTRITION, SIMILAC, W/IRON, POW, NOT RECON	9.873	10.491	6.396	14	8.5	1 scoop			0
560	婴幼儿配方奶粉，美赞臣，安婴儿，大豆配方奶，浓缩液态奶，非复原乳，添加 ARA & DHA	INFFORMULA, MEAD JOHNSON, ENFAMIL, LIQ CONC, NOTREC, ARA & DHA	2.969	2.598	1.378	0	31.3	1 fl oz			0
561	婴幼儿配方奶粉，雅培营养，喜康宝（金盾），低铁，已稀释液态奶	INF FORMULA, ABBOTT NUTR, SIMILAC, LO IRON, RTF	1.237	1.314	0.801	2	31	1 fl oz			0
562	婴幼儿配方奶粉，雅培营养，喜康宝（金盾），低铁，浓缩液态奶，非复原乳	INF FORMULA, ABBOTT NUTR, SIMILAC, LO IRON, LIQ CONC, NOT RECO	2.401	2.551	1.555	3	31.4	1 fl oz			0
563	婴幼儿配方奶粉，美赞臣，安婴儿，大豆配方奶，加铁，已稀释液态奶，添加 ARA & DHA	INF FORMULA, MEAD JOHNSON, PROSOBE ENFAMIL, W/IRON, RTF, W/ARA & DHA	1.453	1.255	0.671	0	106	1 serving, 100 ml	30.5	1 fl oz	0

5 奶制品、调味剂及婴幼儿食品脂肪酸及计量

(续表)

序号	食品描述	英文描述	脂肪酸盐(g)	单不饱和脂肪酸(g)	多不饱和脂肪酸(g)	胆固醇(mg)	食品重量1	食品的计量描述1	食品重量2	食品的计量描述2	食品废弃率
564	婴幼儿配方奶粉,雅培营养,喜康宝(金盾),低铁,奶粉,非复原奶粉	INF FORMULA, ABBOTT NUTR, SIMILAC, LO IRON, POW, NOT RECON	9.873	10.491	6.396	14	8.7	1 scoop			0
565	婴幼儿配方奶粉,雀巢,GOOD START 豆奶,添加 ARA & DHA,已稀释液态奶	INF FORMULA, NESTLE, GOOD START SOY, W/ DHA & ARA, RTF	1.4	1.189	0.695	2	29	1 oz			0
566	儿童配方奶粉,雅培营养,小安素,已稀释液态奶(前摩尔罗斯奶业公司)	CHILD FORMULA, ABBOTT NUTRITION, PEDIASURE, RTF (FORMERLY ROSS)	1.256	1.936	1.068	2	31	1 fl oz			0
567	婴幼儿配方奶粉,美赞臣,3段,大豆配方奶,安婴儿,奶粉,添加 ARA & DHA	INF FORMULA, MEAD JOHNSON, NEXT STEP, PROS ENFAMIL, POW, W/ARA & DHA	8.905	7.8	4.2	0	28	3 scoop			0
568	婴幼儿配方奶粉,美赞臣,3段,大豆配方奶,安婴儿,已稀释液态奶,添加 ARA & DHA	INF FORMULA, MEAD JOHNSON, NEXT STEP, PROSO, ENFAMIL, RTF, W/ARA & DHA	1.242	1.078	0.573	0	103	1 serving, 100 ml	30.5	1 fl oz	0
569	婴幼儿配方奶粉,雀巢,GOOD START 豆奶,添加 ARA & DHA,奶粉	INF FORMULA, NESTLE, GOOD START SOY, W/ ARA & DHA, PDR	11	8.1	6	6	9.4	1 scoop			0

(续表)

序号	食品描述	英文描述	脂肪酸盐(g)	单不饱和脂肪酸	多不饱和脂肪酸(g)	胆固醇(mg)	食品重量1	食品的计量描述1	食品重量2	食品的计量描述2	食品废弃率
570	婴幼儿配方奶粉，美赞臣，安婴儿，不含乳糖，已稀释液态奶	INF FORMULA, MEAD JOHNSON, ENFAMIL, LACTOFREE, RTF	1.495	1.291	0.689	1	30.5	1 fl oz			0
571	婴幼儿配方奶粉，美赞臣，安婴儿，不含乳糖，加铁，奶粉，非复原奶粉	INF FORMULA, MEAD JOHNSON, ENFAMIL, LACTOFREE, W/IRON, PDR, NOT RECON	12.02	10.43	5.26	8	8.5	1 scoop			0
572	儿童配方奶粉，雅培营养，小安素，已稀释液态奶，加铁 & 膳食纤维（前摩尔罗斯奶业公司）	CHI FORMU, ABBOTT NUTRITION, PEDIASU, RTF W/IRON & FIB (FORMER ROSS)	1.256	1.936	1.067	2	31	1 fl oz			0
573	婴幼儿配方奶粉，雀巢营养，GOOD START 2 段奶粉，加铁，已稀释液态奶	INF FORMULA, NESTLE, GOOD START 2 ESSENTIALS, W/IRON, RTF	1.18	0.87	0.6	1	30.5	1 fl oz			0
574	婴幼儿配方奶粉，雀巢营养，GOOD START 2 段奶粉，加铁，浓缩液态奶，非复原乳	INF FORMULA, NE, GOO STAR 2 ESSENT, W/IRON, LIQ CONC, NOT RECON	2.213	1.582	1.213	2	31.9	1 fl oz			0
575	婴幼儿配方奶粉，雀巢营养，GOOD START 2 段奶粉，加铁，奶粉	INF FORMULA, NESTLE, GOOD START 2 ESSENTIALS, W/IRON, PDR	8.54	6.23	4.31	6	9.4	1 scoop			0

(续表)

序号	食品描述	英文描述	脂肪酸盐(g)	单不饱和脂肪酸(g)	多不饱和脂肪酸(g)	胆固醇(mg)	食品重量1	食品的计量描述1	食品重量2	食品的计量描述2	食品废弃率
576	婴幼儿配方奶粉，雀巢 GOOD START 营养豆奶粉，加铁，已稀释液态奶	INF FORMULA, NESTLE, GOOD START ESSENTIALS SOY, W/IRON, RTF	1.4	1	0.8	0	30.5	1 fl oz			0
577	婴幼儿配方奶粉，雀巢 GOOD START 营养豆奶，加铁，浓缩液态奶，非复原乳	INF FORMULA, NEST, GOOD START ESSENT SOY, W/IRON, LIQ CONC, NOT RECO	2.8	2.03	1.317	0	31.4	1 fl oz			0
578	婴幼儿配方奶粉，雀巢 GOOD START 营养豆奶，加铁，奶粉	INF FORMULA, NESTLE, GOOD START ESSENTIALS SOY, W/IRON, PDR	11	8.1	6	0	8.5	1 scoop			0
579	婴幼儿配方奶粉，美赞臣，3段大豆配方奶，非复原奶粉，冲调	INF FORMULA, MEAD JOHNSON, NEXT STEP PROSOBEE, POW, NOT RECON	8.905	7.8	4.2	0	9.3	1 scoop			0
580	婴幼儿配方奶粉，美赞臣，3段大豆配方奶，冲调	INF FORMULA, MEAD JOHNSON, NEXT STEP PROSOBEE, PREPRING	1.243	1.078	0.544	0	30.5	1 fl oz			0
581	婴儿食品，玉米 & 甘薯，糊状食品	BABYFOOD, CORN & SWT POTATOES, STR	0.053	0.071	0.123	1	28.35	1 oz			0

(续表)

序号	食品描述	英文描述	脂肪酸盐 (g)	单不饱和脂肪酸 (g)	多不饱和脂肪酸 (g)	胆固醇 (mg)	食品重量 1	食品的计量描述 1	食品重量 2	食品的计量描述 2	食品废养率
582	婴幼儿配方奶粉，雅培营养，喜康宝（金盾），深度水解低敏配方（金盾），已稀释液态奶，添加 ARA & DHA	INF FORMULA, ABBO NUTR, SIMIL, ALIMENT, ADVAN, RTF, W/ARA & DHA	1.838	0.294	1.126	1	30.5	1 fl oz			0
583	婴幼儿配方奶粉，PBM 产品，自有品牌，已稀释液态奶，(前惠氏)	INF FORMULA, PBM PRODUC, STO BRA, RTF (FORMERLY WYETH–AYERST)	1.6	1.4	0.5	4	30.4	1 fl oz			0
584	婴幼儿配方奶粉，PBM 产品，自有品牌，浓缩液态奶，非复原乳（前惠氏）	INF FORMULA, PBM PRODUC, STORE BRAND, LIQ CONC, NOT REC (FORM WYETH–AYERST)	3.2	2.8	1	8	31.4	1 fl oz			0
585	婴幼儿配方奶粉，PBM 产品，自有品牌，奶粉	INF FORMULA, PBM PRODUCTS, STORE BRAND, PDR	12.761	11.131	3.951	32	8.4	1 scoop			0
586	婴幼儿配方奶粉，PBM 产品，自有品牌，豆奶，已稀释液态奶	INF FORMULA, PBM PRODUCTS, STORE BRAND, SOY, RTF	1.6	1.4	0.5	0	30.4	1 fl oz			0
587	婴幼儿配方奶粉，PBM 产品，自有品牌，豆奶，浓缩液态奶，非复原乳	INF FORMULA, PBM PRODU, STORE BR, SOY, LIQ CONC, NOT RECON	3.2	2.8	1	0	31.4	1 fl oz			0

5 奶制品、调味剂及婴幼儿食品脂肪酸及计量

(续表)

序号	食品描述	英文描述	脂肪酸盐(g)	单不饱和脂肪酸(g)	多不饱和脂肪酸(g)	胆固醇(mg)	食品重量1	食品的计量描述1	食品重量2	食品的计量描述2	食品废弃率
588	婴幼儿配方奶粉,PBM产品,自有品牌,豆奶,奶粉	INF FORMULA, PBM PRODUCTS, STORE BRAND, SOY, PDR	12.37	10.78	3.83	0	8.7	1 scoop			0
589	婴幼儿配方奶粉,美赞臣,安婴儿,安儿宝,已稀释液态奶,添加ARA & DHA	INF FORMULA, MEAD JOHNSON, ENFAMIL, AR LIPIL, RTF, W/ARA & DHA	1.453	1.255	0.67	1	106	1 serving, 100 ml	30.5	1 fl oz	0
590	婴幼儿配方奶粉,美赞臣,安婴儿,安儿宝,奶粉,添加ARA & DHA	INF FORMULA, MEA JOHNSON, ENFAMIL, AR LIPIL, POW, W/ARA & DHA	10.942	9.292	5.124	17	8.7	1 scoop	106	1 serving, 100 ml	0
591	婴幼儿配方奶粉,雅培营养品,喜康宝(金盾),早产儿配方,已稀释液态奶,添加ARA & DHA	INF FORMULA, ABBOTT NUTRITION, SIMIL NEOSU, RTF, W/ARA & DHA	2.447	0.387	0.844	2	30.5	1 fl oz			0
592	婴幼儿配方奶粉,雅培喜康宝(金盾),早产儿配方,奶粉,添加ARA & DHA	INF FORMULA, ABBOTT SIMILAC, NEOSURE, POW, W/ARA & DHA	9.871	10.492	6.66	14	30.5	1 fl oz			0
593	婴幼儿配方奶粉,雅培营养,喜康宝(无乳糖),过敏配方,已稀释液态奶,添加DHA & ARA	INF FORMULA, ABB NUTR, SIMI, SENS (LACT FRE) RTF, W/ARA & DHA	2.43	0.384	0.832	2	30.5	1 fl oz			0

（续表）

序号	食品描述	英文描述	脂肪酸盐（g）	单不饱和脂肪酸（g）	多不饱和脂肪酸（g）	胆固醇（mg）	食品重量1	食品的计量描述1	食品重量2	食品的计量描述2	食品废弃率
594	婴幼儿配方奶粉，雅培营养，喜康宝（金盾），乳糖过敏配方（无乳糖），浓缩液态奶，添加 ARA & DHA	INF FORMULA, ABBOTT NUTRITION, SIMIL, SENS, (LACT FR), LIQ CONC, W/ ARA & DHA	4.522	0.715	1.548	4	30.5	1 fl oz			0
595	婴幼儿配方奶粉，雅培营养，喜康宝（金盾），乳糖过敏配方（无乳糖），奶粉，添加 ARA & DHA	INF FORMULA, ABBOTT NUTRITION, SIMIL, SENS, (LACTO FR), PD, W/ ARA & DHA	18.305	2.894	6.27	15	30.5	1 fl oz			0
596	婴幼儿配方奶粉，雅培营养，喜康宝（金盾），一段，加铁，已稀释液态奶	INF FORMULA, ABBOTT NUTRITION, SIMILAC, ADVANCE, W/IRON, RTF	1.237	1.314	0.801	2	30.4	1 fl oz			0
597	婴幼儿配方奶粉，雅培营养，喜康宝（金盾），一段，加铁，奶粉，非复原奶粉	INF FORMULA, ABBOTT NUTRITION, SIMILAC, ADVANC, W/IRON, POW, NOT RECON	9.873	10.491	6.396	14	8.5	1 scoop			0
598	婴幼儿配方奶粉，雅培营养，喜康宝（金盾），一段，加铁，浓缩液态奶，非复原乳	INF FORMULA, ABBOTT NUTRITION, SIMIL, ADVAN, W/IRON, LIQ CONC, NOT RECON	2.401	2.551	1.555	3	31.4	1 fl oz			0
599	婴幼儿配方奶粉，雅培营养，喜康宝（金盾），大豆配方，一段，加铁，浓缩液态奶	INF FORMULA, ABBOTT NUTRITION, SIMIL, ISOMIL, ADVA W/IRON, LIQ CONC	2.262	2.66	1.625	0	31.4	1 fl oz			0

5 奶制品、调味剂及婴幼儿食品脂肪酸及计量

（续表）

序号	食品描述	英文描述	脂肪酸盐 (g)	单不饱和脂肪酸 (g)	多不饱和脂肪酸 (g)	胆固醇 (mg)	食品重量 1	食品的计量描述 1	食品重量 2	食品的计量描述 2	食品废弃率
600	婴幼儿配方奶粉，雅培营养，喜康宝（金盾），大豆配方，一段，加铁，已稀释液态奶	INF FORMULA, ABBOTT NU-TRITION, SIMIL, ISOMIL, ADVANCE W/IRON, RTF	1.166	1.371	0.838	0	30.5	1 fl oz			0
601	婴幼儿配方奶粉，雅培营养，喜康宝（金盾），大豆配方，一段，加铁，奶粉，非复原奶粉	INF FORMULA, ABBOTT NU-TRITION, SIMI, ISOMI, AD-VAN W/ IRO, PD, NOT RECON	9.167	10.778	6.584	0	8.7	1 scoop			0
602	婴幼儿配方奶粉，美赞臣，安婴儿，早产儿&体重过轻配方，已稀释液态奶，添加强化ARA & DHA	INF FORMULA, MEAD JOHN-SON, ENFAMIL, ENFACARE LIPIL, RTF, ARA & DHA	1.578	1.33	0.862	1	30.8	1 fl oz			0
603	婴儿食品，酸奶，全脂牛奶，添加水果，多种谷物&添加强化DHA	BABYFOOD, YOGURT, WHL MILK, W/ FRUIT, MULTIG CRL & ADD DHA FORT	1.84	0.916	0.367	14	31	1 oz	113	1 container	0
604	婴幼儿配方奶粉，雅培，深度水解低敏配方，一段，加铁，奶粉，非复原奶粉，添加DHA & ARA	INF FORMULA, ABBOTT, ALIMENTUM ADVANCE, IRON, POW, NOT RECON, DHA & ARA	14.282	2.276	8.877	8	8.7	1 scoop			0
605	婴儿食品，糊状切达芝士土豆&西兰花，幼儿食品	BABYFOOD, MSHD CHEDDAR POTATOE & BROCCOLI, TODDLER	0.875	0.37	0.092	4	170	1 container			0

(续表)

序号	食品描述	英文描述	脂肪酸盐(g)	单不饱和脂肪酸(g)	多不饱和脂肪酸(g)	胆固醇(mg)	食品重量1	食品的计量描述1	食品重量2	食品的计量描述2	食品废弃率
606	婴幼儿配方奶粉，雀巢，GOOD START SUPREME，加铁，添加 DHA & ARA，已稀释液态奶	INF FORMULA, NESTLE, GOOD START SUPREME, W/ IRON, DHA & ARA, RTF	1.47	1.08	0.74	4	30.5	1 fl oz			0
607	婴幼儿配方奶粉，雀巢，GOOD START SUPREME，加铁，添加 DHA & ARA，浓缩液态奶	INF FORMULA, NESTLE, GOOD START SUPREME, IRON, DHA & ARA, PRP FR LIQ CONC	1.47	1.08	0.74	4	31.4	1 fl oz			0
608	婴幼儿配方奶粉，美赞臣，安婴儿防胀气奶粉，加铁，冲调	INFFORMULA, MEAD JOHNSON, ENFAMIL GENTLEASE LIPIL, W/IRON, PREPRING	1.5	1.3	0.7	0	30.5	1 fl oz			0
609	婴儿食品，强化谷类棒，水果馅料	BABYFOOD, FORT CRL BAR, FRUIT FILLING	0.453	3.107	1.541	1	19	1 bar			0
610	婴儿食品，酸奶，全脂牛奶，添加水果，多种谷物 & 加铁强化	BABYFOOD, YOGURT, WHL MILK, W/ FRUIT, MULTIGRA CRL & ADD IRON FORT	1.582	0.74	0.405	10	16	1 tbsp	69	1 container	0
611	婴幼儿配方奶粉，雀巢，GOOD START 豆奶，添加 DHA & ARA，浓缩液态奶	INF FORMULA, NESTLE, GOOD START SOY, W/ DHA & ARA, LIQ CONC	2.897	2.198	1.431	2	29.2	1 fl oz			0

(续表)

序号	食品描述	英文描述	脂肪酸盐(g)	单不饱和脂肪酸(g)	多不饱和脂肪酸(g)	胆固醇(mg)	食品重量1	食品的计量描述1	食品重量2	食品的计量描述2	食品废弃率
612	幼儿配方，美赞臣，安婴儿，金樽系列，奶粉	TODD FORM, MEAD JOHNSON, ENFAMIL, PDR	11.45	10.03	5.445	7	8.8	1 scoop			0
613	幼儿配方，美赞臣，金樽2段，已稀释液态奶	TODD FORMULA, MEAD JOHNSON, ENFAGROW PREMIUM, RTF	1.55	1.38	0.73	1	29.2	1 fl oz			0
614	婴幼儿配方奶粉，美赞臣，安婴儿防胀气，奶粉	INF FORMULA, MEAD JOHNSON, ENFAMIL, GENTLEASE, PDR	11.649	10.108	5.071	0	8.7	1 scoop			0
615	婴幼儿配方奶粉，美赞臣，安婴儿，防胀气，幼儿奶粉，已稀释液态奶	INF FORMULA, MEAD JOHNSON, ENFAMIL, ENFAGROW, GENTLEA, TOD, RTF	1.602	0.031	0.744	0	152	5 fl oz			0
616	婴幼儿配方奶粉，美赞臣，安婴儿，豆奶，幼儿奶粉，已稀释液态奶	INF FORMULA, MEAD JOHNSON, ENFAMIL, ENFAGROW, SOY, TODD RTF	0.855	0.727	0.38	0	30.4	1 fl oz	152	5 fl oz	0
617	婴幼儿配方奶粉，美赞臣，安婴儿，氨基酸配方防过敏，已稀释液态奶	INF FORMULA, MEAD JOHNSON, ENFAMIL, NUTRAMIGEN AA, RTF	1.592	0.031	0.741	0	30.4	1 fl oz	152	5 fl oz	0

（续表）

序号	食品描述	英文描述	脂肪酸盐（g）	单不饱和脂肪酸（g）	多不饱和脂肪酸（g）	胆固醇（mg）	食品重量1	食品的计量描述1	食品重量2	食品的计量描述2	食品废弃率
618	婴幼儿配方奶粉，美赞臣，安婴儿，早产儿配方，20卡路里，已稀释液态奶	INF FORMULA, MEAD JOHNSON, ENFAMIL, PREMATURE, 20 CAL RTF	1.679	0.021	1.164	0	30.4	1 fl oz	152	5 fl oz	0
619	婴幼儿配方奶粉，美赞臣，安婴儿，早产儿配方，24卡路里，已稀释液态奶	INF FORMULA, MEAD JOHNSON, ENFAMIL, PREMATURE, 24 CAL RTF	1.339	0.021	1.169	0	30.4	1 fl oz	152	5 fl oz	0
620	婴幼儿配方奶粉，美赞臣，金樽系列，新生儿奶粉，已稀释液态奶	INF FORMULA, MEAD JOHNSON, ENFAMIL, PREMIUM, NEWBORN, RTF	1.001	0.896	0.467	0	30.5	1 fl oz	152	5 fl oz	0
621	婴幼儿配方奶粉，嘉宝，GOOD START 2段豆奶，加铁，已稀释液态奶	INF FORMULA, GERBER, GOOD START 2 SOY, W/ IRON, RTF	1.399	1.187	0.694	0	30.4	1 fl oz	152	5 fl oz	0
622	婴幼儿配方奶粉，嘉宝，GOOD START，进阶保护配方，已稀释液态奶	INF FORMULA, GERBER, GOOD START, PROTECT PLUS, RTF	1.443	1.252	0.667	0	30.4	1 fl oz	152	5 fl oz	0
623	婴幼儿配方奶粉，嘉宝，GOOD START 2段，防胀气进阶配方，已稀释液态奶	INF FORMULA, GERBER, GOOD START 2, GENTLE PLUS, RTF	0.975	0.846	0.451	0	30.4	1 fl oz	152	5 fl oz	0

(续表)

序号	食品描述	英文描述	脂肪酸盐(g)	单不饱和脂肪酸(g)	多不饱和脂肪酸(g)	胆固醇(mg)	食品重量1	食品的计量描述1	食品重量2	食品的计量描述2	食品废弃率
624	婴幼儿配方奶粉,嘉宝,GOOD START 2段,进阶保护配方,已稀释液态奶	INF FORMULA, GERBER, GOOD START 2, PROTECT PLUS, RTF	1.443	1.252	0.667	0	30.4	1 fl oz	152	5 fl oz	0
625	婴幼儿配方奶粉,雅培营养,喜康宝(金盾),GO & GR,已稀释液态奶,添加ARA & DHA	INF FORMULA, ABBOTT NUTRITION, SIMIL, GO & GR, RTF, W/ARA & DHA	1.018	0.911	0.476	0	153	5 fl oz			0
626	婴幼儿配方奶粉,雅培营养,喜康宝(金盾)特殊护理配方,已稀释液态奶	INF FORMULA, ABBOTT NUTRITION, SIMIL, EXPERT CARE, DIARRH RTF	1.477	1.293	0.685	0	30.4	1 fl oz	153	5 fl oz	0
627	婴幼儿配方奶粉,雅培营养,喜康宝(金盾),防吐奶配方,已稀释液态奶,添加DHA & ARA	INF FORMULA, ABBOTT NUTRITION, SIMIL, FOR SPIT UP, RTF, W/ARA & DHA	2.3	0.364	0.793	0	30.4	1 fl oz	152	5 fl oz	0
628	婴儿食品,水果,香蕉和草莓,果汁	BABYFD, FRUIT, BANANA & STRAW, JUC	0.121	0.036	0.084	0	140	1 bottle			0
629	婴儿食品,香蕉和混合浆果,糊状	BABYFOO, BANANA & MIX BERR, STR	0.081	0.036	0.123	0	99	1 packet			0

（续表）

序号	食品描述	英文描述	脂肪酸盐(g)	单不饱和脂肪酸(g)	多不饱和脂肪酸(g)	胆固醇(mg)	食品重量1	食品的计量描述1	食品重量2	食品的计量描述2	食品废弃率
630	婴儿食品，杂粮全谷类，干制强化	BABYFOOD, MULTIGRAIN WHOLE GRAIN CEREAL, DRY FORT	1.058	1.291	2.596	0					0
631	婴儿食品，BABY MUM MUM 米饼	BABYFOOD, BABY MUM MUM RICE BISCUITS	0.238	0.224	0.255	0	8	4 biscuit			0
632	婴幼儿配方奶粉，雅培营养，喜康宝（金盾），防吐奶配方，奶粉	INF FORMULA, ABBOTT NUTRIT, SIMILAC, FOR SPIT UP, POW	18.025	2.849	6.218	0	9.5	1 scoop			0

6　缩写对照表

缩写对照表

Appendix A. Abbreviations Used in Short Descriptions

Allpurpose ALLPURP
Aluminum AL
And &
Apple APPL
Apples APPLS
Applesauce APPLSAUC
Approximate APPROX
Approximately APPROX
Arm and blade ARM&BLD
Artificial ART
Ascorbic acid VIT C
Aspartame ASPRT
Aspartame-sweetened ASPRT-SWTND
Babyfood BABYFD
Baked BKD
Barbequed BBQ
Based BSD
Beans BNS
Beef BF
Beverage BEV
Boiled BLD
Boneless BNLESS
Bottled BTLD
Bottom BTTM
Braised BRSD
Breakfast BRKFST
Broiled BRLD
Buttermilk BTTRMLK
Calcium CA
Calorie, calories CAL
Canned CND
Carbonated CARB
Center CNTR
Cereal CRL
Cheese CHS
Chicken CHICK
Chocolate CHOC
Choice CHOIC
Cholesterol CHOL
Cholesterol-free CHOL-FREE

Chopped CHOPD
Cinnamon CINN

A-2

Coated COATD
Coconut COCNT
Commercial COMM
Commercially COMMLY
Commodity CMDTY
Composite COMP
Concentrate CONC
Concentrated CONCD
Condensed COND
Condiment, condiments CONDMNT
Cooked CKD
Cottonseed CTTNSD
Cream CRM
Creamed CRMD
Dark DK
Decorticated DECORT
Dehydrated DEHYD
Dessert, desserts DSSRT
Diluted DIL
Domestic DOM
Drained DRND
Dressing DRSNG
Drink DRK
Drumstick DRUMSTK
English ENG
Enriched ENR
Equal EQ
Evaporated EVAP
Except XCPT
Extra EX
Flanksteak FLANKSTK
Flavored FLAV
Flour FLR
Food FD
Fortified FORT
Frenchfried FRENCH FR
Frenchfries FRENCH FR

Fresh FRSH	Natural NAT
Frosted FRSTD	NewZealand NZ
Frosting FRSTNG	Noncarbonated NONCARB
Frozen FRZ	Nonfat drymilk NFDM
Grades GRDS	Nonfat dry milksolids NFDMS
Gram GM	Nonfat milksolids NFMS
Green GRN	Not FurtherSpecified NFS
Greens GRNS	Nutrients NUTR
Heated HTD	Nutrition NUTR
A-3	Ounce OZ
Heavy HVY	Pack PK
Hi-meat HI-MT	Parfried PAR FR
High HI	Parboiled PARBLD
Hour HR	Partial PART
Hydrogenated HYDR	A-4
Imitation IMITN	Partially PART
Immature IMMAT	Partiallyfried PAR FR
Imported IMP	Pasteurized PAST
Include, includes INCL	Peanut PNUT
Including INCL	Peanuts PNUTS
Infantformula INF FORMULA	Phosphate PO4
Ingredient ING	Phosphorus P
Instant INST	Pineapple PNAPPL
Juice JUC	Plain PLN
Junior JR	Porterhouse PRTRHS
Kernels KRNLS	Potassium K
Large LRG	Powder PDR
Lean LN	Powdered PDR
Leanonly LN	Precooked PRECKD
Leavened LVND	Preheated PREHTD
Light LT	Prepared PREP
Liquid LIQ	Processed PROC
Low LO	Productcode PROD CD
Lowfat LOFAT	Propionate PROP
Marshmallow MARSHMLLW	Protein PROT
Mashed MSHD	Pudding, puddings PUDD
Mayonnaise MAYO	Ready-to-bake RTB
Medium MED	Ready-to-cook RTC
Mesquite MESQ	Ready-to-drink RTD
Minutes MIN	Ready-to-eat RTE
Mixed MXD	Ready-to-feed RTF
Moisture MOIST	Ready-to-heat RTH

Ready-to-serve	RTS
Ready-to-use	RTU
Reconstituted	RECON
Reduced	RED
Reduced-calorie	RED-CAL
Refrigerated	REFR
Regular	REG
Reheated	REHTD
Replacement	REPLCMNT
Restaurant-prepared	REST-PREP
Retail	RTL
Roast	RST
Roasted	RSTD
Round	RND
Sandwich	SNDWCH
Sauce	SAU
Scalloped	SCALLPD
Scrambled	SCRMBLD
Seed	SD
Select	SEL
Separable	1
Shank and sirloin	SHK&SIRL
Short	SHRT
Shoulder	SHLDR
Simmered	SIMMRD
Skin	SKN
Small	SML
Sodium	NA
Solids	SOL
Solution	SOLN
Soybean	SOYBN
Special	SPL
Species	SP
Spread	SPRD
Standard	STD
Steamed	STMD
Stewed	STWD
Stick	STK
Sticks	STKS
Strained	STR
Substitute	SUB
Summer	SMMR
Supplement	SUPP
Sweet	SWT
Sweetened	SWTND
Sweetener	SWTNR
Teaspoon	TSP
Thousand	1000
Toasted	TSTD
Toddler	TODD
Trimmed	1
Trimmed to	1
Uncooked	UNCKD
Uncreamed	UNCRMD
Undiluted	UNDIL
Unenriched	UNENR
Unheated	UNHTD
Unprepared	UNPREP
Unspecified	UNSPEC
Unsweetened	UNSWTND
Variety, varieties	VAR
Vegetable, vegetables	VEG
Vitamin A	VIT A
Vitamin C	VIT C
Water	H_2O
Whitener	WHTNR
Whole	WHL
Winter	WNTR
With	W/
Without	WO/
Yellow	YEL

1 Removed in short description

Appendix B. Other Abbreviations

ap as purchased
ARS Agricultural Research Service
DFE Dietary Folate Equivalent
dia diameter
DRI Dietary Reference Intakes
fl oz fluid ounce
FNDDS USDA Food and Nutrient Database for Dietary Studies
g gram
INFOODS International Network of Food Data Systems
IU International Unit
kcal kilocalorie
kJ kilojoule
lb pound
mg milligram
μg, mcg microgram
ml milliliter
NDB Nutrient Databank
NDBS Nutrient Databank System
NDL Nutrient Data Laboratory
NFNAP National Food and Nutrient Analysis Program
NLEA Nutrition Labeling and Education Act
oz ounce
RAE Retinol Activity Equivalent
RE Retinol Equivalents
RDA Recommended Dietary Allowances, a Dietary Reference Intake
SR USDA National Nutrient Database for Standard Reference
UL Tolerable Upper Intake Level, a Dietary Reference Intake